"十二五"职业教育国家规划教材
经全国职业教育教材审定委员会审定

病理学与病理生理学

郭晓霞　主　编
刘立新　甘　萍　副主编
陈瑞芬　张立克　主　审

中央广播电视大学出版社·北京

图书在版编目（CIP）数据

病理学与病理生理学/郭晓霞主编. —北京: 中央广播电视大学出版社, 2014.5（2018.3重印）

ISBN 978-7-304-06492-1

Ⅰ.①病… Ⅱ.①郭… Ⅲ.①病理学②病理生理学 Ⅳ.①R36

中国版本图书馆CIP数据核字（2014）第098441号

病理学与病理生理学

BINGLIXUE YU BINGLISHENGLIXUE

郭晓霞 主编

出版·发行: 中央广播电视大学出版社

电话: 营销中心 010-66490011　　　　总编室 010-68182524

网址: http://www.crtvup.com.cn

地址: 北京市海淀区西四环中路45号　　　邮编: 100039

经销: 新华书店北京发行所

策划编辑: 韦 鹏 高希宁　　　　版式设计: 赵 洋

责任编辑: 王 普　　　　　　　　责任校对: 张 娜

责任印制: 赵连生

印刷: 北京市大天乐投资管理有限公司　　印数: 2001～4000

版本: 2014年5月第1版　　　　　　　　2018年3月第2次印刷

开本: 787×1092　1/16　　　　　　　印张: 18　字数: 431千字

书号: ISBN 978-7-304-06492-1

定价: 45.00元

（如有缺页或倒装，本社负责退换）

本书编写组成员

（按姓氏笔画排序）

于述伟　厦门医学高等专科学校

王见遐　承德护理职业学院

王晓燕　北京卫生职业学院

甘　萍　天津医学高等专科学校

刘立新　首都医科大学燕京医学院

张　薇　安徽医学高等专科学校

张丹丹　首都医科大学燕京医学院

张文江　唐山职业技术学院

张景义　赤峰学院医学院

陈淑敏　漳州卫生职业学院

徐　虹　黑龙江护理高等专科学校

郭晓霞　国家开放大学

唐忠辉　漳州卫生职业学院

序

为贯彻落实教育部《国家中长期教育改革和发展规划纲要（2010—2020年）》和卫生部《医药卫生中长期人才发展规划（2011—2020年）》的精神，适应我国高等卫生职业教育发展和医疗卫生改革的新形势，构建具有中国特色的高职护理教育体系，国家开放大学出版传媒集团按照教育部"十二五"职业教育国家规划教材建设的总体要求，组织启动了高职"十二五"护理学专业规划教材出版工程。2013年10月份，成立了高职"十二五"护理学专业规划教材专家委员会、编审委员会，先后组织召开了高职高专护理学专业规划教材编写研讨会、教学大纲审定会和主编编写会，明确了教材编写的指导思想、原则和要求。

教育部提出，要加快推进建设现代职业教育体系，推进中职和高职协调发展和衔接试点，建立健全职业教育课程衔接体系。本套规划教材面向中职起点的高职护理学专业学生，强调中职、高职之间的衔接，注重学习能力和职业能力的培养。教材突出的特点是注重教学设计，强调助学、导学。医学基础和护理学基础课教材各单元内容中以"病例、问题、提示"贯穿，以"训练和拓展"结束，建立起课程之间、基础与临床之间内在的联系，有利于对学生分析和解决临床问题能力的培养。护理学专业课教材，体现了护理职业的特色。以任务为导向，按照护理工作过程安排教材结构，强调护理程序的运用、技能操作的准确、规范，"学—测—用"紧密结合。

值得一提的是，国家开放大学面向中职毕业的在职护士的学历继续教育已有近20年的历史，积累了丰富的教学资源。除了纸质教材以外，还开发了视频录像、网络课程、IP课件等丰富的数字化资源，有力地支撑了本套教材的设计和建设。我相信，这些数字化资源也将为高职院校护理学专业教育教学提供更多的借鉴。

是为序！

沈　彬

2014年1月

前　言

为满足高等职业教育医学教学改革发展的需要，按照教育部"十二五"职业教育国家规划教材建设的总体要求，我们组织编写了高职护理学专业的系列教材。"病理学与病理生理学"是医学和护理教育体系中一门十分重要的医学基础课，是介于基础医学和临床医学之间的桥梁学科，它阐明疾病发生发展的规律和本质，为疾病的诊断和治疗提供理论依据。

本书主要面向中职起点的高职护理学专业学员编写。根据教育部《关于"十二五"职业教育教材建设的若干意见》的要求，编写组在深入掌握中职、高职护理学专业教学标准的基础上，结合了教育部职业教育专家、护理学专业学科专家的意见，组织了本书的编写。针对高职学生的特点和高职护理学专业的培养目标，在教材内容的选择和呈现形式、助学和导学作用，以及体例上等多方面进行了有特色的教学设计，主要体现在：

（1）内容以"必需、够用"为度，体现"三基"要求，突出基本概念、基本病理过程和病理改变，常见病、多发病以及严重危害人类健康的重点疾病基本理论的选取，并适当反映学科发展；文字力求简明、扼要、易懂。

（2）呈现形式上，注重助学、导学，强化基础与临床之间的联系，引导学生带着问题，在明确的学习目标指导下去学习，培养职业能力和自主学习的能力。每个单元均以"病例"或"情境"开始，以"学习目标"指导，学习内容图、文、表并茂，并将"问题""提示"贯穿其中，以"自测练习"结束单元的学习。全书提供100余张病理肉眼和组织学图、多个复杂的发病机制和过程图解、30余个病例及300多道自测练习题，以期有助于学员对内容的理解和运用，也方便教师的教学。

（3）在教材体例及媒体种类上，改变传统教材的章、节体系，以单元和模块体现知识结构和关系，并充分发挥信息化技术优势，研发了相关数字化学习资源。

为了使教材更加适合高职护理学专业教育的需要，编写组由从事远程护理教育的国家开放大学和10所高职院校的一线教师组成。他们多年从事中职起点的高职病理学与病理生理学课程教学工作。全书由郭晓霞统稿和定稿，刘立新、甘萍参与了对本书的整理和校稿。在本书编写过程中参考了诸多教材和其他相关资料，在此向有关作者致以衷心的感谢！

首都医科大学陈瑞芬、张立克教授对全书进行了认真的审、改，病理学肉眼及镜下彩图主要由陈瑞芬提供。在此向她们表示衷心感谢!

本教材也适合同层次护理学专业学生和教师作为参考教材使用。

尽管本书经过编者们的自审和专家审改,以及定稿和审校的全过程,但限于编者的水平和时间,书中仍可能存在不足之处。欢迎学员和教师提出宝贵意见,给予批评和指正,以便今后进一步修订和完善。

郭晓霞

2014年1月

CONTENTS 目 录

► 导 学

　　疾病是如何发生的？又该如何治疗和预防？这些一直都是人类关注的重大问题。因而，研究疾病的病因、发病机制，以及患病机体的形态结构和机能代谢改变及发生机制，为疾病的防治提供理论基础，成为医学专家和医护工作者不懈奋斗的事业。病理学与病理生理学正是这样的一门课程，其主要的任务是揭示疾病的本质，为更加有效地诊疗和预防疾病提供理论及实验依据。因此，希望你能以辩证的思维和敢于质询的态度来学习这门课程。在绪论单元中，将介绍病理学与病理生理学的任务、内容、研究方法等，并为你提供学习建议。

► 学习目标

　　1. 说明：病理学与病理生理学的任务及学习的意义。
　　2. 知道：病理学与病理生理学在医学教育中的地位；病理学与病理生理学的研究方法。

一、病理学与病理生理学的任务、内容

　　疾病是一个极其复杂的过程，在致病因子与机体相互作用下，患病机体的功能、代谢、形态结构均可发生多种变化，这是认识疾病的重要依据。病理学与病理生理学是研究疾病发生、发展规律的学科，其主要任务就是研究疾病的病因、患病机体的形态结构、功能和代谢的动态变化及其发生机制、疾病发生发展和转归的规律，为进一步阐明疾病的本质、为疾病的预防、诊断及治疗提供理论基础。

　　在传统的医学教育中，病理学和病理生理学是基础医学领域中两门重要的主干课程，其内容之间有密切的联系。二者的共同之处在于都是研究人体疾病的病因，疾病发生、发展规律及与临床的联系，以及机体在疾病过程中形态结构、功能和代谢的变化，阐明疾病本质，进而为认识和掌握疾病的发生、发展规律，为疾病的防治提供必要的理论；不同之处在于前者侧重从形态学角度阐明疾病发生、发展的规律，而后者则侧重从功能及代谢角度进行阐明。

然而，临床上不论是疾病或是病理过程，都会同时存在机能、形态、代谢等多方面的变化，单纯从形态、功能或代谢的改变来认识疾病是不全面的。随着分子生物学和相关前沿生命科学向各传统学科的渗透，人们对疾病本质和发病机制的研究越来越需要紧密结合机体的形态、功能、代谢，以及基因、细胞、组织等种种变化来综合分析。因此，打破传统的学科界线，优化和整合基础医学课程内容，建立知识间的联系，是高等医学教育教学改革的重要课题。20世纪90年代后期我国颁布的高等医学教育学科专业目录中，病理学和病理生理学被调整为一门新的二级学科，即病理学与病理生理学，这既体现了基础医学课程之间深度融合的必然，也为学习者的学习提供了便利。

病理学与病理生理学涉及内容诸多，本教材的内容选取主要针对中职起点的高等职业教育护理学专业的学生，也适合同层次医学类其他专业学生。全书主要分为两部分：①总论：单元 1～10，主要介绍病理学与病理生理学的概况，疾病的概念、发生、发展的原因、机制和转归；讨论多种疾病中共同的、成套的功能和代谢变化，如细胞和组织的适应、损伤与修复，局部血液循环障碍，水和电解质代谢紊乱，酸碱平衡紊乱，缺氧，炎症，发热，休克和弥散性血管内凝血，肿瘤。②各论：单元 11～16，主要讨论机体主要系统的常见病、多发病的病因、发病机制，机体的形态结构及其功能、代谢的改变和疾病发生发展过程及其规律等，也包括重要的系统疾病中一些常见的共同的病理生理变化，如心力衰竭、呼吸衰竭、肝性脑病、肾功能衰竭。

二、病理学与病理生理学在医学教育中的地位

医学教育中，一类课程的研究对象是正常的机体，如人体解剖学、组织学与胚胎学、人体生理学、医学生物化学等；另一类课程的研究对象是患病的机体，如病理学与病理生理学。医学专业的学生在学习了正常人体的有关知识后，通过学习病理学与病理生理学等课程，认知疾病，掌握疾病发生发展的基本机制和规律，从而为学习临床医学奠定基础。因此，病理学与病理生理学常常被喻为"桥梁"学科，其引导医学生完成从对正常人体的认识向患病机体认识的过渡，在基础医学与临床医学各学科之间起到承前启后的作用。病理学与病理生理学的研究成果，促进了临床医学的发展，而临床医学中遇到的种种难题，也为病理学与病理生理学提出了新的研究课题。

病理学与病理生理学对疾病发生机制的阐明，需要结合正常人体中形态、功能、代谢等多方面的相关知识，因此，其与生物学、遗传学、人体解剖学、组织胚胎学、生理学、生物化学、药理学、免疫学、生物物理学、微生物学等各种医学基础学科都有密切联系，这些学科的重大进展都促进了病理学与病理生理学的发展。病理学与病理生理学又是一门实践性较强的学科，主要运用尸体解剖、活体组织检查、细胞学检查、组织和细胞化学检查、动物实验、临床观察等方法，研究疾病的原因、发病机制，并对疾病做出病理诊断，以提高对疾病的防治水平。因此，只有理论与实践相结合，才能促进病理学与病理生理学的发展并充分发挥其在医学科学中的作用。

三、病理学与病理生理学的主要研究方法

1. *尸体解剖*　尸体解剖简称尸检，是对死者的遗体进行病理解剖，用肉眼和显微镜对器

官的大体改变和组织学改变进行观察，必要时还可运用特殊的组织化学染色等方法，从而确定诊断、查明死亡原因。尸体解剖不仅为临床诊断和治疗提供依据，还为深入认识疾病、发现新的疾病、促进医学事业的发展起到积极的推动作用。

2. 活体组织检查　活体组织检查简称活检，是用手术、钳取和穿刺针吸等方法从患者身上取下病变组织，进行肉眼观察和镜下观察。活检有利于及时、准确地对疾病做出病理诊断，并为制定治疗方案和估计疾病的预后提供依据。活检是临床上常用的研究和诊断疾病的方法，特别是对肿瘤性质的鉴别和一些疑难病例的诊断具有重要意义。

3. 细胞学检查　细胞学检查是运用特殊方法采集人体病变组织的脱落细胞，对其涂片染色后进行观察，做出细胞学的诊断。细胞学检查对于肿瘤的诊断和肿瘤的普查具有重要意义。

4. 组织和细胞化学检查　组织和细胞化学检查是运用某些化学试剂对组织细胞进行特殊染色，以显示组织、细胞中某些成分（蛋白质、糖、脂肪、酶类等）的改变或异物（细菌、病毒等）的存在。另外，免疫组织化学染色可以了解组织细胞的免疫学性状的改变。这些都为疾病的进一步诊断提供重要依据。

5. 动物实验　动物实验，即在动物身上复制人类疾病的模型，人为控制各种条件，从各方面对机体的功能、代谢变化进行深入动态观察和实验治疗，并探索疗效的机制。从生物学观点来说，人和动物都是由单细胞生物进化而来的，人与动物既有特殊性，也有共同性。因此，在动物身上进行实验研究得到的结果对阐明人类疾病发生发展的规律具有重要的参考意义。同时，由于医学伦理和人道主义的原则，不能在人体进行破坏性和创伤性的实验，所以动物实验就成为病理生理学大量研究结果的主要来源之一。鉴于动物实验研究对人类健康具有重大贡献，因此，动物实验也必须遵循伦理和动物保护原则。在动物身上复制某些人类疾病的模型，其目的是研究某种疾病的病因、发病机制、器官组织形态结构、功能、代谢的异常改变，以及疾病发生、发展与转归的规律，为疾病的治疗提供理论依据。但也应指出，人与动物有本质上的区别，所以不能将动物实验的结果机械照搬，不加分析地直接应用于临床。

6. 临床观察　临床观察是以患者为研究对象，在不损害患者健康的前提下，采用B超、心电图、内窥镜等无创性仪器进行检测，或收集血、尿、组织等样本进行化验测定，或直接观察疾病过程中功能、代谢的变化，探讨疾病的发展规律。不损害患者健康前提下的临床研究是非常必要的。

四、病理学与病理生理学的学习方法与建议

1. 了解课程的特点　病理学与病理生理学的基本知识体系如上所述，分为总论与各论两部分。总论是学习各论的基础，各论的学习又可加深对总论内容的理解，二者是紧密联系、不可分割的。例如，细菌性痢疾、大叶性肺炎、肾盂肾炎是三个独立的疾病，但临床上都可以有发热、炎症、水和电解质代谢紊乱等总论中涉及的基本病理过程。因此，只有较好地掌握了总论部分的知识，才能更好地理解和分析疾病。一般来说，总论概念多、名词多、内容比较枯燥；各论介绍各种疾病较为系统的知识，容易使人感兴趣。但是，如果不学好总论，就很难学习各论，而且也会影响到今后临床课的学习。因此，要学好病理学与病理生理学，首先要重视总论的学习，熟练掌握课程目标中要求的基本概念和基本理论，为学习各论打好基

础；再者要认识到病理学与病理生理学在医学教育中的地位——沟通基础医学与临床医学的桥梁学科。因此，学习这门课程，要主动复习学过的医学基础课的知识。

2. 了解教材的结构　本教材的每一个单元都包括两部分：①助学内容：导学、学习目标、病例分析、提示、实训与拓展等。考虑到中职护理学专业学生有一些临床实践的基础，即使没有临床实践基础的学生，也会对临床病例感兴趣，因此，本教材的每一个单元都设计了"导学"，以病例或情境切入，使学生能够带着问题学习每一个单元的知识；同时，提出明确的"学习目标"，并在学习内容中插入病例、提示，以激发学生的学习兴趣；学习结束时，通过"实训与拓展"环节，指导同学运用知识分析临床问题；"自测练习"帮助同学检测学习效果。②学习内容：教材中提供了大量的肉眼、组织学图片，以及疾病发生发展过程的流程图等，以帮助同学理解所学内容。

3. 学习建议　①学习要有计划。上课认真听讲，课后多读书，学习做笔记。对概念要能复述、病因会分类、病变特点能描述、发病机制及疾病的发生发展过程能简述、分析及综合。②学习的过程中，要重视形态变化与功能、代谢变化的联系。发生疾病时，病变的器官都存在不同程度的形态和功能、代谢的变化，有的以形态变化为主，有的以功能、代谢变化为主，但三者之间是相互联系、相互影响、互为结果的，只有将它们之间的关系联系起来，才能全面认识疾病的本质。③重视局部病变与整体的联系。机体是一个完整的统一体，疾病的局部病变只是全身反应的局部表现，而局部的表现在一定程度上也会影响到全身，二者之间有不可分割的联系。疾病的变化是立体的、变动的和发展的，要注意以系统的、全面的和发展的观点理解疾病的各种变化。例如，炎症时，局部表现红肿热痛、功能障碍，严重时可引起发热、白细胞升高等全身反应，甚至是败血症。④重视疾病的病理与临床联系及各单元知识的融会贯通。学习病理学与病理生理学是为临床课打基础，掌握疾病的本质是为了更好地理解疾病的复杂表现并指导预防和治疗。学习时要注意运用所学知识来解释疾病的表现，培养全面思考和解决问题的能力。⑤欢迎大家登录国家开放大学病理学与病理生理学的网络课程（http://www.openedu.com.cn），这里有丰富的资源供大家学习。

最后，以德国著名哲学家亚瑟·叔本华（Arthur Schopenhauer）的名言与大家共勉：一种纯粹靠读书学来的真理，与我们的关系，就像假肢、假牙、蜡鼻子甚或人工植皮。而由独立思考获得的真理，就如同我们天生的四肢，只有它们才属于我们。

（郭晓霞）

疾病概论

患者，男，56岁，吸烟、饮酒多年，平时喜肉食、口味重，运动少。因食欲欠佳1月余就诊，既往否认高血压病、糖尿病等病史。

体检：身高170 cm，体重90 kg，腹部B超示中度脂肪肝。

实验室检查：肝酶略有升高、低密度脂蛋白高于正常，其余检查项目均未见异常。

患者目前的身体出现了什么问题？请你带着这个问题来学习本单元的内容，并希望你能给患者编制一份健康指导的建议。

健康与疾病是一个动态的过程，介于二者之间的是亚健康状态。了解疾病的相关概念以及疾病发生的原因和发生、发展的基本规律，既有助于阻断亚健康状态向疾病状态发展，也有助于疾病的治疗和机体的康复，这也是本单元重点要介绍的内容。

1. 复述：疾病、病因、诱因、死亡、脑死亡、因果交替、完全康复、不完全康复的概念。

2. 解释：疾病发生发展的一般规律；疾病发生的原因、条件，诱因在疾病发生中所起的作用。

3. 说明：疾病的转归。

健康与疾病是生命活动的对立统一。自从人类诞生那天起，人们就在为维护自身的健康而与疾病进行不懈的斗争。随着社会的进步和科学的发展，人们对健康与疾病的认识也在不断深化。

M^{ODULE} 模块 1　健康与疾病相关概念

一、健康的概念

传统的观念认为不生病就是健康，而世界卫生组织（World Health Organization，WHO）指出：健康意味着不仅没有疾病和病痛，而且在躯体上、心理上和社会上处于完好状态。这表明，健康不仅要有强壮的体魄，还应有健全的心理状态和良好的社会适应能力。后两者对人类健康尤为重要。例如：有的人性格怪异或孤僻，虽然大脑并无器质性病变，也没有精神异常，但其在心理上是不完全良好的；而一些不良的生活方式，如吸烟、酗酒、赌博、懒散等，均为社会方面不健康的表现。另外，心理和社会上的健康与躯体健康可相互影响，有健康身体的人常常精神饱满、情绪乐观、勇于克服困难、事业心强、有良好的社会关系；而心理和社会上的不健康则可能伤害身体，并可引起躯体上的疾病。总之，完整的健康概念应包括生理、心理和社会功能三方面的完美状态。

二、亚健康的概念

自20世纪80年代以来，人们又提出了一个次健康或亚健康的概念。所谓亚健康，是指介于健康与疾病之间的一种生理功能低下状态。据世界卫生组织一项全球性调查结果表明，处于亚健康状态的人群在整个人类群体中占有相当高的比例。因此，对于亚健康，应从心理、行为、生活方式等各方面及早干预，以阻断亚健康向临床病态发展，起到预防疾病、促进健康的效果。

三、疾病的概念

疾病（disease）是指机体在一定的条件下受病因损害作用后，因机体内稳态调节紊乱而发生的异常生命活动过程。稳态是指正常机体能够在不断变化的内外环境中，通过多种调节机制保持机体内环境的相对恒定。当致病因素破坏了机体的内稳态调节，就会引起异常的生命活动过程，表现为机体的功能、代谢、形态结构等的病理性变化，临床表现为症状、体征和社会行为异常。

M^{ODULE} 模块 2　病因学

病因学（etiology）是研究疾病发生的原因、条件及其作用规律的科学。

一、疾病发生的原因

（一）病因的概念

疾病发生的原因称为致病因素，简称**病因**，是指能够引起疾病并赋予疾病特征或决定疾病特异性的因素。例如，没有结核杆菌不会发生结核病，没有伤寒杆菌不会发生伤寒病。因此，明确病因，对疾病的预防、诊断和治疗具有重要意义。

（二）病因的分类

1. 生物因素　生物因素是指各种致病性微生物和寄生虫，包括细菌、真菌、病毒、螺旋体、寄生虫等。生物性致病因素对机体致病作用的强弱取决于其入侵机体的数量、侵袭力、毒力以及逃避宿主攻击的能力。生物因素致病有一些共同特点：①有一定的入侵门户和定位。例如，伤寒杆菌一般经口入消化道，首先在小肠淋巴结内繁殖。②病原体与机体相互作用才能引起疾病，即只有机体对病原体有感受性时其才能发挥致病作用。③生物因素和机体两者都可能发生改变，即病原体进入机体后，既改变了机体，又改变了病原体本身。例如，细菌可以引起机体产生免疫反应，而自身发生变异产生抗药性。④条件对生物因素致病有很大影响，包括外部条件和机体条件。例如，患过麻疹的人，由于体内产生相应的抗体，大部分再次遇到麻疹病毒时不再发病。

2. 物理因素　物理因素主要包括机械力、温度、气压、电流、电离辐射和噪声等。物理因素的损伤作用取决于其作用于机体的强度、时间及范围。例如：机械性损伤会引起组织和细胞破坏，甚至引起严重的创伤或骨折；低温引起冻伤；高温可引起烫伤、中暑；电离辐射可导致放射病；气压降低可引起高山病；等等。物理因素致病多无器官选择性，一般只引起疾病发生，对疾病的发展影响不大。

3. 化学因素　化学因素包括无机及有机化合物、植物或动物的毒素等。例如，强酸、强碱、一氧化碳与硫化氢等气体、汞等金属、有机磷农药等，其致病作用与其性质、剂量（或浓度）及作用的时间有关。多数化学因素对组织、器官的损伤有一定的选择性。例如，四氯化碳主要破坏肝细胞，汞主要损伤肾小管，一氧化碳易与血红蛋白结合，等等。化学因素的致病性常常受到机体条件影响。由于一些药物和毒物经肝脏转化，并通过肾脏排泄，所以肝、肾功能障碍会提高这些物质的致病性。

4. 营养因素　营养因素是指生命必需物质的缺乏或过多。各种营养素（糖、脂肪、蛋白质、维生素、无机盐等）及微量元素（铁、碘、铜、锌、氟、硒等）缺乏，可以引起细胞功能和代谢的变化而致病。营养不良可导致多种并发症的发生，严重时可以致死。营养过剩也能导致疾病。例如，长期大量摄入高糖和高脂饮食易引起肥胖症，而肥胖患者糖尿病、动脉粥样硬化症的发病率远远高于正常人群。

5. 遗传因素　遗传因素是指染色体或基因等遗传物质畸变或变异引起的疾病。遗传因素致病的方式大致分为两类：①直接致病，即基因结构或染色体的数目、形态的改变直接引起疾病，如血友病、先天愚型属于遗传因素直接致病。②遗传易感性致病，指由遗传因素所决定的个体患病风险。例如，糖尿病肾病的发生与遗传易感性密切相关。

6. 先天因素　先天因素特指能损害胎儿的因素。例如，妊娠早期感染风疹病毒可能引起胎儿先天性心脏病，母亲的不良生活方式（吸烟、酗酒等）也可能影响胎儿的生长发育。

7. 免疫因素 免疫因素主要有两种情况：其一为免疫反应，或称超敏反应，是指机体免疫系统对一些抗原刺激产生异常强烈的反应，致使组织细胞损伤和生理功能障碍。这包括：①对非致病性外来物质产生异常反应而引起的变态反应性疾病，如花粉、鱼虾等引起支气管哮喘、荨麻疹、过敏性鼻炎，青霉素引起的过敏性休克等。②对自身抗原产生异常反应而引起的自身免疫性疾病，如全身性红斑狼疮、溃疡性结肠炎、类风湿性关节炎等。其二为免疫缺陷病，主要表现为免疫功能低下，如艾滋病、低丙种球蛋白血症等。各种免疫缺陷病的共同特点是易反复发生感染。

8. 精神、心理、社会因素 近年来，精神、心理、社会因素引起的疾病越来越受到重视，应激性疾病也逐渐增多。例如，高血压病、消化性溃疡等，可能与长期的紧张、忧虑、恐惧等精神应激有一定关系。随着社会竞争的加剧，该类因素在病因学中的地位越来越重要。

二、疾病发生发展的条件

疾病发生的条件是指能影响疾病发生、发展的各种体内外因素。年龄、性别等体内因素和气温、地理环境等自然因素，这些条件本身不能直接引起疾病，但对许多疾病的发生发展有重要的影响。例如，结核杆菌是引起结核病的病因，但外环境中存在的结核杆菌并不会使每个人都患结核病，而在营养不良、过度疲劳或空气污浊的条件下，机体对结核杆菌的抵抗力降低，就容易感染结核病。

条件对疾病的影响表现在两方面：①抑制疾病发生发展，如接种疫苗可预防或减轻某些传染病。②促进疾病发生：能够加强某一疾病原因的作用，从而促进疾病发生的因素称为**诱因**。例如情绪激动是冠心病发作的诱因。

M ODULE 模块 3 发病学

发病学（pathogenesis）主要研究疾病发生发展的规律和机制。

一、疾病发生发展的一般规律

疾病的发生发展遵循一定的规律变化。尽管每一种疾病都有自己的特殊规律，但是不同的疾病又有一些共同的基本规律。

（一）损伤与抗损伤

疾病的发展过程就是损伤与抗损伤的斗争过程。病因作用于机体后，一方面可引起机体功能、代谢及形态学方面的病理性损伤，另一方面机体也产生抗损伤反应。在疾病过程中，损伤与抗损伤同时存在，两者之间的斗争和力量对比影响疾病的发展方向和转归。例如：患有糖尿病、肺心病等慢性疾病的患者，感染冠状病毒后容易出现呼吸衰竭、多系统器官衰竭等症状，部分患者甚至死亡；而身体免疫功能较好的患者康复率则较高。

损伤与抗损伤反应之间无严格的界限，在一定条件下两者可以相互转化。例如，肠炎引起的腹泻，是促进肠道中的致病菌及其产生的毒素排出体外的抗损伤反应，但剧烈腹泻则会引起脱水、低钾血症、酸中毒和休克，这时腹泻就成为对机体不利的损伤反应。因此，正确区分疾病过程中的损伤与抗损伤反应，支持和保护抗损伤反应、消除和减轻损伤反应是临床疾病防治的重要原则之一。

（二）因果交替

致病原因作用于机体后，机体发生一定的变化，这些变化又可作为新的原因引起另一些新的变化，这种疾病的链式发展形式称为**因果交替**。其中，引起疾病的第一个原因称为原始病因，而以后的每一个结果称为下一环节的发病学原因。

> **提　示**
>
> 因果交替中的各个环节，在疾病发展中的作用并不是同等重要的，某一环节可能是这个疾病发展的关键，称其为中心环节。及时找出疾病的中心环节并打断中心环节，在疾病治疗中非常重要。

例如，严重创伤作为原始病因，造成机体损伤和失血，前者为因，后者为果，在因果交替规律的推动下，疾病可有两个发展方向（如图 1-1 所示）：①良性循环：机体通过交感 - 肾上腺髓质系统的兴奋，引起心率加快、心肌收缩力增强及血管收缩，使心输出量增加，血压得到维持，加上清创、输血和输液等及时治疗，使病情稳定，最后恢复健康；②恶性循环：由于失血过多或长时间组织细胞缺氧，会使微循环淤血缺氧，回心血量进一步降低，动脉血压下降，发生失血性休克，甚至导致死亡。

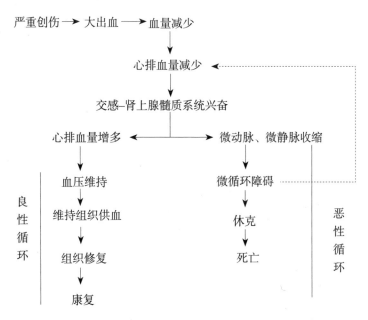

图 1-1　严重创伤所致机体损伤时的因果交替示意图

> **学习活动 1-1: 结合本模块的学习内容，试分析病例中的问题**
>
> 病例：患者，男，60岁，患风湿性心脏病10年并引起二尖瓣狭窄，此次因右心衰竭入院。
>
> **问题：**
>
> 1. 试用因果交替的规律分析该患者如何由风湿性心脏病转变为右心衰竭？
> 2. 防止右心衰竭发生的中心环节是什么？

二、疾病发生的基本机制

疾病发生的基本机制是指参与多种疾病发生的共同机制，包括神经机制、体液机制、细胞机制和分子机制。

（一）神经机制

神经系统在调控人体生命活动中起重要作用。致病因素可以直接或间接引起神经系统的损伤而参与疾病的发生和发展。除直接侵犯和破坏神经系统的疾病外，很多疾病是通过改变机体的神经反射或影响神经递质的分泌，影响组织器官的功能状态。

（二）体液机制

体液调节障碍多是由体液因子通过内分泌、旁分泌和自分泌的方式作用于局部或全身，影响细胞的代谢、功能和结构而形成的。在疾病发生中，神经机制和体液机制经常同时发挥作用，故合称其为神经体液机制。

（三）细胞机制

病因作用于机体后，直接或间接作用于组织细胞，造成某些细胞功能、代谢障碍，引起细胞自稳调节功能紊乱，这称为疾病发生的细胞机制。致病因素除直接破坏细胞外，主要引起细胞膜和细胞器功能障碍，甚至造成细胞死亡。

（四）分子机制

分子机制即从分子水平来研究生命现象和解释疾病的发生机制。各种致病原因无论通过何种途径引起疾病，都会以某种形式表现出分子水平上的异常，进而在不同程度上影响正常生命活动。例如，由于低密度脂蛋白受体减少，引起家族性高胆固醇血症；肾小管上皮细胞转运氨基酸（胱氨酸等）的载体蛋白发生遗传性缺陷，致使分泌到肾小管的胱氨酸不能被重吸收，随尿排出，形成胱氨酸尿症。

MODULE 模块 4 疾病的转归

疾病的转归即疾病的结束，可归纳为康复或死亡两种情况。

一、康复

根据疾病恢复的程度，康复（recovery）可分为两类，即完全康复和不完全康复。

（一）完全康复

完全康复（complete recovery）亦称痊愈，是指致病因素已经清除或不起作用，疾病所引起的损伤性变化完全消失，各种症状和体征消失，机体恢复正常的机能和代谢；机体的自稳调节恢复正常，机体对外界的适应能力、社会行为（包括劳动力）也完全恢复正常。而且，一些传染病痊愈后机体还能获得特异性免疫力。因此，完全恢复健康是疾病常见也是最好的结局。

（二）不完全康复

不完全康复（incomplete recovery）是指疾病的损伤性变化得到控制，主要的症状、体征或行为异常消失，但基本病理变化尚未完全消失，需通过机体的代偿来维持内环境的相对稳定。如果不适当地增加机体的功能负荷，就可因代偿失调而导致疾病复发。例如，心瓣膜病时的心力衰竭，经内科治疗及心脏自身和心脏外的各种代偿反应，患者的主要症状可以消失，可以保持相对的平衡而"正常"地生活，但心瓣膜病变依旧存在。如果不适当地增加心脏负荷，则又可导致代偿失调而重新出现心力衰竭的表现。

二、死亡

临床上传统的判断死亡的标志是心跳、呼吸的永久性停止和各种反射消失。传统的观点认为死亡是一个"过程"，一般分为三期：①濒死期：脑干以上被抑制，但脑干以下的功能还存在，表现为意识丧失、反射迟钝、心跳减弱。②临床死亡期：延髓深度抑制，呼吸心跳停止，但是组织仍然能进行微弱的代谢活动；如果采取急救措施，患者还可以复苏。③生物学死亡期：所有器官新陈代谢相继停止，发生不可逆转的改变。

死亡（death）是指机体作为一个整体的功能的永久性停止。1968 年，美国哈佛大学正式提出将脑死亡作为人类个体死亡的判断标准。**脑死亡**是指全脑功能（包括大脑、间脑和脑干）不可逆的永久性丧失，以及机体作为一个整体功能的永久性停止。

（一）脑死亡的判定标准

（1）不可逆深度昏迷。

（2）自主呼吸停止。

（3）脑干神经反射消失。

（4）脑电波消失。

（5）脑血液循环完全停止。

（二）认识脑死亡的意义

脑死亡有利于判定死亡时间，对可能涉及的一些法律问题提供依据；确定终止复苏抢救的界线，停止不必要的无效抢救，减少经济和人力的消耗；为器官移植创造了良好的时机和合法的依据。

脑死亡须与"植物状态"或"植物人"鉴别。后者是指大脑皮层功能严重受损致主观意识丧失，但患者仍保留皮层下中枢的一种状态。在植物状态与脑死亡的众多差异中，最根本的区别是植物状态患者仍保持自主呼吸功能。

实训与拓展

病例分析问与答

请分析学习活动 1-1 病例中所提出的问题，下面的思路供你参考：

1. 疾病过程中的因果交替规律是指机体在原始病因的作用下，某一器官系统的一部分受到损害而发生机能代谢紊乱，自稳态不能维持时就可能通过链式反应而引起该器官系统发生损害，这种损害又可以成为发病学原因而引起相应变化，如此原因和结果便交替不已，使疾病过程不断发展。该患者的风湿性心脏病作为发病学原因，最终引起右心衰竭，其因果交替过程主要为：风湿性心脏病→二尖瓣狭窄→左心房压力增高→肺循环压力增高→肺动脉压力增高→右心室血液流出受阻→右心肥大→右心衰竭。

2. 防止右心衰竭发生的中心环节是解除二尖瓣狭窄，故采用二尖瓣狭窄扩张术是治疗该患者右心衰竭的关键。

自测练习

（一）单项选择题

1. 关于健康概念的描述，正确的是（　　　）。
   A. 体格健全　　　　　　　　　　　B. 不生病
   C. 没有疾病或病痛，躯体上、精神上和社会上的完好状态
   D. 社会适应力的完全良好状态　　　E. 精神上的完全良好状态
2. 疾病是指（　　　）。
   A. 机体有不适　　　　　　　　　　B. 细胞受损的表现
   C. 机体对内外环境协调功能异常　　D. 劳动力下降和丧失
   E. 机体在一定病因作用下自稳调节紊乱而发生的异常生命活动
3. 能够促进疾病发生发展的因素称为（　　　）。
   A. 疾病的条件　　　　　　　　　　B. 疾病的原因
   C. 疾病的危险因素　　　　　　　　D. 疾病的诱因
   E. 疾病的外因

4. 不属于生物性致病因素的是（　　　）。
    A. 病毒　　　　　　　　　B. 细菌
    C. 四氯化碳　　　　　　　D. 立克次体
    E. 疟原虫
5. 疾病的发展方向取决于（　　　）。
    A. 病因的数量与强度　　　B. 存在的诱因
    C. 机体的抵抗力　　　　　D. 损伤与抗损伤力量的对比
    E. 机体自稳调节的能力
6. 死亡的概念是指（　　　）。
    A. 呼吸、心跳停止和各种反射消失
    B. 各组织器官的生命活动终止
    C. 机体作为一个整体的功能的永久性停止
    D. 脑干以上处于深度抑制状态
    E. 重要生命器官发生不可逆性损伤
7. 全脑功能不可逆的永久性丧失，以及机体作为一个整体功能的永久性停止，称为（　　　）。
    A. 植物人状态　　　　　　B. 濒死状态
    C. 脑死亡　　　　　　　　D. 生物学死亡
    E. 临床死亡
8. 脑死亡的判定标准不包括（　　　）。
    A. 心跳停止　　　　　　　B. 自主呼吸停止
    C. 脑干神经反射消失　　　D. 不可逆深度昏迷
    E. 脑电波消失

（二）问答题
1. 举例说明病因、条件、诱因在疾病发生及发展中的作用。
2. 举例说明因果交替规律。

单项选择题参考答案
1. C　2. E　3. D　4. C　5. D　6. C　7. C　8. A

（郭晓霞）

细胞和组织的适应、损伤与修复

患者，男，73 岁，糖尿病病史 20 年，动脉硬化和冠心病病史 10 年。1 月前开始有右侧踇趾末端麻木并渐失感觉，以后发展为局部脱水皱缩和色泽变黑褐。右侧踇趾发生了什么病变？

请你带着这些问题学习本单元的内容，并根据自己的理解思考并回答上述问题。

本单元重点介绍组织、细胞的适应、损伤与修复的一般形态学改变和规律，此类形态学改变贯穿于疾病发生发展的全过程。请你在学习中注重对比观察正常与异常组织细胞的形态学变化，思考形态改变时功能如何变化以及对机体的影响。

▶ 学习目标

1．复述：萎缩、肥大、增生、化生、变性、坏死、凋亡、机化、再生、肉芽组织的概念。

2．描述：各种变性、坏死的类型及其病理变化特点；肉芽组织的结构。

3．说出：皮肤创伤愈合的基本过程及类型；骨折愈合的过程。

4．举例说明：萎缩、肥大、增生、化生的类型及意义；细胞的再生能力。

5．比较：一期愈合和二期愈合的特点。

6．解释：肉芽组织在损伤修复过程中的作用；影响创伤愈合的因素。

人体内的细胞受神经体液的调控以维持其结构和功能的相对稳定。当正常细胞和组织受到各种内外环境变化的刺激时，则可发生形态学改变，即适应。如果细胞不能适应内外环境的变化，就会导致细胞出现损伤，细胞坏死是细胞损伤的最严重阶段。一旦出现损伤，机体就会产生抗损伤反应，即修复。需要指出的是，细胞和组织的适应、损伤与修复对人体而言是一个渐进和发展变化的过程，很难在功能和结构上完全区分开，其间的关系如图 2-1 所示。

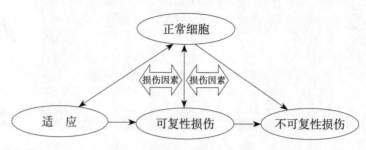

图 2–1　适应、损伤、修复之间的关系示意图

M ODULE
模块 1　细胞和组织的适应

机体内外环境发生变化时，细胞、组织和器官通过改变自身的代谢、功能和结构加以调整的非损伤性应答反应过程，称为**适应**（adaptation）。这在形态学上表现为萎缩、肥大、增生和化生。

一、萎　缩

发育正常的组织或器官的体积缩小、细胞数量减少，称为**萎缩**（atrophy）。萎缩与发育不全的概念不同，后者是指组织器官从未发育至正常大小。萎缩的细胞功能降低，功能性细胞器减少，以适应降低了的工作负荷、神经内分泌刺激、营养和血液供应等。引起萎缩的原因消除后，萎缩的器官、组织和细胞可逐渐恢复正常；若原因不能消除，萎缩的细胞逐渐代谢停止、功能丧失，即凋亡。

（一）萎缩的原因和类型

萎缩可分为生理性萎缩和病理性萎缩。生理性萎缩是指机体的某些组织、器官随着年龄的增长而发生的萎缩，如动脉导管于出生后闭合退化、青春期后胸腺萎缩、更年期后卵巢子宫萎缩等。

病理性萎缩按其发生原因分为以下几种类型：

1. 营养不良性萎缩　营养不良性萎缩分为全身性和局部性两种。全身营养不良性萎缩，主要由蛋白质摄入不足或消耗过度引起，前者如饥饿、食管癌引起的食管梗阻不能进食等，后者如结核病长期不愈、恶性肿瘤等慢性消耗性疾病。全身营养不良性萎缩时，患者首先出现非致命组织和器官（脂肪组织、骨骼肌）萎缩，最后是重要器官（心、脑、肝、肾）萎缩；晚期患者可从消瘦发展到恶病质。局部营养不良性萎缩，常由局部组织的氧和营养物质供给不足引起。例如，脑动脉粥样硬化时动脉管腔变窄，导致局部脑组织慢性缺血缺氧，从而引起脑萎缩。

2. 压迫性萎缩　压迫性萎缩是指组织和器官长期受压迫而引起的萎缩。例如，尿路梗阻时肾盂积水，压迫肾实质，使之变薄，引起肾萎缩（如图 2–2 所示）。引起压迫性萎缩的关键在于压力持续的长久，而不在于压力的大小。

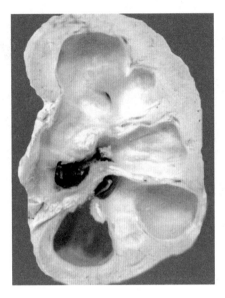

图 2-2　肾压迫性萎缩

提　示

　　肾压迫性萎缩主要观察肾实质是否变薄，而不是看整个肾脏体积的大小。当肾脏的囊性扩张时，其体积有可能比正常肾脏的体积还要大。

　　3．废用性萎缩　废用性萎缩是组织和器官由于长期工作负荷减少和功能、代谢降低所致的萎缩，如久病卧床、四肢骨折后肢体长期固定等，可引起肌肉萎缩和骨质疏松。

　　4．神经性萎缩　神经性萎缩见于下运动神经元损伤所致的效应器萎缩，如尺神经损伤引起上肢前臂内侧肌群的萎缩，截瘫患者发生脊髓损伤平面以下的肌肉萎缩等。

　　5．内分泌性萎缩　内分泌性萎缩是指由于内分泌腺功能低下而引起的靶器官萎缩，如腺垂体功能低下时可发生甲状腺、肾上腺皮质、性腺等器官萎缩。

　　（二）病理变化

　　肉眼观萎缩的组织或器官质量减轻、质地较韧、体积减小，但保留原有组织器官的形状。镜下观萎缩的器官和组织实质细胞数目减少、体积缩小、胞浆浓染、胞核浓缩深染；间质内可见纤维组织增生；在心肌细胞、肝细胞等萎缩细胞的胞质内可出现脂褐素颗粒（细胞内未被彻底氧化的细胞器残体），如心肌褐色萎缩（如图 2-3 所示）。

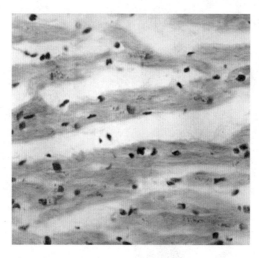

图 2-3　心肌褐色萎缩

二、肥大和增生

（一）肥大

细胞、组织和器官的体积增大，称为**肥大**（hypertrophy）。细胞肥大的基础是 DNA 含量和功能性细胞器增多，细胞功能增强。组织和器官的肥大，通常是由于实质细胞的体积增大所致。

肥大可分为生理性肥大和病理性肥大两种。生理性肥大如哺乳期的乳腺肥大、妊娠期的子宫肥大（如图 2-4 所示）等，在激素的作用下细胞体积增大、功能增强。病理性肥大如原发性高血压病时，由于外周阻力持续增大，心脏后负荷不断增加，导致心肌肥大，早期为代偿性肥大，晚期可导致失代偿性肥大，最终导致心力衰竭。

（二）增生

增生（hyperplasia）是指由于实质细胞数量增多导致的组织或器官的体积增大。增生是具有分裂功能的细胞不断增殖的结果。

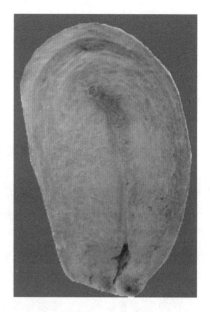

图 2-4　子宫肥大

增生分为生理性增生和病理性增生。如红细胞在 120 天左右进行的更新，胃黏膜细胞在胃酸的腐蚀下的经常性更新，都属于生理性增生。病理性增生常由过多激素或生长因子刺激引起，如女性体内雌激素水平过高可导致子宫内膜增生症、乳腺增生症；老年男性体内雄激素水平过高可导致前列腺增生症；缺碘引起的地方性甲状腺肿。增生也可发生在炎症和修复过程中，如成纤维细胞、血管内皮细胞和实质细胞的增生是炎症痊愈、创伤修复必不可少的重要环节。因此，增生具有更新、代偿、防御和修复等功能。但过度增生亦会对人体产生不利的影响，如慢性炎症时形成的炎性息肉。

三、化 生

为了适应环境的变化，一种分化成熟的细胞转化为另一种分化成熟的细胞的过程，称为**化生（metaplasia）**。这种转化不是由成熟的细胞直接转变成另外一种成熟的细胞，而是由具有分裂能力的处于未分化状态的幼稚细胞向另一方向分化成熟所致。

提　示

化生通常发生在同源细胞之间，即上皮组织之间或间叶组织之间。上皮组织的化生是可逆的，间叶组织的化生是不可逆的。

（一）上皮组织化生

1. 鳞状上皮化生　鳞状上皮化生常见于支气管黏膜受到慢性炎症或吸烟的刺激时，假复层纤毛柱状上皮化生为鳞状上皮，简称鳞化。这种适应性变化能够增强局部黏膜的抵抗能力，但失去了原有假复层纤毛柱状上皮的功能，削弱了呼吸道的自净防御功能。若病因消除，此项功能仍具有可恢复性；若鳞化状态持续存在，则有可能成为支气管鳞状细胞癌的病理基础。此外，慢性宫颈炎时的宫颈黏膜上皮、慢性胆囊炎时的胆囊黏膜上皮亦可出现鳞状上皮化生。

2. 肠上皮化生　肠上皮化生常见于慢性萎缩性胃炎、胃溃疡时，表现为胃黏膜上皮转化为肠道黏膜上皮（如图 2–5 所示）。胃黏膜肠上皮化生与胃腺癌的发生有密切关系。

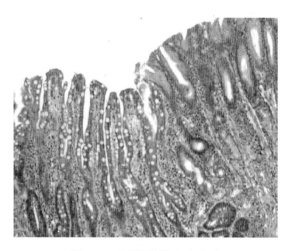

图 2-5　胃黏膜肠上皮化生

（二）间叶组织化生

结缔组织化生较上皮组织化生少见，多数是由纤维结缔组织化生为骨、软骨或脂肪组织，如外伤引起的肢体骨化性肌炎，皮下及肌肉内纤维组织增生并化生为骨组织。这可能与间叶细胞受刺激后转变为骨样或软骨样细胞有关。

MODULE 模块 2　细胞和组织的损伤

> **学习活动 2-1：结合本模块的学习内容，试分析病例中的问题**
>
> 　　病例：李某，女，62 岁，工人。因"头痛 2 天伴视物模糊 1 天"就诊。既往高血压病 5 年，否认糖尿病、冠心病、脑血管病等病史。间断口服"降压片"，时有头晕头痛症状，休息可好转。近期需服用药物方可减轻，未监测血压。查体：血压 186/104 mmHg，眼底镜检查示双侧视网膜动脉狭窄纤细、反光增强，血管周围有少量渗出物。
>
> 　　问题：
>
> 　　1．患者出现视物模糊的根本原因是什么？患者的视力能恢复正常吗？为什么？
>
> 　　2．你认为患者应该怎么做才能阻止病情恶化？

　　引起细胞和组织损伤的因素复杂多样，损伤的程度及其能否恢复取决于损伤的原因、作用的强弱及持续的时间。凡能引起疾病发生的原因，基本上都是引起细胞和组织损伤的原因。当内外因素的刺激作用超出了组织细胞所能适应的程度，组织细胞就会出现损伤。轻度损伤为可逆性的，在病因消除后损伤细胞恢复正常，又称为变性；重度损伤为不可逆性的，最终导致细胞死亡。

一、变　性

　　变性（degeneration）是细胞物质代谢障碍引起的一类形态学变化，表现为细胞或细胞间质内出现异常物质或正常物质含量异常增加。细胞变性后功能降低。常见的变性有以下几种类型。

（一）细胞水肿

　　细胞水肿（cellular edema）也称为水变性，是指细胞内水分增多。这是细胞损伤中最常见的早期变化，主要见于缺氧、感染、中毒等因素，会引起细胞线粒体损伤、ATP 产生减少、细胞膜钠-钾泵功能障碍；或因细胞膜直接损伤、通透性增强而导致细胞内钠离子和水积聚，常见于心肌细胞、肝细胞、肾小管上皮细胞、神经细胞等。

　　肉眼观发生细胞水肿的器官体积肿大，质量增加，颜色变淡，边缘变钝，被膜紧张。镜下观水肿细胞的体积增大，胞浆呈粉染颗粒状（肿胀的内质网和线粒体）；水钠进一步积聚，细胞肿大明显，胞浆变得疏松淡然，甚至出现空泡，可称为空泡变性；随着水肿加重，胞核也可淡然，细胞体积进一步增大，膨胀如气球状，称气球样变，常见于病毒性肝炎（如图 2-6 所示）。

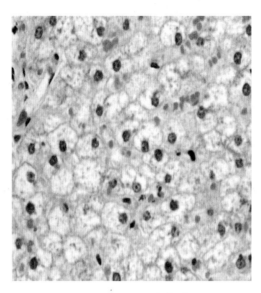

图 2-6　肝细胞水肿

（二）脂肪变性

脂肪变性（fatty change）是指非脂肪细胞内出现脂滴或脂肪细胞内的脂滴含量明显增多。脂肪变性通常与感染、缺氧、中毒、酗酒、糖尿病及肥胖有关，常见于心、肝、肾等器官的实质细胞。由于脂滴的主要成分是甘油三酯，在石蜡切片过程中，细胞内的脂滴被有机溶剂溶解，故胞浆呈空泡状。

1. 心肌脂肪变性　正常心肌细胞含少量脂滴，脂肪变性时，心肌细胞内脂滴含量明显增多。心肌细胞脂肪变性见于贫血、缺氧、中毒（磷、砷等）和细菌感染性疾病（如白喉、痢疾）等。心肌脂肪变性最显著的部位为乳头肌和心内膜下的心肌。

肉眼观心肌细胞脂肪变性的程度轻重不一，轻者呈暗红色条纹，重者呈黄色条纹，形似虎皮，故称为"虎斑心"。镜下观发生脂肪变性的心肌细胞胞浆中会出现脂肪空泡，较细小，呈串珠状排列。

2. 肝脂肪变性　肉眼观轻度脂肪变性，肝脏的大小、形状、质量均无明显改变，临床上肝功能检查可无异常变化；重度弥漫性脂肪变性，肝脏体积均匀性增大，边缘钝圆，被膜紧张，色淡黄或暗黄，切面呈油腻感，此时可称为脂肪肝，肝功能检查可出现异常。镜下观脂肪变性的肝细胞体积增大，胞浆中出现大小不等的球形脂滴，大者可将核挤到一边，与脂肪细胞相似。在 HE 染色中，因脂滴被有机溶剂溶解，故呈空泡状（如图2-7 所示）。

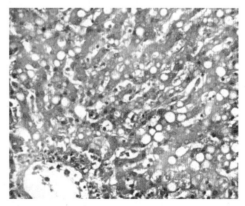

图 2-7　肝细胞脂肪变性

肝脂肪变性形成的机制：①脂蛋白合成减少：甘油三酯与载脂蛋白结合形成前β脂蛋白才能运出肝脏进入血液循环，如果合成脂蛋白的原料缺乏（磷脂、胆碱、蛋氨酸等），或者某些因素破坏了内质网及酶的活性时，脂蛋白合成障碍，会导致肝细胞内甘油三酯过度堆积，从而形成肝细胞脂肪变性。②脂肪酸形成过多：长期饥饿状态或者糖尿病患者氧化分解糖产生能量的方式减弱时，机体动员脂库，分解大量脂肪（甘油三酯）形成脂肪酸进入肝脏，从而导致肝细胞内甘油三酯过多，当超过了肝脏氧化利用以及合成脂蛋白将其运输出去的能力时，就会形成脂肪变性。③脂肪酸氧化障碍：在肝脏发生感染、淤血、缺氧、中毒等情况下，肝细胞损伤及功能下降，从而引起脂肪酸的氧化利用减少，造成肝细胞内脂肪酸相对增多，而以甘油三酯的形式存储于肝细胞内直至含量超过正常范围，因此形成肝脂肪变性。

3. 肾脂肪变性　肾脂肪变性通常发生于肾近曲小管上皮细胞，常见于严重贫血、缺氧、中毒和一些肾脏疾病。由于肾小球通透性升高，血液内的脂蛋白随原尿进入肾小管内，被肾小管上皮细胞重吸收后分解成脂滴，导致肾脂肪变性。

肉眼观轻度脂肪变性，肾脏外观可无变化；重度脂肪变性可见肾脏体积增大，质量增加，被膜紧张，切面颜色淡黄，皮质增厚。镜下观肾脂肪变性时，近曲小管上皮细胞胞浆内出现脂滴，位于胞核周围或细胞基底部。

（三）玻璃样变性

玻璃样变性（hyaline degeneration）又称透明变性，指常规 HE 染色切片中，在细胞内或间质中出现均匀红染、半透明的毛玻璃样蛋白质蓄积。常见的玻璃样变性如下：

1. 血管壁玻璃样变性　血管壁玻璃样变性常发生于高血压病时的肾、脑、脾及视网膜等脏器的细小动脉硬化。高血压病时，由于细动脉持续痉挛，导致血管内皮细胞缺血缺氧受损，使血管壁内膜通透性增加，血浆蛋白渗入内皮下层，在内皮细胞下凝固成均匀红染无结构的物质。全身细小动脉硬化使管壁增厚、变硬，管腔变窄，甚至闭塞（如图 2-8 所示），从而引起相应组织器官的缺血性损伤，也会导致全身外周血管阻力增大，血压持续升高；同时，细小动脉壁弹性减弱、脆性增加，易导致相应组织器官的破裂性出血。

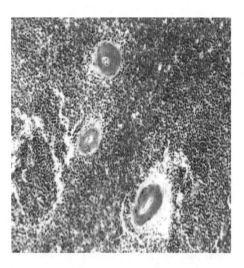

图 2-8　脾中央动脉玻璃样变性

2. 结缔组织玻璃样变性　结缔组织玻璃样变性常发生在创伤愈合的瘢痕、纤维化的肾小球以及动脉粥样硬化的纤维斑块。镜下观胶原纤维增粗并互相融合成梁状、带状或片状的半透明红染均质物，纤维细胞明显减少。玻璃样变性的瘢痕组织质地坚韧，缺乏弹性。

3. 细胞内玻璃样变性　细胞浆内出现均质红染的圆形小体，如肾小球肾炎出现蛋白尿时，肾近曲小管上皮细胞吞饮血浆蛋白，并在胞浆内形成许多大小不等的圆形、玻璃样红染小滴；在病毒性肝炎和酒精性肝病时，肝细胞核周胞浆内亦可出现红染玻璃样物质，称为 Mallory 小体。慢性炎症时，浆细胞胞浆中由于免疫球蛋白的蓄积而形成的红染蛋白小体，称为 Russell 小体。

（四）病理性钙化

正常情况下，钙盐仅沉积于骨和牙齿。如果钙盐在骨和牙齿以外的组织内沉积，则称之为病理性钙化。沉积的钙盐为磷酸钙和碳酸钙，以磷酸钙为主，肉眼观呈白色石灰样坚硬的颗粒或团块；镜下观在 HE 染色切片中钙盐呈蓝色颗粒状（如图 2-9 所示）。

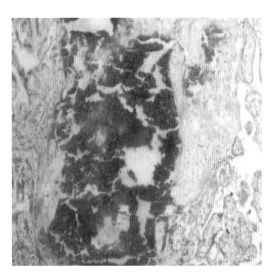

图 2-9　胎盘钙化

病理性钙化主要分为营养不良性钙化和转移性钙化两种类型。①营养不良性钙化是指变性、坏死组织和异物中的钙盐沉积，机体本身无全身性钙磷代谢障碍，血钙正常，常见于肺结核坏死灶、脂肪坏死灶、动脉粥样硬化斑块坏死区等部位。②转移性钙化是由于全身性钙磷代谢失调，使血钙升高、钙盐沉积在正常组织内，主要见于甲状旁腺功能亢进、维生素 D 摄入过多或骨肿瘤造成骨质破坏导致大量骨钙入血等情况，钙盐沉积在血管、肾、肺和胃的间质组织中，形成转移性钙化。

少量钙盐沉积，对机体功能影响有限；大量钙盐沉积难以吸收时，可导致周围纤维组织增生并将其包裹，甚至发生骨化。血管壁的钙化，可导致管壁变硬、变脆，易破裂引起出血；肾、肺、胃的钙化将使其功能不同程度地丧失；结核病灶的钙化可以使病灶内的结核杆菌逐渐失去活力，使局部病变停止发展，病情处于稳定状态。但是，结核杆菌在钙化灶内可长期存活，一旦机体抵抗力下降，就可能导致结核病复发。

二、细胞死亡

细胞因受严重损伤而出现代谢停止、结构破坏和功能丧失等不可逆性变化，称为细胞死亡，包括坏死和凋亡两类。

（一）坏死

坏死（necrosis）是指活体的局部组织、细胞发生的以酶溶性变化为特点的细胞死亡，是局部组织、细胞损伤最严重的变化。由于坏死是发生于活体内，所以坏死周围可以引起炎症反应。而整个机体死亡时，由于细胞内酶的作用将细胞自身溶解，形成死后自溶，故不会引起炎症反应。一般情况下，坏死是由变性逐渐发展而来的，也可由于损伤因子较强而直接导致坏死。组织坏死后的形态学改变通常要在细胞死亡若干小时后出现，包括细胞核的改变、细胞浆的改变和间质的改变。

1. 坏死的基本病理变化　细胞坏死的主要形态学标志是细胞核的改变，表现为：①核浓缩：核染色质浓缩，染色加深，核体积缩小；②核碎裂：核膜破裂，核染色质崩解为小碎片并分散在胞浆中；③核溶解：在脱氧核糖核酸酶的作用下，染色质中DNA分解，核失去对碱性染料的亲和力，染色变淡，只能见到核的轮廓，以后核便完全消失。坏死细胞的细胞浆的改变表现为胞浆呈嗜酸性，这是由于胞浆内嗜碱性核蛋白体减少、丧失，变性的蛋白质增多，使胞浆与碱性染料的结合力减弱，而与酸性染料伊红的结合力增强所致。间质的改变表现为坏死的实质细胞与间质融合成一片模糊的颗粒状无结构的红染物质，这是由于在各种溶解酶的作用下，基质崩解，胶原纤维肿胀、断裂、崩解或液化所致。

2. 坏死的类型　坏死发生时，由于酶的分解作用的强弱以及蛋白质变性所占比例的不同，坏死组织会出现不同的形态学变化，通常分为凝固性坏死、液化性坏死、纤维素样坏死三个基本类型，此外还有一些特殊的类型，如干酪样坏死、脂肪坏死、坏疽。

（1）凝固性坏死：坏死组织由于水分丢失，蛋白质变性凝固，形成灰白色或灰黄色、质地结实的固体状态，多见于心、肾、脾等组织结构致密、蛋白含量丰富的器官。肉眼观坏死组织与周围健康组织分界清楚，呈灰白或灰黄色，质硬、干燥，在坏死灶周围可见一暗红色充血或出血带。镜下观坏死组织的细胞核固缩、核碎裂、核溶解，胞浆呈嗜酸性染色，但细胞的外形和组织轮廓保持完好，如心肌的凝固性坏死（如图2-10所示）。

干酪样坏死是凝固性坏死的特殊类型，见于结核病灶的坏死。该类坏死组织分解彻底，且含有较多的脂质（主要来自结核杆菌的结构脂质），颜色淡黄、质地松脆，状似干酪，故称为干酪样坏死（如图2-11所示）。镜下观坏死组织的结构被完全破坏，无细胞外形及组织轮廓，呈一片红染的无结构的颗粒状物质。

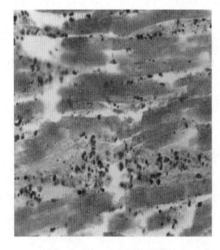 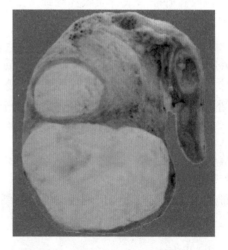

图2-10　心肌凝固性坏死　　　图2-11　淋巴结结核干酪样坏死

（2）液化性坏死：组织坏死后以酶性消化和水解占绝对优势，使坏死组织溶解呈液体状态，有时可形成坏死囊腔，常发生于含蛋白质少、产酶多的组织器官，如脑、胰腺（如图

2-12 所示）。脑液化性坏死又称为脑软化。脓肿是最典型的液化性坏死，脓肿的坏死组织液化是由大量中性粒细胞破坏后释放大量水解酶所致。

脂肪坏死是液化性坏死的特殊类型，分为外伤性脂肪坏死和酶解性脂肪坏死两种。外伤性脂肪坏死常发生于乳腺及皮下脂肪组织，因受外伤导致脂肪细胞破裂，脂肪外逸而引起炎症反应，常在乳房内形成肿块；镜下观大量泡沫细胞（吞噬脂肪细胞的巨噬细胞）和多核异物巨细胞。酶解性脂肪坏死常见于急性胰腺炎，胰腺组织受损，胰酶外逸并被激活，从而引起胰腺自身消化和胰周围及腹腔的脂肪组织被胰脂酶分解为脂肪酸与甘油，其中的脂肪酸与组织中的钙结合形成钙皂，表现为不透明的灰白色斑点或斑块；镜下观模糊的坏死脂肪细胞的轮廓。

（3）纤维素样坏死：是指发生在结缔组织及小血管壁胶原纤维的坏死。常见于某些变态反应性疾病，如风湿病、结节性动脉炎、新月体性肾小球肾炎及急进性高血压等疾病。镜下观病灶呈小灶状，病变部位形成细丝状、颗粒状或小条块状无结构红染物质（如图 2-13 所示），状似纤维素，故称纤维素样坏死。

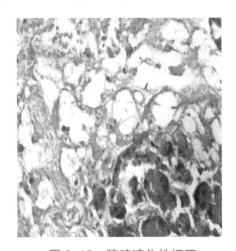 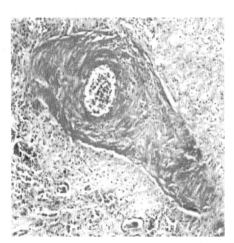

图 2-12　胰腺液化性坏死　　　　图 2-13　动脉壁纤维素样坏死

（4）坏疽：是指组织坏死后继发腐败菌感染，分解坏死组织产生的硫化氢与血红蛋白分解出来的铁结合，形成黑色的硫化铁，使坏死组织呈黑色。肢体或与外界相通的器官（肺、肠、子宫等）易发生坏疽。坏疽可分为三种类型：

①干性坏疽：多发生于四肢末端，常见于严重的四肢动脉粥样硬化及血栓闭塞性脉管炎等疾病。动脉阻塞而静脉回流比较通畅，坏疽的肢体水分含量少，再加上体表水分蒸发，致使病变部位干燥、皱缩，呈黑褐色，与周围健康组织之间有明显的分界线（如图 2-14 所示）。由于坏死组织干燥，不利于腐败菌生长，病变进展较缓慢，故患者的全身中毒症状轻。

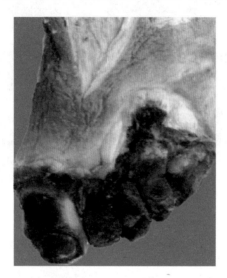

图 2-14　足干性坏疽

②湿性坏疽：多发生于与外界相通的内脏，如阑尾、肺、子宫等；也可发生在动脉阻塞及静脉回流受阻的肢体。坏死组织水分含量多，有利于腐败菌的繁殖，故腐败菌感染严重，局部明显肿胀，呈蓝绿色或污黑色，坏死组织与健康组织之间无明显分界线。腐败菌分解蛋白质时产生吲哚、粪臭素等，造成恶臭。同时，一些毒性分解产物及细菌毒素被吸收后，引起患者明显的中毒症状，甚至可因中毒而死亡。

③气性坏疽：见于严重的深达肌肉的开放性创伤。合并产气荚膜杆菌等厌氧菌感染，除发生坏死外，细菌分解坏死组织并产生大量气体逐渐从坏死组织内逸出，使坏死组织呈蜂窝状，按之有"捻发"感。气性坏疽病情发展迅速，会出现严重的中毒症状，需要紧急处理。

3. 坏死的结局

（1）溶解吸收：坏死组织细胞及周围浸润的中性粒细胞释放蛋白水解酶，可将坏死组织分解成碎片或完全液化。液化的坏死组织由淋巴管或小血管吸收运走，小碎片由巨噬细胞吞噬消化。

（2）分离排出：坏死灶较大不易被完全溶解吸收时，病灶中的白细胞在吞噬坏死组织碎片的同时释放蛋白溶解酶，加速坏死灶边缘坏死组织的溶解吸收，使坏死组织与健康组织分离并脱落。如果坏死组织位于皮肤和黏膜，坏死组织脱落后在该处形成组织缺损，其浅者称为**糜烂**，深者称为**溃疡**。如果深部组织坏死，一端穿破体表皮肤或黏膜表面，另一端为盲端，称为**窦道**；两端开口的通道样缺损称为**瘘管**。肾脏、肺脏的坏死物质液化后，可经输尿管或气管排出，在该处留下一个空腔，称为**空洞**。

（3）机化与包裹：如果坏死组织不易完全溶解吸收，又未能分离排出，则由新生的毛细血管及成纤维细胞等组成的肉芽组织长入，这种肉芽组织取代坏死组织的过程，称为**机化**。如果坏死灶较大，又不易完全机化（如较大的干酪样坏死灶），则新生的肉芽组织将坏死组织包绕，使病变局限化，称为**包裹**。

（4）钙化：坏死细胞和细胞碎片若未被及时清除，则会出现钙盐的沉积，从而引起营养不良性钙化。

提　示

　　若坏死组织范围小，肉眼常不能辨认，有时即使坏死范围较大，但其早期外观也往往与原组织相似，不易辨认。临床上把这种失去生活能力的组织称为失活组织。为了防止病情恶化、预防感染、促进愈合，在治疗中常常需要清除失活组织。一般来说，失活组织外观缺乏光泽，较混浊，失去正常组织弹性，在清除术中切割或剪切失活组织时，没有血液流出，亦不会引起患者疼痛。

（二）凋亡

　　凋亡（apoptosis）是指机体细胞在基因及产物的调控下发生的一种程序性细胞死亡，常表现为单个细胞的死亡。凋亡在生物的胚胎发生、胚胎期的器官形成与发育、成熟细胞的新老更替、激素依赖性生理退化等方面都发挥不可替代的重要作用，并非是细胞损伤的产物。凋亡也可见于某些病理状态下，如疾病所引起的细胞凋亡（病毒性肝炎可引起肝细胞的凋亡）、抗癌药引起的癌细胞凋亡等。这种细胞死亡表现为在活体内单个细胞或小团细胞的死亡。其特征是细胞首先固缩，与邻近细胞脱离；细胞核及胞质浓缩，胞膜内陷将细胞内容物包被成一些囊状小泡，称"凋亡小体"。在凋亡过程中，由于没有溶酶体和细胞膜的破裂，所以细胞内容物没有释放出来，故不引起炎症反应和修复再生，此点可与坏死区别。

模块 3　损伤的修复

　　当组织细胞出现损伤时，机体通过免疫、炎症等反应对损伤区进行吸收清除，并对形成的缺损进行修补恢复的过程，称为**修复**（repair）。若损伤区的组织由周围邻近的同种实质细胞修复，则可完全恢复原有的结构和功能，称为完全性修复或再生性修复；若损伤区的组织缺损全部或部分由幼稚的纤维组织进行修补填充，不能完全恢复原有的结构和功能，称为不完全性修复或纤维性修复。

一、再　生

　　再生（regeneration）是指同种实质细胞以修补恢复缺损为目的的增生过程。细胞组织的再生分为生理性再生和病理性再生。

（一）细胞的再生能力

机体内不同类型的细胞具有长短不同的细胞周期，在一定的时期内进入细胞周期进行增殖的细胞数也不尽相同，因此具有不同的再生能力。对个体而言，幼稚组织比成熟组织再生能力强，平时易受损伤的组织细胞以及生理状态下经常更新的组织细胞具有较强的再生能力。按照再生能力的强弱，将人体细胞分为三类：

1. 不稳定细胞　不稳定细胞是指一类总在不断地随着细胞周期循环往复进行增殖分裂的细胞，以补充替代衰亡或破坏的细胞。此类细胞包括表皮细胞、呼吸道和消化道黏膜被覆细胞、男性和女性生殖器官官腔的被覆细胞、淋巴造血细胞、间皮细胞等。

2. 稳定细胞　稳定细胞是指一类在生理情况下处于细胞周期中的 G_0 期（静止期）而不进行增殖分裂，一旦遭受损伤的刺激则进入 G_1 期（DNA 合成前期）开始分裂增生，表现出较强的再生能力的细胞。此类细胞包括各种腺体或腺样器官的实质细胞，如消化道、泌尿道、生殖道等处的黏膜腺体细胞，肝脏、胰腺、内分泌腺及肾小管上皮细胞。

3. 永久性细胞　永久性细胞是指在人出生后即脱离细胞周期、永久停止增殖分裂的一类不具有再生能力的细胞。此类细胞包括神经细胞、骨骼肌细胞、心肌细胞，但不包括神经纤维。在神经细胞存活的前提下，受损的神经纤维可恢复正常。

（二）各种组织的再生过程

组织损伤后，实质细胞的再生程度和过程，取决于该类细胞再生能力的强弱以及组织结构的完整性，特别是基底膜、实质细胞支架结构的完好程度。

1. 上皮组织的再生　上皮组织的再生主要分为两种：

（1）被覆上皮的再生：体表的鳞状上皮损伤后，创缘或底部的基底层细胞迅速分裂、增生并向缺损中央迁移，形成单层上皮，以后逐渐增生分化为复层鳞状上皮。黏膜的被覆上皮的再生与体表鳞状上皮相同。

（2）腺体上皮的再生：腺体上皮虽有较强的再生能力，但再生的情况依损伤的状态而异：如果腺体上皮出现缺损，而腺体的基底膜或支架完整，可由残存细胞分裂补充完全恢复成原来的腺体结构；若腺体基底膜或实质细胞支架被破坏严重，则难以再生恢复原有的结构，如子宫腺体、胃肠道内的腺体、肾小管和肝小叶等。

2. 纤维组织的再生　在损伤的刺激下，受损处的成纤维细胞分裂、增生，形成纤维组织。成纤维细胞可由静止状态的纤维细胞转变而来，或由未分化的间叶细胞分化而来。

3. 毛细血管再生　由内皮细胞分裂、增生，形成突起的幼芽，幼芽逐渐形成实性细胞条索并向损伤处延伸，条索在血流的冲击下数小时后便可出现管腔，形成新生的毛细血管，进一步吻合成毛细血管网。

4. 肌组织的再生　肌组织的再生能力很弱。横纹肌的再生可因肌膜是否存在、肌纤维是否完全断裂而有所不同。当肌膜未被破坏而仅仅是肌原纤维部分发生坏死时，由中性粒细胞及巨噬细胞吞噬清除坏死物质，残存肌细胞而产生肌浆，分化出肌原纤维，恢复正常横纹肌的结构；如果整个肌纤维断裂，肌膜被破坏，则难以再生，需要结缔组织增生连接，形成瘢痕修复。

5. 神经组织的再生　脑及脊髓内的神经细胞无再生能力，破坏后不能再生，由神经胶质细胞及其纤维修复，形成胶质结节或胶质瘢痕；周围神经受损时，如果与其相连的神经细胞仍然存活，可完全再生。

二、纤维性修复

当各种疾病或创伤引起的组织缺损不能再生修复时，则由损伤局部的间质新生成的肉芽组织溶解吸收坏死组织或填补组织缺损，继而肉芽组织逐渐成熟转化为以胶原纤维为主的瘢痕组织，以完成对缺损的修复。

（一）肉芽组织的形态及作用

肉芽组织（granulation tissue）是指由毛细血管、成纤维细胞和炎细胞构成的幼稚阶段的纤维结缔组织。肉眼观肉芽组织表面呈颗粒状，鲜红色，柔软湿润，触之易出血，无痛觉，因形似鲜嫩的肉芽而得名。镜下观大量的新生毛细血管平行排列，且与创面垂直，并在近表面处互相吻合形成弓状突起，此为肉眼观呈颗粒状的原因；成纤维细胞散在地分布于毛细血管之间，胶原纤维少见；多少不等的炎细胞浸润于毛细血管周围（如图 2-15 所示）。肉芽组织内可有少量的水分，没有神经纤维，因此肉芽组织本身不会引起疼痛。

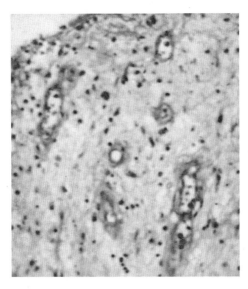

图 2-15　肉芽组织

肉芽组织在损伤后 2 ~ 3 天内开始出现，体表创口自下而上生长，组织内坏死则从周围向中心生长推进填补缺损或机化异物；1 ~ 2 周后，肉芽组织按其生长先后顺序，逐渐成熟老化，并逐渐转化为瘢痕组织。肉芽组织在损伤修复过程中的重要作用包括：①抗感染、保护创面；②填补创口及其他组织缺损；③机化或包裹坏死组织、血栓、炎性渗出物及其他异物。

> **提　示**
>
> 临床工作中需辨认出伤口中的不健康肉芽组织并及时清除，以促进伤口的愈合。不健康肉芽组织常高出皮肤表面，颗粒不均匀，颜色苍白，水肿严重，松弛无弹性，触之出血少，表面可有较多坏死组织和分泌物。

（二）瘢痕组织的形态及作用

瘢痕组织是指肉芽组织经改建成熟形成的老化阶段的纤维结缔组织。肉眼观瘢痕组织局部收缩，呈灰白色或半透明状，质硬，缺乏弹性。镜下观由大量平行或交错分布的胶原纤维束构成，往往已发生结缔组织玻璃样变性，呈粉染均质物，纤维细胞及血管稀少（如图2–16所示）。

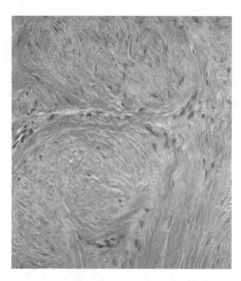

图 2–16　瘢痕组织

瘢痕组织对机体的影响包括：①对机体有利，它能填补伤口的缺损，并起到连接作用，保持了器官的完整性。瘢痕组织因含有大量胶原，比肉芽组织抗拉力强，所以，这种填补或连接相当牢固。②对机体不利，如发生在关节处的瘢痕收缩造成局部活动受限；幽门溃疡瘢痕收缩可引起幽门梗阻；组织器官广泛纤维化玻璃样变性可发生器官硬化；瘢痕组织过度增生可以形成瘢痕疙瘩，临床上常称为"蟹足肿"，影响美观或功能。

三、创伤愈合

创伤愈合（wound healing）是指机体遭受外力作用，皮肤等组织出现离断或缺损后的愈复过程，包括各种组织再生和肉芽组织增生、瘢痕形成等过程。

（一）皮肤创伤愈合

1. 皮肤创伤愈合的基本过程　以皮肤手术切口为例，其愈合的基本过程如下：

（1）伤口早期变化：伤口局部有不同程度的组织坏死和血管破裂出血，很快出现炎症反应，发生充血、液体渗出和炎细胞浸润，局部表现为红肿。伤口处的血液和渗出的纤维素凝固成血痂，有填充和保护伤口的作用。

（2）伤口收缩：第2~3天开始，伤口边缘的皮肤和皮下组织向中心移动，使伤口缩小，至第14天左右停止，这是由新生的肌成纤维细胞牵拉作用引起的，其意义在于缩小创面。

（3）肉芽组织增生和瘢痕形成：第3天前后肉芽组织开始生长，逐渐填平伤口，第5~6天起，成纤维细胞开始产生胶原纤维，在伤后 1 个月左右瘢痕完全形成。

（4）表皮及其他组织再生：24 h 内，伤口边缘的基底层细胞开始增生，在结痂下面向伤口中心迁移，并分化成为鳞状上皮，覆盖于肉芽组织的表面。若伤口直径超过 20 cm，再生的表皮则很难将伤口完全覆盖，往往需要植皮。

2. 皮肤创伤愈合的类型　根据创面大小、深度及有无感染等，可将皮肤创伤的愈合分为以下两种类型：①一期愈合：见于组织缺损少、创缘整齐、无感染、经缝合后创面对合严密的伤口；一期愈合快，切口数月后形成一条白色线状瘢痕。②二期愈合：见于组织缺损较大、创缘不整、无法整齐对合或伴有感染的伤口；二期愈合时间长，形成较大的瘢痕。

（二）骨折愈合

骨折是指骨的完整性和连续性中断，分为创伤性骨折和病理性骨折。骨的再生能力很强，骨折愈合的好坏、所需的时间与骨折部位、性质、错位情况、年龄及骨折原因等因素有关。一般情况下，复位固定良好的单纯性创伤性骨折，数月内可恢复正常的结构和功能，此种骨折愈合大致可分为以下 4 个阶段：

1. 血肿形成　骨组织和骨髓都含有大量丰富的血管，骨折后常伴有大量出血，形成血肿；一般在数小时内血肿的血液凝固，将骨折的断端连接起来，局部出现炎症反应。

2. 纤维性骨痂形成　骨折后 2 ~ 3 天，从骨内膜及骨外膜增生的成纤维细胞及新生毛细血管长入血肿，血肿很快被肉芽组织取代机化，形成纤维性骨痂。

3. 骨性骨痂形成　纤维性骨痂逐渐分化出骨母细胞和软骨母细胞，分泌胶原和基质，形成类骨组织；以后出现钙盐沉着，成为骨性骨痂，称为编织骨。软骨母细胞通过软骨化骨也形成骨性骨痂。

4. 骨痂改建或再塑　编织骨由于结构不够致密，骨小梁排列紊乱，达不到正常功能的需要。为了适应骨活动时所承受的应力，编织骨进一步改建为成熟的板层骨，恢复皮质骨和骨髓腔的正常关系，使骨小梁呈现正常的排列结构。这种改建是在破骨细胞的骨质吸收及骨母细胞的新骨质形成的协调作用下完成的。

提　示

骨折的愈合主要是恢复骨组织骨质的成分和结构，以及骨髓腔的再通。骨质的成分包括有机成分（胶原纤维和基质）和无机成分（钙、磷等各种元素），因此，骨折的病人需要大量的蛋白质合成有机成分，也需要大量钙磷等元素以恢复无机成分并沉积于类骨质内，同时，应及时进行功能锻炼以恢复骨质的正常结构。

创伤愈合过程的长短和愈合的好坏，除与创伤的程度、范围和组织再生能力的强弱、伤口有无坏死及异物、有无感染等因素有关外，也与机体全身和局部因素有关。年龄越小，组织的再生能力越强，愈合也越快；而老年人组织再生能力减弱，创伤愈合慢。蛋白质和微量元素缺乏，如维生素 C 的缺乏，同样影响伤口愈合。局部的感染、血液灌流量不足、神经损伤等也可以影响创伤愈合。

实训与拓展

病例分析问与答

结合本单元的学习，请你分析学习活动 2-1 病例所提出的问题，下面的思路供你参考：

1. 此患者是双侧视网膜动脉硬化。恢复正常的可能性不大，因为患者高血压病史 5 年，在此期间血压未得到有效控制，导致全身细小动脉硬化（包括视网膜动脉硬化），已经造成视网膜动脉管壁增厚、管腔狭窄及通透性增加（依据眼底镜检查结果）；若经过改善血液循环或活血化瘀等治疗，眼底渗出物被吸收，视物模糊症状有可能较前好转。

2. 患者应遵医嘱服用降压药物，改善生活方式，低盐低脂饮食，控制血压于 140/90 mmHg 以下。

自测练习

（一）单项选择题

1. 细胞水肿属于（　　　）。
   A. 代偿性肥大
   B. 轻度变性
   C. 渐进性坏死
   D. 细胞内物质沉积
   E. 液化性坏死

2. 支气管黏膜上皮由原来的纤毛柱状上皮转化为鳞状上皮是（　　　）。
   A. 增生
   B. 再生
   C. 化生
   D. 萎缩
   E. 肥大

3. 最易发生脂肪变性的器官是（　　　）。
   A. 肠、肝、脾
   B. 肝、肾、心
   C. 心、脑、肺
   D. 脾、心、肝
   E. 肠、脾、脑

4. 细胞核缩小、消失见于（　　　）。
   A. 水肿细胞
   B. 变性细胞
   C. 萎缩细胞
   D. 坏死细胞
   E. 以上均不是

5. 有关湿性坏疽的正确描述是（　　　）。
   A. 四肢末端最为常见
   B. 腐败菌的感染一般较轻
   C. 常发生于肺、子宫、阑尾等内脏
   D. 坏死组织内产生大量气体
   E. 坏死组织与健康组织分界明显

6. 从一种类型的成熟组织细胞转变成另一种成熟的组织细胞的过程称为（　　　）。

    A. 增生　　　　　　　　　　B. 化生　　　　　　　　　　C. 间变

    D. 不典型增生　　　　　　　E. 肿瘤性增生

7. 内脏器官的坏死组织经自然管道排出后留下的空腔称为（　　　）。

    A. 瘘管　　　　　　　　　　B. 窦道　　　　　　　　　　C. 溃疡

    D. 空洞　　　　　　　　　　E. 糜烂

8. 萎缩是指（　　　）。

    A. 器官、组织的体积小　　　　　　B. 组织细胞变小

    C. 组织的细胞减少　　　　　　　　D. 发育正常的器官、组织或细胞的体积变小

    E. 间质纤维细胞增多

9. 易发生液化性坏死的器官是（　　　）。

    A. 心　　　　　　　　　　　B. 脑　　　　　　　　　　　C. 肺

    D. 肝　　　　　　　　　　　E. 肾

10. 属于永久性细胞的是（　　　）。

    A. 淋巴细胞　　　　　　　　B. 肝细胞　　　　　　　　　C. 心肌细胞

    D. 骨髓细胞　　　　　　　　E. 皮肤表皮细胞

11. 一期愈合应具备的条件是（　　　）。

    A. 组织缺损少、创缘整齐、无感染

    B. 组织缺损少、创缘不整齐、无感染

    C. 组织缺损少、创缘不整齐、有感染

    D. 创缘整齐、无感染、组织缺损大

    E. 创缘整齐、组织缺损大、有感染

12. 肉芽组织的结局是（　　　）。

    A. 填补缺损　　　　　　　　B. 纤维化转化为瘢痕

    C. 抗感染　　　　　　　　　D. 能产生细胞外基质

    E. 分泌大量生长因子，调控细胞再生

13. 在创伤愈合中，胶原的形成需要（　　　）。

    A. 维生素 E　　　　　　　　B. 维生素 C　　　　　　　　C. 维生素 B

    D. 维生素 A　　　　　　　　E. 维生素 K

14. 最易导致脑萎缩的因素是（　　　）。

    A. 颅内压升高　　　　　　　B. 脑膜刺激征

    C. 脑脓肿　　　　　　　　　D. 脑动脉粥样硬化

    E. 颈内动脉栓塞

15. 男，68 岁，患高血压病 20 年，现叩诊心界大，心肌最可能出现的病变是（　　　）。

    A. 心肌萎缩　　　　　　　　B. 心肌肥大

    C. 心肌纤维化　　　　　　　D. 心肌钙化

    E. 心肌梗死

16. 男，72 岁，患高血压病 15 余年，患者全身血管会出现（　　　）。

    A. 细动脉玻璃样变性　　　　B. 中动脉硬化

    C. 大动脉硬化　　　　　　　　D. 小动脉黏液变性

    E. 小动脉出现纤维素样坏死

17. 男，56岁，肝肿大，肝区胀痛，有长期饮酒史，患者肝脏最可能出现（　　）。

    A. 肝细胞脂肪变性　　　　　　B. 肝细胞嗜酸变性

    C. 肝窦内皮细胞增生　　　　　D. 肝小动脉透明变性

    E. 肝细胞水样变性

（二）问答题

1. 描述脂肪肝的肉眼及镜下特点。

2. 简述肉芽组织在损伤修复中的作用。

3. 列举坏死的类型。

4. 比较一期愈合和二期愈合的特点。

单项选择题参考答案

1. B　2. C　3. B　4. D　5. C　6. B　7. D　8. D　9. B　10. C　11. A
12. B　13. B　14. D　15. B　16. A　17. A

（张文江）

局部血液循环障碍

患者，女，25 岁。因第二产程过长，在分娩过程中突发呼吸困难，口鼻黏膜大量出血而死。

尸检：镜下观肺小血管内有胎脂及角化上皮。

该患者最可能的死因是什么？

患者，男，58 岁。长途飞机达 20 多个小时，一到机场便昏倒在地，1 个小时后在医院身亡。

经查，患者死亡原因为"肺栓塞"。这又是为什么？

请你带着这些问题来学习本单元的内容，并努力思考和分析这些问题。

局部血液循环障碍是机体的局部组织或器官发生血液循环异常所致，如局部循环血量异常，表现为充血或缺血；血液性状和血管内容物的异常，表现为血栓形成、栓塞和梗死；血管壁通透性及完整性的改变，表现为出血、水肿。其中，血栓形成、栓塞和梗死是本单元学习的重点内容。

▶ 学习目标

1. 复述：出血、淤血、血栓形成、栓塞、梗死的概念。

2. 描述：肺淤血、肝淤血、贫血性梗死和出血性梗死的形态特点。

3. 说明：血栓形成的条件、血栓的结局及血栓对机体的影响、梗死形成的原因和条件。

4. 列出：栓塞的类型、栓子运行的途径。

正常血液循环的主要功能是向各组织、器官输送氧和各种营养物质，同时又不断地运走组织中的二氧化碳和各种代谢产物，以保持机体内环境稳定和各组织、器官的代谢、机能活动的正常运行。一旦血液循环发生障碍，并超过神经体液调节范围时，就会发生相应组织器官的代谢、功能和形态的变化，出现萎缩、变性、坏死等病理变化，严重者可导致机体死亡。血液循环障碍分为全身性和局部性两类，它们既有区别又有联系，本单元主要讲述局部血液循环障碍。

M^{ODULE} 模块 1 出 血

血液自心、血管腔逸出的过程称为**出血**（hemorrhage）。

一、病 因

出血分为生理性出血和病理性出血。前者如正常月经时的子宫内膜出血；后者多由创伤、血管病变及出血性疾病等引起。按血液逸出机制，出血可分为破裂性出血和漏出性出血。

1. 破裂性出血　破裂性出血的常见原因有外伤、血管壁病变（如动脉粥样硬化）、血管壁受侵蚀（如溃疡）、静脉曲张破裂（如肝硬化食管下段静脉曲张破裂、痔静脉曲张破裂等）。

2. 漏出性出血　血液从微循环血管内逸出血管外称为漏出性出血。其常见的原因有淤血和缺氧、感染或中毒、过敏、维生素 C 缺乏及凝血障碍等。

二、病理变化

血液蓄积于体腔内称为体腔积血，如胸腔、腹腔和心包积血等；血液蓄积在组织的间质内可见到数量不等的红细胞，少量出血可形成小出血灶，较大量的出血可形成血肿，如硬膜下血肿、内囊血肿、皮下血肿等。

皮肤、黏膜、浆膜的出血，可以看到散在的小出血点，称为瘀点；严重时，出血灶直径超过 1～2 cm，称为瘀斑；出血灶的大小介于瘀点和瘀斑之间，而且多发者称为紫癜。皮肤、黏膜出血灶的颜色随着红细胞崩解后释放出血红蛋白降解的过程而改变，依次为紫红色、蓝绿色、橙黄色，直至恢复正常。

鼻腔出血流至体外，称为鼻衄；呼吸道出血经口咳出，称为咯血；上消化道出血经口呕出，称为呕血；消化道出血随粪便排出，称为便血（黑便）；泌尿系统出血随尿液排出，称为血尿。

三、后 果

出血对机体的影响依出血的类型、出血量、出血的速度和出血的部位不同而异。漏出性出血比较缓慢，因出血量较少，一般不会引起严重后果。但是，当发生广泛性漏出性出血时，亦可导致失血性休克。破裂性出血如果发生在较大的动脉或者静脉，在短时间内出血量达到全血总量的 20%～25% 时，可发生失血性休克。例如，心脏破裂出血引起心包积血，导致心包压塞，造成心搏出量急剧减少而猝死。出血发生在重要器官如脑，特别是脑干时，即使出血量不多，也会引起严重后果。

除心脏和大血管破裂出血外，一般出血多可自行停止，其机制是受损处血管发生反射性痉挛和启动凝血系统，在血管破裂口形成血凝块或血管内血栓形成，以阻止血液外流。流入体腔和组织间隙的血液可逐渐被分解吸收，亦可被机化或包裹。一次性大量出血或慢性出血，可引起贫血。出血除对全身的影响外，还可造成局部的功能障碍，如脑出血患者可出现偏瘫，视网膜出血可引起视力减退或失明等。

MODULE 模块 2　充血和淤血

充血（hyperemia）和淤血（congestion）都是指机体局部组织或器官的血管内血液含量增多的状态。

一、充　血

因动脉血量流入过多，引起局部组织或器官的血管内血液含量增多的状态，称为**充血**。充血是一个主动的过程，发生快，消退也快。

（一）原因及类型

各种原因通过神经、体液的作用，使血管舒张神经兴奋性增高或血管收缩神经兴奋性降低，引起细动脉扩张，血流加快，局部血液灌流增多，因而发生充血。充血常见的类型有：

1. 生理性充血　生理性充血是为了适应组织、器官生理需要和代谢增强而发生的充血，如妊娠时的子宫充血，进食后的胃肠道充血，运动时的骨骼肌充血等，情绪激动时的头面部、颈部充血也属于生理性充血。

2. 病理性充血　病理性充血主要分为：①炎症性充血：为局部炎症反应早期的细动脉扩张充血。②减压后充血：局部组织或器官长期受压，如绷带包扎的肢体或大量胸、腹腔积液压迫内脏器官后，组织内的血管张力降低，若突然解除压力（如快速大量抽出腹水），受压组织内的细动脉发生反射性扩张，导致局部充血。严重时可引起有效循环血量骤减，导致患者血压下降，脑供血不足，发生晕厥。③侧支性充血：由于局部组织缺血、缺氧，代谢产物堆积，刺激血管运动神经兴奋，引起缺血组织周围的动脉吻合支扩张充血，亦即局部动脉侧支循环建立，具有代偿意义。在心肌梗死、脑梗死等，临床应用血管扩张剂就是为了这个目的。

（二）病理变化

充血的组织、器官的小动脉和毛细血管扩张，充满血液；外观局部轻度肿胀，颜色鲜红，温度升高。

（三）后果

充血是短暂的动脉血管反应，多数情况下对机体有利。因为充血时能够给局部带来大量的氧和营养物质，促进物质代谢，增强组织、器官的功能。透热疗法的治疗作用即在于此。

但是，在高血压、动脉硬化、脑血管畸形等疾病的基础上，如因情绪激动等引起脑动脉充血，可导致脑血管破裂、出血。

二、淤　血

由于静脉血液回流受阻，引起局部组织、器官的血管内血液含量增多的状态，称为**淤血**。淤血是被动发生的，远较充血多见，通常为病理性的。

（一）原因

1. 静脉管腔阻塞　静脉管腔阻塞如静脉血栓形成、静脉炎引起的静脉管壁增厚进而导致管腔狭窄等，会引起淤血。

2. 静脉受压　肠套叠、肠扭转、嵌顿疝时压迫肠系膜静脉，肿瘤、炎症包块及绷带包扎过紧等，均可压迫局部静脉引起淤血。

3. 静脉血液坠积　静脉内血液因受重力作用，使躯体下垂部位的静脉血液回流困难会引起淤血，如久病卧床的患者肺贴近床面的一侧容易发生肺淤血。

4. 心力衰竭　风湿性心脏病二尖瓣狭窄及关闭不全和高血压病等引起左心衰竭时，由于肺静脉回流受阻会导致肺淤血。同样，右心衰竭时会引起体循环淤血。

生理状态下也可以发生淤血，如妊娠子宫压迫髂静脉引起下肢及盆腔淤血，长时间站立引起的下肢淤血等。

（二）病理变化

局部细静脉及毛细血管扩张充盈，可伴有组织水肿和出血。外观上淤血的组织、器官肿胀；发生在体表时，由于局部的血液灌流减少，还原血红蛋白增多，则局部皮肤发绀，温度下降。

（三）后果

淤血的后果取决于淤血发生的速度、程度、部位、持续时间及侧支循环状况等因素。淤血时，毛细血管流体静压升高，组织液的生成大于回流，可导致组织水肿或体腔积液。而且，由于局部缺氧和中间代谢产物堆积，一方面，损伤毛细血管内皮细胞使其通透性增高，可导致漏出性出血；另一方面，造成实质细胞的萎缩、变性甚至坏死，并促进间质纤维组织增生及网状纤维融合成胶原纤维，可导致器官淤血性硬化。此外，淤血时侧支循环的建立会起到一定的代偿作用，但若吻合支过度扩张，则会导致静脉曲张，有时可发生破裂，引起大出血，如肝硬化时食管下段曲张静脉的破裂。

（四）重要器官淤血

1. 肺淤血　急性肺淤血可致大量液体弥漫性漏出到肺泡腔，尤以肺底部显著，形成肺水肿。患者出现呼吸困难，甚至端坐呼吸，发绀，咳粉红色泡沫痰，双肺满布湿啰音等表现。慢性肺淤血常见于左心衰竭。由于肺静脉淤血，肺细小静脉及肺泡壁毛细血管高度扩张充盈，可见液体和红细胞漏出到肺泡腔。患者出现心悸、气促、乏力等缺氧症状。慢性肺淤血时，巨噬细胞吞噬漏出的红细胞后形成心衰细胞（如图 3-1 所示），心衰细胞见于肺泡腔内、肺间质内，也可见于患者的痰内。

2. 肝淤血　慢性肝淤血常见于右心衰竭。由于肝静脉回流受阻，肝小叶中央静脉及其附近的肝窦高度扩张淤血，中央区的肝细胞因缺氧和受压迫而萎缩，甚至消失，周边区的肝细胞可发生脂肪变性。肝淤血时，肝脏体积增大，暗红色，质量增加，切面呈红（淤血区）、黄（脂肪变性区）相间的花纹状结构，似槟榔的切面，故有槟榔肝之称（如图 3-2 所示）。长期肝淤血，由于肝细胞广泛损伤和纤维组织增生以及网状纤维胶原化，使肝脏质地变硬，称之为淤血性肝硬化。

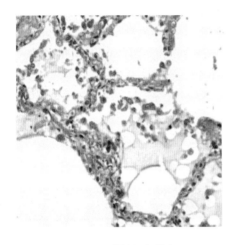

图 3-1　慢性肺淤血

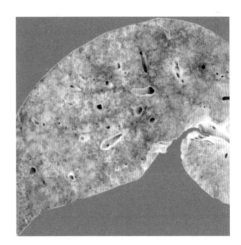

图 3-2　槟榔肝

MODULE 模块 3　血栓形成

在活体的心脏和血管内，血液发生凝固或血液中某些有形成分凝集而形成固体质块的过程，称为**血栓形成**（thrombosis），所形成的固体质块称为**血栓**（thrombus）。

一、血栓形成的条件和机制

正常情况下，血液在循环系统内不发生凝固或凝集，这是血液的凝血功能和抗凝血功能保持动态平衡的结果。如果在某些促凝血因素的作用下，这种动态平衡被打破，血液便可在心血管内凝固或者凝集，形成血栓。血栓形成有三个条件：

1. 心血管内膜损伤　心血管内膜损伤是血栓形成最重要的条件。在风湿性心内膜炎、动脉或静脉内膜炎、动脉粥样硬化等疾病时，以及同部位多次静脉注射或手术损伤血管时，均可引起内膜损伤。心血管内膜损伤导致内皮细胞变性、坏死及脱落，暴露出内皮下胶原纤维，激活血小板和凝血因子Ⅻ，启动了内源性凝血过程。同时，损伤的内皮细胞释放组织因子，激活凝血因子Ⅶ，启动了外源性凝血过程。

提 示

临床实践证明，小剂量阿司匹林可使血小板内 TXA_2 的生成减少，从而起到预防血栓形成的作用。因此，对于血栓易感者如冠心病患者，可定期适当服用少量阿司匹林。

2. 血流状态的改变 在正常血流的情况下，红细胞、白细胞、血小板位于轴流，血浆位于边流，以阻止血小板和内膜的接触。当血流缓慢或者有涡流形成时，血小板得以进入边流，其黏附于内膜的可能性增大。血流缓慢还可引起内膜缺氧，导致内皮细胞变性、坏死、脱落，暴露出内皮下胶原纤维，触发凝血过程。此外，血流缓慢时，被激活的凝血因子可在局部达到较高浓度，易促发凝血过程。

血流缓慢常见于心力衰竭的患者、长期卧床和久坐者的下肢静脉曲张等，这也是血栓易形成的部位。静脉因血流较慢、有静脉瓣、管壁较薄和易受压等因素，其血栓的发生率是动脉的 4 倍。

3. 血液凝固性增高 在严重创伤、大面积烧伤、产后或大手术后造成严重失血时，血液浓缩，黏稠度增高；血液中补充了大量幼稚的血小板，其黏性较大，容易发生相互黏集；同时，纤维蛋白原、凝血酶原以及凝血因子Ⅵ、Ⅶ等的含量也相应增多，使血液的凝固性增强。某些肿瘤（肺、肾及前列腺癌等）以及胎盘早期剥离的患者，可造成大量组织因子入血，激活外源性凝血过程，导致血栓形成。血小板增多以及血液黏稠度增加还可见于妊娠高血压综合征、高脂血症、冠状动脉粥样硬化、吸烟和肥胖症等。

应该指出，在血栓形成过程中，往往是上述三个条件综合作用的结果，并常以其中某一条件为主。

二、血栓形成过程及血栓的形态

根据血栓形成过程，血栓可分为以下几种类型：

1. 白色血栓 白色血栓（pale thrombus）主要是由于心血管内皮细胞损伤，血小板黏附于受损的血管内膜处，并不断聚集、逐渐增大而形成的。白色血栓主要由血小板和少量的纤维素构成，多见于血流较快的心瓣膜、心腔内和动脉内，静脉内的白色血栓往往并不独立存在，而是构成静脉延续性血栓的头部。外观呈灰白色小结状，质硬，与管壁黏着紧密，不易脱落。发生在心瓣膜上的白色血栓又称赘生物。

2. 混合血栓 随着白色血栓体积的进一步增大，其下游会发生涡流，加之凝血因子的浓度逐渐增高，从而再形成一个血小板黏集堆，新的血小板堆连续不断地形成，并向血管中央和下游延伸。此时白色血栓呈分支状，酷似珊瑚，称为血小板小梁，小梁的边缘有中性粒细胞附着，梁间充满由纤维蛋白交织而成的网，网中见大量红细胞（如图 3-3 所示）。这种由血小板小梁（外观白色）及梁间的红细胞（外观红色）层层交错构成的血栓称为混合血栓（mixed thrombus）或层状血栓（如图 3-4 所示），成为静脉延续性血栓的体部。混合血栓亦见于二尖瓣狭窄时扩张的左心房内的球形血栓和动脉瘤、室壁瘤内的附壁血栓。

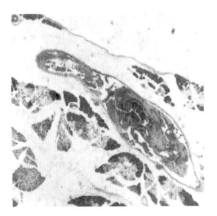

图 3-3 胰腺混合血栓

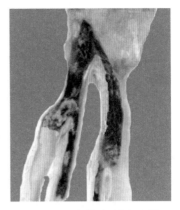

图 3-4 血管内混合血栓

3. 红色血栓 混合血栓逐渐增大、阻塞血管腔，造成血流极度缓慢甚至停滞，血液则发生凝固，形成暗红色凝血块，称为红色血栓（red thrombus），构成静脉延续性血栓的尾部。

另外，在弥散性血管内凝血（difused intravascular coagulation，DIC）时，可形成透明血栓，又称微血栓，是一种发生于微循环血管内的血栓，只能通过显微镜才能观察到。其成分主要是纤维素，故又称纤维素性血栓。

三、血栓的结局

1. 溶解 新形成的小血栓可被血栓内激活的纤溶酶和白细胞崩解释放的溶蛋白酶溶解。临床上对早期血栓可采用溶栓治疗。

2. 软化脱落 较大的血栓只能被部分溶解。在血流冲击下，整个血栓或血栓的一部分脱落进入血流，形成血栓栓子，随血流运行至他处，形成栓塞。

3. 机化与再通 血栓形成后，很快由血管壁向血栓内长入肉芽组织并逐渐取代血栓，称为血栓机化（如图 3-5 所示）。由于血栓收缩，使血栓内或血栓与血管壁之间出现裂隙，血管内皮细胞长入并衬覆于裂隙表面而形成新的管腔，这种管腔虽然狭窄迂曲，但可使血流重新通过，称为再通。

4. 钙化 如果血栓未能被溶解或完全机化时，钙盐则在血栓内沉积，使血栓部分或全部钙化成坚硬的质块，称为静脉石或动脉石（如图 3-6 所示）。

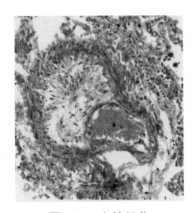

图 3-5 血栓机化

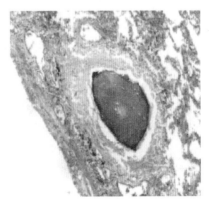

图 3-6 血栓钙化

四、血栓对机体的影响

1. 有利方面 在一定条件下，血栓形成对机体具有积极的一面：①止血作用：当血管受到损伤而破裂时，在血管损伤处形成血栓，使出血停止；②预防出血：在某些病变情况下（如溃疡病或肺结核空洞），其病变周围血管的血栓形成，可以防止病灶内的血管破裂出血；③防止炎症扩散：炎症病灶周围的小血管血栓形成，可以防止病原体蔓延扩散。

2. 不利方面 血栓对机体的不利方面主要体现在以下几方面：

（1）阻塞血管腔。发生在动脉的血栓，在未建立有效的侧支循环时，则引起组织、器官缺血性坏死（梗死），如冠状动脉血栓的形成引起心肌梗死，脑动脉血栓的形成引起脑梗死。静脉血栓形成后，若不能建立有效的侧支循环，则引起局部淤血、水肿。

（2）栓塞。血栓形成后可脱落，形成血栓栓子，随血流运行而引起血栓栓塞。

（3）心瓣膜变形。风湿性心内膜炎时，心瓣膜上形成赘生物，血栓被机化后可以引起瓣膜增厚、变硬、短缩、粘连，形成慢性心瓣膜病。感染性心内膜炎亦可因赘生物机化而导致心瓣膜变形。

另外，DIC 时，微循环内广泛性微血栓形成，使凝血因子和血小板耗竭，造成血液处于低凝状态，可引起全身广泛性出血。

M^{ODULE} 模块 4 栓 塞

在循环血液中出现不溶于血液的异常物质，随血流运行阻塞心血管腔的现象，称为**栓塞**（embolism）。阻塞心血管的异常物质称为栓子（embolus）。栓子可以是固体、液体或气体。其中，最常见的栓子是血栓栓子，其他类型的还有脂肪栓子、空气栓子、羊水栓子、肿瘤细胞栓子、细菌栓子、寄生虫及其虫卵栓子等。

一、栓子运行途径

栓子运行的途径一般与血流方向一致。

1. 来自左心和体循环动脉系统的栓子 栓子沿体循环运行，栓塞于口径相当的动脉分支，常栓塞于脑、脾、肾、下肢等处。

2. 来自右心和体循环静脉系统的栓子 栓子沿血流方向常在肺动脉主干或其分支形成栓塞。但某些体积小的栓子，如羊水栓子、脂肪栓子、空气栓子、肿瘤细胞栓子，可以通过肺泡壁毛细血管进入左心及体循环动脉系统，进而引起细小动脉分支的栓塞。

3. 门静脉系统的栓子 来自肠系膜静脉等门静脉系统的栓子，经门静脉入肝，引起肝内门静脉分支的栓塞。

此外，先天性房（室）间隔缺损或动、静脉瘘者，栓子可通过缺损处，由压力高的一侧进入压力低的一侧，在动、静脉系统交叉运行，形成交叉性栓塞；还有一种十分罕见的栓塞称为逆行性栓塞，是来自下腔静脉内的栓子，在胸、腹腔压力急剧升高（如剧烈咳嗽、呕吐等）时，逆血流方向运行，栓塞于肝静脉、肾静脉及髂静脉分支处。

二、栓塞的类型及其对机体的影响

由于栓子的种类不同，可以引起不同类型的栓塞，对机体的影响也不同。

（一）血栓栓塞

由血栓部分或者全部脱落所引起的栓塞，称为**血栓栓塞**（thrombo-embolism）。它是各种栓塞中最常见的一种。

1. 肺动脉血栓栓塞　引起肺动脉栓塞的血栓栓子，95% 来自下肢深静脉，特别是腘、股、髂静脉，其余来自盆腔静脉或右心。栓塞的后果取决于栓子的大小、数量和原有肺循环的状态。如果栓子较小，一般不产生严重后果。因为肺具有双重血液循环，此时，相应的肺组织可以通过支气管动脉得到血液供应；如果栓塞前已有严重肺淤血，肺循环内的压力增高，与支气管动脉之间的侧支循环难以有效建立，则可引起肺出血性肺梗死；若栓子体积较大，栓塞于肺动脉主干或大的分支，或者虽然血栓栓子体积较小，但是数量很多，造成广泛肺动脉分支栓塞，患者可突然出现呼吸困难、发绀、休克甚至猝死。

提 示

肺动脉血栓栓塞目前常见，且病残率和病死率均很高。预防肺动脉血栓栓塞，应防止长时间下肢不活动，如长时间乘坐飞机、乘车等；避免长期卧床，鼓励手术后早期下床活动等。

2. 体循环动脉血栓栓塞　引起体循环动脉栓塞的血栓栓子大都来自左心，如亚急性感染性心内膜炎时心瓣膜上的赘生物、二尖瓣狭窄时左心房附壁血栓、心肌梗死区心内膜的附壁血栓；也可来自大动脉，如动脉粥样硬化溃疡面或动脉瘤内的附壁血栓。血栓脱落后形成的血栓栓子随动脉血流运行引起栓塞，常见栓塞于脑、肾、脾、肠和下肢。栓塞的后果亦视栓子的大小、栓塞的部位及局部侧支循环建立的情况而异。

学习活动 3-1：结合所学的内容，试分析病例中的问题

病例：某男，45 岁。慢性风湿性心脏病 15 年，近日发现二尖瓣狭窄合并房颤，住院治疗。于两天前起床下地活动时，突然感觉头晕，当即卧床，2 天后发现右上、下肢麻痹，发生偏瘫。患者血压 125/85 mmHg，腰椎穿刺：脑脊液未见明显异常。

问题：

1. 造成偏瘫最可能的原因是什么？
2. 试分析疾病的主要发展过程。

（二）脂肪栓塞

循环血流中出现脂肪滴并阻塞小血管，称为**脂肪栓塞（fat embolism）**。脂肪栓塞常见于长骨骨折，其次是严重脂肪组织挫伤和脂肪肝挤压伤，脂肪游离成无数脂滴，从静脉入血形成脂肪栓子（如图 3-7 所示），再经右心进入肺动脉分支，引起肺小动脉和毛细血管栓塞。直径小于 209 μm 的脂肪滴可以通过肺泡壁毛细血管进入体循环动脉系统，引起脑、肾、皮肤和眼结膜等处的栓塞。

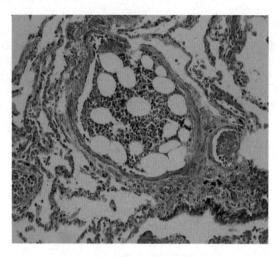

图 3-7　肺血管脂肪栓塞

脂肪栓塞的后果常因脂滴的多少而异。少量脂滴可由巨噬细胞吞噬或被血液中的脂酶分解清除，对机体影响较小。但大量的脂滴进入肺循环，导致肺部血管广泛受阻并引起反射性痉挛，可引起急性右心衰竭而发生猝死。

（三）气体栓塞

大量气体进入血流，或原已溶解于血液中的气体迅速游离出来，形成气泡并阻塞心血管腔，称为**气体栓塞（gas embolism）**。

1. 空气栓塞　空气栓塞常见于手术或创伤致锁骨下静脉、颈静脉和胸腔内大静脉的损伤，吸气时胸膜腔负压增高，大量空气通过破裂处迅速进入静脉，随血流到达右心；还可见于分娩、人工流产及胎盘早期剥离时，由于子宫收缩，子宫腔内压力升高可将空气压入破裂的子宫静脉窦，随血流到达右心。此外，加压输液、输血时也可引起空气栓塞。

提　示

少量空气进入血液，可溶解于血液，不引起严重后果。大量空气（> 100 ml）快速进入血液，随血流进入右心室，由于心室搏动，气体与血液在右心室内被撞击成大量的血气泡，使右心室内的血液呈泡沫状。影响静脉血液回流致使右心室空排，造成严重的循环障碍。患者突然出现呼吸困难，重度发绀，甚至发生猝死。

2. 氮气栓塞（减压病） 当人从高气压环境急速进入常气压或者低气压环境时，原已溶解于血液中的气体（主要是氮气）迅速游离出来并形成气泡，所引起的气体栓塞，称为氮气栓塞，又称为减压病。氮气栓塞主要见于潜水员从深海迅速浮出水面或飞行员在机舱未密封的情况下从地面快速升空时。

（四）羊水栓塞

羊水栓塞是分娩过程中一种少见的并发症。在胎盘早期剥离时，由于子宫强烈收缩，宫腔内压增高，羊水被挤入破裂的子宫静脉窦，羊水随血流进入肺动脉分支及肺泡壁毛细血管内而引起栓塞。少量羊水成分可以通过肺泡壁毛细血管到达左心，引起体循环动脉系统小血管栓塞。

羊水栓塞发病急，后果严重。产妇常在分娩过程中或分娩后突然出现呼吸困难、发绀、休克、抽搐、昏迷，甚至突然死亡。其发生机制可能与羊水中的某些成分使产妇发生过敏性休克和 DIC 等有关。尸体解剖可见母体肺动脉小分支及肺泡壁毛细血管中有羊水成分，如角化的鳞状上皮、胎毛、胎脂和胎粪等。

（五）其他栓塞

其他如细菌、真菌团等入血，不仅引起栓塞，而且造成感染扩散；结肠血吸虫病的成虫及虫卵经门静脉栓塞于肝内门静脉分支，引起肝脏病变；恶性肿瘤细胞常侵入局部静脉，可形成肿瘤细胞栓子，随血流可引起肿瘤细胞栓塞，造成恶性肿瘤转移。

M<small>ODULE</small> 模块 5 梗 死

器官或组织由于血管阻塞，血流停止，导致缺氧而发生的坏死，称为**梗死（infarct）**。梗死通常是由动脉阻塞引起。

一、梗死形成的原因和条件

凡能造成动脉血流供应阻断的因素，且不能建立有效的侧支循环，均可引起梗死。

1. 血栓形成 动脉血栓形成是引起梗死最常见的原因，主要见于冠状动脉和脑动脉粥样硬化合并血栓形成引起的心肌梗死和脑梗死。

2. 动脉栓塞 动脉栓塞主要是血栓栓塞，引起肺、脑、下肢、肾和脾的梗死，偶见于脂肪栓塞、羊水栓塞和空气栓塞。

3. 动脉受压 肠扭转、肠套叠和嵌顿疝时，肠系膜静脉和动脉先后受到压迫而引起肠梗死；卵巢囊腺瘤蒂扭转压迫血管，可引起囊肿梗死。

4. 动脉痉挛 单纯动脉痉挛引起的梗死少见，但在冠状动脉粥样硬化的基础上，由于情绪激动、过度劳累等强烈刺激，可引起冠状动脉的持续痉挛，导致血流中断而发生心肌梗死。

二、梗死的类型及病变

根据梗死灶内含血量的多少，可将梗死分为贫血性梗死和出血性梗死。

（一）贫血性梗死

贫血性梗死（anemic infarct）多发生于组织致密、侧支循环不丰富的实质器官，如心、肾、脾等。梗死区呈灰白色或灰黄色的贫血状态，与正常组织分界清楚。梗死的早期，梗死灶与正常组织交界处，因炎症反应常见一充血出血带（如图 3-8 所示）。

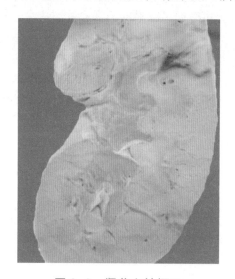

图 3-8　肾贫血性梗死

由于血管分布不同，不同器官的梗死灶形状各异：①脾、肾等器官的动脉呈树枝状逐级分支，因此，其梗死灶呈锥体形。②冠状动脉的分布不规则，心肌梗死灶的形状呈地图状。

（二）出血性梗死

出血性梗死（hemorrhagic infarct）的特点是梗死灶内有明显的出血。出血性梗死的形成，除血流阻断这一基本原因外，还与严重的淤血、侧支循环丰富及组织疏松等条件有关，常见于肺、肠。

1. 肺出血性梗死　肺有肺动脉和支气管动脉双重血液供应，一般不易引起梗死。当肺严重淤血时，肺静脉和毛细血管内压增高，此时如发生肺动脉分支栓塞，由于支气管动脉难以克服局部血管原已增高的内压，不能建立有效的侧支循环，故可引起肺梗死。而且由于淤血和组织疏松，以及梗死后血管壁通透性增加，则导致梗死区弥散性出血。

肺梗死通常以肺下叶多见，梗死灶亦为锥体形，尖端朝向血管阻塞处（肺门），胸膜可有纤维素渗出。肺梗死亦属凝固性坏死，梗死灶呈暗红色，质地变实（如图 3-9 所示）；镜下观肺组织坏死，但肺泡壁的结构轮廓可见，肺泡腔充满大量红细胞。肺梗死的临床表现为胸痛、咳嗽、痰中带血或咯血，发热、外周血白细胞增高等。

2. 肠出血性梗死　肠出血性梗死多见于肠扭转、肠套叠和嵌顿疝，以及肠系膜动脉栓塞。因为肠系膜动脉呈扇形、节段形分布，故肠梗死呈节段性、紫红色，肠壁因淤血、水肿和出血而增厚（如图 3-10 所示）。肠出血性梗死在临床上可出现剧烈腹痛、腹胀、呕吐，以及发热、外周血白细胞增高等表现。

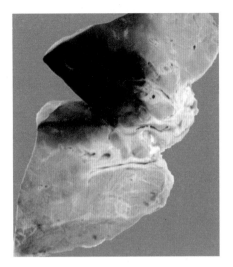

图 3-9　肺出血性梗死

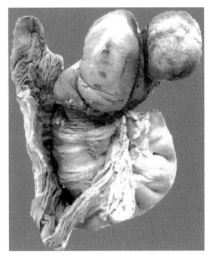

图 3-10　肠出血性梗死

三、梗死对机体的影响

梗死对机体的影响决定于梗死发生的器官和梗死灶的大小。心肌梗死常病情危重，导致心功能不全、心源性休克和心律失常，死亡率较高；脑梗死的后果取决于梗死灶的大小和梗死的部位，轻则偏瘫，重则昏迷、死亡；肺梗死时，若梗死灶较小则无严重影响，患者可有胸痛及咯血，较大区域梗死可引起呼吸困难和肺实变体征，梗死区易继发感染；肾脏具有较强的代偿功能，较小的梗死对其功能影响不大，可表现为肾区疼痛、血尿等；脾梗死可出现左季肋区疼痛；肠梗死早期可出现腹部绞痛、腹胀，若并发肠穿孔而引起弥散性腹膜炎，细菌及其毒素入血，可引起感染性休克而危及生命。

实训与拓展

病例分析问与答

结合本单元的学习，请你分析学习活动 3-1 病例所提出的问题，下面的思路供你参考：

1. 根据患者的病史、临床表现、体格检查及实验室检查分析，患者偏瘫的原因最可能是血栓形成后脱落，栓塞于脑动脉，引起相应脑组织梗死。

2. 风湿性心脏病时，最容易累及二尖瓣，在闭锁缘处，形成主要由血小板和纤维素形成的赘生物（血栓）；血栓机化后瓣膜变硬、变厚、粘连等致二尖瓣狭窄，从而促进房颤发生。房颤后，心房内血流状态发生改变，易形成涡流，加之血流缓慢，从而形成较大血栓。血栓脱落后，经左心室到达主动脉及相应分支，最后栓塞于脑动脉分支，相应的脑组织缺血，进而发生梗死，患者出现偏瘫。

自测练习

（一）单项选择题

1. 引起肺淤血的常见原因是（　　　）。
   A. 右心衰竭
   B. 左心衰竭
   C. 肺动脉栓塞
   D. 肺结核
   E. 肺静脉栓塞

2. 下述哪种情况不会发生气体栓塞？（　　　）
   A. 颈部外伤或手术
   B. 胸部外伤或手术
   C. 大隐静脉切开输液
   D. 胎盘早期剥离
   E. 锁骨下静脉插管输液

3. 下述脏器中，哪个容易发生出血性梗死？（　　　）
   A. 心
   B. 肾
   C. 肺
   D. 脑
   E. 脾

4. 下述哪种因素与血栓形成无关？（　　　）
   A. 血管内膜损伤
   B. 血流缓慢
   C. 血小板数量增多
   D. 癌细胞崩解产物
   E. 纤维蛋白溶酶增加

5. 下肢静脉血栓脱落主要栓塞于（　　　）。
   A. 肝动脉
   B. 脑动脉
   C. 肺动脉
   D. 肾动脉
   E. 心冠状动脉

6. 静脉内进入了空气，引起栓塞时，空气主要聚集在（　　　）。
   A. 左心室
   B. 左心房
   C. 肺
   D. 右心
   E. 全心脏

7. 临床上最常见的栓塞类型是（　　　）。
   A. 血栓栓塞
   B. 脂肪栓塞
   C. 细菌栓塞
   D. 羊水栓塞
   E. 空气栓塞

（二）问答题

1. 简述血栓形成的条件及其对机体的影响。
2. 简述栓子的运行途径。

单项选择题参考答案

1. B　2. C　3. C　4. E　5. C　6. D　7. A

（于述伟）

水、电解质代谢紊乱

患者，女，43 岁。呕吐、腹泻、发热、口渴、尿少 3 天入院。

查体：体温 38.7℃，尿比重 >1.025，血钠 >150 mmol/L。

入院后给予抗菌素和 5% 的葡萄糖溶液静脉滴注，2 天后患者出现肌无力、肠鸣音减弱、厌食等表现。

查体：血钠 <130 mmol/L，血钾 <3.5 mmol/L。

患者在治疗前后发生了什么？发生的原因和机制是什么？请你带着这些问题来学习本单元。

水、电解质代谢紊乱是临床常见的病理过程，本单元重点介绍脱水、水中毒、水肿和钾代谢紊乱的病因、发病机制及对机体的影响。建议你学习本单元前复习水、电解质代谢及组织液生成的基础知识。

▶ 学习目标

1．复述：低渗性脱水、高渗性脱水和等渗性脱水，水肿、水中毒，高钾血症、低钾血症的概念。

2．列举：三型脱水的原因、低钾血症和高钾血症的原因。

3．说明：水肿的原因与机制。

4．比较：三型脱水的特点。

5．解释：高钾血症和低钾血症对机体的影响，并能运用所学知识分析临床问题。

水和电解质的动态平衡是维持机体内环境稳定的重要因素。外环境的变化、致病因素和神经－体液调节异常都可以引起水与电解质平衡的紊乱，从而导致体液的容量和分布、电解质浓度和渗透压的变化，使机体各器官系统的功能与代谢发生障碍，严重时甚至可危及生命。

体液由水及其中的电解质、低分子有机化合物和蛋白质组成。成年男性体液总量约占体重的 60%，其中细胞内液占体重的 40%，细胞外液占体重的 20%。细胞外液中，血浆占体重的 5%，组织间液占体重的 15%。脑脊液、胸腔液、腹腔液、胃肠液和关节腔液等是细胞外液的特殊部分，又称跨细胞液。电解质是指各种无机盐在水中解离出的带电荷的颗粒。体内主要的电解质有 Na^+、K^+、Ca^{2+}、Mg^{2+}、Cl^-、HCO_3^-、HPO_4^{2-} 等，其在细胞内、外液中分布有很大差异。

提 示

　　体液的容量和分布因年龄、性别和胖瘦程度而不同。从婴儿到成年人，体液量占体重的比例逐渐减少。新生儿体液总量约占体重的 80%，学龄前儿童约占 65%，老年人体液总量则有所减少。再有，脂肪组织含水量较少，而肌肉组织含水量较多，因此肥胖者体液总量低于肌肉发达者，对缺水的耐受性差。女性对缺水的耐受性较男性差，婴幼儿对缺水的耐受性最差。

　　血浆中的溶质吸引水的力量称为**血浆渗透压**，正常为 280 ~ 310 mmol/L。体液渗透压在正常范围内称为等渗，低于正常值称为低渗，高于正常值称为高渗。血浆渗透压 90% ~ 95% 由单价离子形成，称为晶体渗透压；由蛋白质等大分子形成的渗透压称为胶体渗透压。由于蛋白质不能通过毛细血管壁，故胶体渗透压对维持血管内外液体交换和血容量具有十分重要的作用。血中 Na^+ 产生的渗透压约占血浆渗透压的 45% ~ 50%，故临床上常用血 Na^+ 浓度估计血浆渗透压的变化。正常血 Na^+ 浓度为 130 ~ 150 mmol/L。

　　水和电解质平衡是指体液的容量、电解质浓度和渗透压保持在相对恒定的范围内，这是通过神经 - 内分泌系统的调节实现的。水平衡主要受渴感和抗利尿激素（antidiuretic hormone，ADH）的调节，在维持体液渗透压方面起着重要的作用；钠平衡主要受醛固酮和心房钠尿肽的调节，在维持细胞外液的容量和组织灌流量方面起着重要作用（如图 4-1 和图 4-2 所示）。

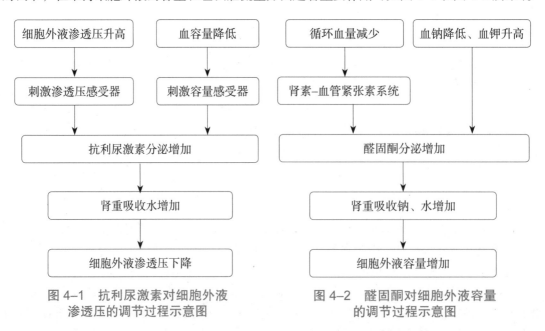

图 4-1　抗利尿激素对细胞外液　　　图 4-2　醛固酮对细胞外液容量
渗透压的调节过程示意图　　　　　　的调节过程示意图

MODULE 模块 1　水、钠代谢紊乱

水、钠代谢紊乱根据体液量改变可分为脱水和水过多。体液容量明显减少的状态称为脱水（dehydration）。根据脱水时水、钠丢失的比例不同分为高渗性脱水、低渗性脱水和等渗性脱水。水过多临床多见于水中毒（细胞外液呈低渗）和水肿（细胞外液呈等渗）。

学习活动 4-1：结合下面所学的内容，试分析病例中的问题

　　病例：患者，男，37 岁，因发热、腹痛、呕吐、嗜睡 2 天，以"急性弥漫性腹膜炎"入院。查体：血压 105/60 mmHg，脉搏 99 次/min，呼吸 33 次/min，呼气中有烂苹果味，体温 39℃。患者烦躁不安，神志模糊，口唇干燥，眼窝凹陷，皮肤弹性差。腹部膨隆，有肌紧张、压痛、反跳痛，叩诊有移动性浊音，听诊肠鸣音减弱。腱反射减弱。实验室检查：血 Na^+ 浓度 140 mmol/L，血 K^+ 浓度 3.3 mmol/L，血 pH 7.32，血浆 HCO_3^- 22 mmol/L。

　　问题：

　　1．该患者发生了哪种类型的脱水？

　　2．试分析其发生的原因。

一、高渗性脱水

高渗性脱水（hypertonic dehydration），是指失水多于失钠，血 Na^+ 浓度>150 mmol/L，血浆渗透压>310 mmol/L 的脱水。

（一）原因和机制

1．摄水不足　①水源断绝，如沙漠迷路；②饮水不足，如口咽或食道疾患造成进食进水不足；③渴感障碍，如因中枢神经系统损伤或精神疾病等丧失渴感。

2．失水过多　①经皮肤及呼吸道丢失，如高温大量出汗、发热或甲状腺功能亢进时。此外，过度通气可使大量水分丢失，如发热、代谢性酸中毒或精神性过度通气。②经肾丢失，如中枢性或肾性尿崩症时，以肾间质损害为主的肾脏疾病，均可排出大量稀释尿。③经消化道丢失，如严重的呕吐、腹泻，尤其是婴幼儿慢性腹泻。

（二）对机体的影响

1．细胞外液渗透压升高　①口渴是轻度高渗性脱水患者的早期表现。②尿量减少，尿比重增加。③细胞内液向细胞外转移，致使细胞皱缩。④重度高渗性脱水患者，脑细胞脱水可引起中枢神经系统功能障碍，甚至昏迷。当脑体积因脱水而显著缩小时，颅骨与脑皮质之间的血管张力增大，可导致静脉破裂，出现局部脑出血和蛛网膜下腔出血。

2. 细胞外液容量变化 由于细胞内液向细胞外液转移可部分代偿细胞外液的减少，故轻度和中度高渗性脱水患者不易出现血压下降等表现。然而，重度高渗性脱水患者因细胞外液量明显减少，可出现循环衰竭。

3. 脱水热 严重脱水时，由于皮肤蒸发水分减少，机体散热障碍而导致体温升高称为脱水热。这在体温调节功能不完善的婴幼儿较常见（如图4-3所示）。

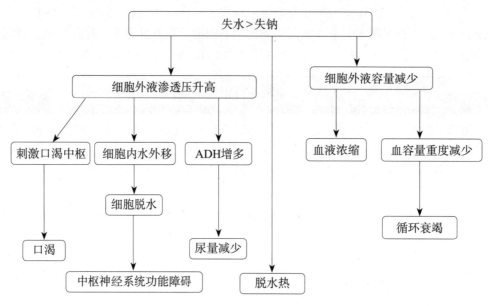

图 4-3 高渗性脱水对机体的影响示意图

（三）防治原则和护理的病理生理基础

防治原发病，去除病因。对高渗性脱水以补充水分为主，还应适当补充钠盐，以免细胞外液转为低渗。护理方面应注意控制输液速度和补液量，避免加重心脏负担，这一点特别是对心功能不全的患者、老年人和儿童尤为重要。

二、低渗性脱水

低渗性脱水（hypotonic dehydration），是指失钠多于失水，血 Na^+ 浓度<130 mmol/L，血浆渗透压<280 mmol/L 的脱水。

（一）原因和机制

1. 经肾丢失 ①长期使用利尿剂，由于抑制肾小管髓袢升支对 Na^+ 的重吸收而导致钠水丢失。②肾实质性疾病，可使肾髓质正常间质结构被破坏和髓袢功能受损，Na^+ 的重吸收减少而随尿液排出增加。③肾上腺皮质功能不全，由于醛固酮分泌不足，肾小管对 Na^+ 的重吸收减少。

2. 肾外丢失 ①呕吐和腹泻导致大量含 Na^+ 消化液丢失。②大量胸水或腹水形成或反复抽放时。③大面积烧伤使血浆从体表渗出。

提　示

　　低渗性脱水的发生，往往与体液丢失后只补充水而未补充钠有关，这一点应特别引起重视。此外，大量丢失液体本身也可引起低渗性脱水，这是因为细胞外液容量显著减少，可刺激 ADH 分泌增加，使肾重吸收水分增加，进而引起低渗性脱水。

（二）对机体的影响

　　1. 细胞外液渗透压降低　①低渗性脱水早期，尿量无明显减少。当细胞外液容量明显减少时，血容量不足可刺激 ADH 释放，尿量减少。②细胞外液向细胞内转移，引起细胞肿胀，严重时可因脑细胞肿胀而导致中枢神经系统功能障碍。③口渴不明显，重症或晚期患者由于血容量明显减少可有轻度渴感。

　　2. 细胞外液容量减少　①脱水征：临床上患者表现为皮肤弹性减退、眼窝及婴幼儿囟门凹陷等。②循环衰竭：低渗性脱水时丢失的主要是细胞外液，使低血容量进一步加重，故患者在该类脱水早期即易发生低血容量性休克，表现为直立性眩晕、动脉血压降低、脉搏细速、静脉塌陷等（如图 4-4 所示）。

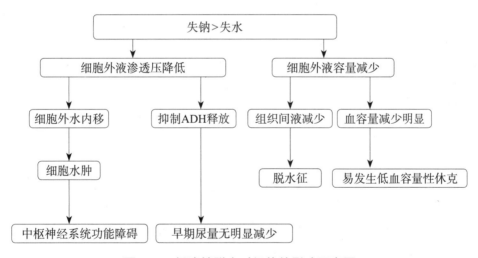

图 4-4　低渗性脱水对机体的影响示意图

（三）防治原则和护理的病理生理基础

　　防治原发病。对低渗性脱水原则上应补充等渗盐水，细胞外液渗透压明显降低者可给少量高渗盐水以恢复细胞外液渗透压。对休克患者应积极抢救。

三、等渗性脱水

　　等渗性脱水（isotonic dehydration），是指水、钠等比例丢失，血 Na^+ 浓度为 130 ~ 150 mmol/L，血浆渗透压为 280 ~ 310 mmol/L 的脱水。

（一）原因和机制

导致等渗性脱水的常见原因是大量等渗液丢失，如呕吐、腹泻，大量抽放胸、腹水以及大面积烧伤早期，均可引起等渗性脱水。

（二）对机体的影响

等渗性液体丢失使细胞外液容量减少，对细胞内液影响不大。其中，组织间液量减少可表现为皮肤弹性减退、眼窝及婴幼儿囟门凹陷等脱水征。血容量明显减少者可发生低血容量性休克，表现为直立性眩晕、动脉血压降低、脉搏细速、静脉塌陷等。细胞外液容量减少可刺激醛固酮和 ADH 分泌增加，患者尿量减少，尿钠含量降低，尿比重增高。

（三）防治原则和护理的病理生理基础

防治原发病，合理补充葡萄糖和氯化钠溶液。应注意防止患者继续丢失水向高渗性脱水转变，或因补水过多向低渗性脱水转变。

以上三种类型脱水的主要特点对比如表 4-1 所示。

表 4-1 三型脱水主要特点比较

	高渗性脱水	低渗性脱水	等渗性脱水
发病原因	失水>失钠	失水<失钠	钠水成比例丢失
血清钠浓度/（mmol/L）	>150	<130	130～150
血浆渗透压/（mmol/L）	>310	<280	280～310
脱水部位	细胞内液减少为主	细胞外液减少为主	细胞外液减少为主
对机体影响	口渴、尿少、脑细胞脱水	脱水征、外周循环衰竭	脱水征、外周循环衰竭

提 示

对于体液不足患者，补液量要包括三部分：累积损失量的补充、治疗过程中继续损失量的补充以及每日生理需要量。护理的基本原则是高渗性脱水补水为主、等渗性脱水补偏低渗液体、低渗性脱水可补等渗液，兼顾补钠、碱。

四、水中毒

水中毒是指由于肾排水能力降低而摄水过多，导致大量低渗液体在体内潴留，其特征是血 Na^+ 浓度<130 mmol/L，血浆渗透压<280 mmol/L，体液量明显增多。

（一）原因和机制

水中毒主要见于水排出减少或水摄入过多。①水排出减少：急性肾功能衰竭少尿期，慢性肾功能衰竭晚期，肾排水能力明显降低。急性应激状态使 ADH 分泌过多，造成肾小管重吸收水增多。②水摄入过多：静脉输入含钠少或不含钠的液体过多过快，超过肾的排水能力，可引起水潴留。

（二）对机体的影响

①细胞外液增多：水潴留使细胞外液容量增加，血液稀释。②细胞水肿：细胞外液低渗使水向细胞内转移。③中枢神经系统功能障碍：重症和急性水中毒时，可引起中枢神经系统功能障碍，如头痛、恶心、呕吐、凝视、失语、视乳头水肿等，严重者可发生脑疝而导致呼吸、心跳停止。

（三）防治原则和护理的病理生理基础

防治原发病。护理上对有水潴留倾向的患者应严格控制水的输入量。对重症和急症患者除限水外，还可给予利尿剂促进水排出，或给予少量高渗盐水促进水向细胞外转移。

五、水　肿

水肿（edema）是指过多的液体在组织间隙或体腔内积聚。过多的体液积聚在体腔内又称为积水，如腹腔积水、胸腔积水、心包积水和脑积水等。水肿的分类方法较多：①按水肿发生的原因，分为心性水肿、肾性水肿、肝性水肿、过敏性水肿和营养不良性水肿等。②按水肿波及的范围，分为全身性水肿和局部性水肿。③按水肿发生的组织器官，分为皮下水肿、肺水肿、脑水肿、喉头水肿等。④按水肿的皮肤特点，将皮下水肿分为显性水肿和隐性水肿。

（一）原因和机制

正常人的体液容量和组织液容量是相对恒定的，这主要依赖于血管内外液体交换平衡和体内外液体交换平衡两大因素的调节，当这种平衡失调时就可导致水肿的发生。

1. 血管内外液体交换失衡　正常情况下，血浆与组织液之间通过毛细血管壁不断进行液体交换，毛细血管内外的四种因素构成了两对力量：①毛细血管流体静压和组织液的胶体渗透压，是推动血管内液体向组织间隙滤出的力量；②血浆胶体渗透压和组织间液的流体静压，是使组织间液回吸收至血管的力量。①和②两对力量之差称为有效滤过压。生理情况下，液体在毛细血管动脉端滤出，而在毛细血管静脉端回吸收。③淋巴回流，由于组织液的生成略大于回流，少量的组织间液和蛋白质由淋巴管回流到血液中。

上述一个或多个因素同时或先后失调，都可能导致组织液生成大于回流，形成水肿。

（1）毛细血管流体静压增高：常见的原因是静脉压增高。例如，充血性心力衰竭时，静脉回流受阻使静脉压增高，成为全身性水肿的重要原因。左心衰竭引起肺静脉压增高，导致肺水肿。肿瘤压迫静脉或静脉血栓形成可使静脉回流受阻，静脉压增高引起局部性水肿。

（2）血浆胶体渗透压降低：血浆胶体渗透压的高低主要取决于血浆白蛋白的含量。引起血浆白蛋白含量下降的主要因素有：①蛋白质摄入不足及合成障碍，见于胃肠道疾患或营养不良者，以及肝功能障碍时；②蛋白质分解代谢增强，见于慢性感染、恶性肿瘤等慢性消耗性疾病；③蛋白质丧失过多，如肾病综合征时，大量蛋白质从尿中丧失。

（3）微血管壁通透性增高：正常情况下，毛细血管内只允许微量蛋白质滤出。当微血管通透性增高时，血浆蛋白从毛细血管壁和微静脉壁滤出，造成组织间液的胶体渗透压升高，促进血管内溶质和水分滤出。常见于各种炎症性疾病，如感染、烧伤、冻伤、化学伤、过敏性疾病以及昆虫咬伤等。

（4）淋巴回流受阻：当淋巴回流受阻时，含蛋白质较高的水肿液就可在组织间隙中聚集，形成淋巴性水肿。常见原因有恶性肿瘤侵入并阻塞淋巴管；乳腺癌根治术等摘除主要的淋巴结；丝虫病时主要的淋巴管道被阻塞。

2. 体内外液体交换失衡　肾在调节钠水动态平衡中起重要的作用。当肾的调节功能异常时，肾排出钠、水就会减少，导致全身性水肿的发生，见于：①肾小球滤过率降低，如急性肾小球肾炎使肾小球广泛受损，充血性心力衰竭、肾病综合征使有效循环血量减少等。②肾小管重吸收钠、水过多，如各种原因引起的有效循环血量减少时。

（二）常见水肿的特点

1. 水肿液的性状　水肿液含血浆的全部晶体成分，根据蛋白质含量的不同分为漏出液和渗出液（详见单元7　炎症）。

2. 皮下水肿的特点　皮下水肿是全身性水肿和体表局部水肿常见的体征。当皮下组织间隙中有过多体液积聚时，皮肤苍白、肿胀、皱纹变浅、弹性差，用手指按压局部出现凹陷，称为凹陷性水肿。全身性水肿的患者在出现凹陷之前已有组织液的增多，并达原体重的10%，但按压后无明显肉眼可见的凹陷，称为隐性水肿。

3. 全身性水肿的分布特点　最常见的全身性水肿是心源性水肿、肾性水肿和肝性水肿。心源性水肿首先出现在身体的低垂部位，如下肢。这是由于毛细血管的流体静压与重力有关，距心脏水平面垂直距离越远的部位，外周静脉压与毛细血管的流体静压越高。肾性水肿多从组织结构疏松、延展度大的眼睑、颜面开始。而肝静脉回流受阻是肝性腹水形成的重要原因。

（三）水肿对机体的影响

除炎性水肿具有稀释毒素，运送抗体等抗损伤作用外，其他水肿对机体都有不利的影响。过量的液体在组织间隙聚集，使细胞与毛细血管间的距离加大，进而影响营养物质在细胞间的弥散，造成细胞营养障碍。水肿部位的组织易发生损伤、溃疡，创伤不易愈合。发生在重要器官的水肿如脑水肿、喉头水肿，可产生更为严重的后果。

水肿的治疗要去除病因，护理水肿患者要注意预防压疮和感染。

M ODULE 模块 2　钾代谢紊乱

钾（K^+）是体内最重要的无机阳离子之一，其中98%存在于细胞内，2%存在于细胞外液。钾在维持细胞新陈代谢和细胞膜静息电位、调节细胞内的渗透压和酸碱平衡中具有重要作用。正常血清钾浓度为3.5 ~ 5.5 mmol/L。多种原因引起的血钾浓度低于或高于正常值，称为钾代谢紊乱。

提　示

　　正常人体钾的摄入和排出处于动态平衡。钾的主要来源是食物，经由小肠吸收入血。摄入的钾 90% 经肾随尿液排出体外，即使无钾摄入，肾脏每天仍排出少量钾，因此长期禁食或不能进食的人容易发生低钾血症。

一、低钾血症

　　低钾血症（hypokalemia）是指血清钾浓度低于 3.5 mmol/L。

　　（一）原因和机制

　　1. 钾摄入不足　钾摄入不足见于各种原因造成的摄食减少者，如胃肠道手术后禁食、肠道梗阻或昏迷患者等不能进食者。通常因单纯摄食减少造成的低钾血症程度较轻。

　　2. 钾丢失过多　钾丢失过多主要分为以下几种情况：

　　（1）经消化道失钾：消化液中含钾量高于或等于血钾浓度，大量消化液丢失是低钾血症最常见的原因，主要见于呕吐、腹泻及胃肠减压等情况下。

　　（2）经肾失钾：①使用呋塞米、噻嗪类排钾性利尿剂；②原发性或继发性醛固酮增多症；③各种肾疾患，尤其是肾间质性疾病如肾盂肾炎和急性肾功能衰竭多尿期；④镁缺失可使肾小管上皮细胞 Na^+-K^+-ATP 酶失活，钾重吸收障碍，导致钾丢失过多。

　　（3）经皮肤丢失：高温环境下进行强体力劳动，大量出汗可丢失较多的钾，若没有及时补充可引起低血钾。

　　3. 血钾向细胞内转移　血钾向细胞内转移的情况主要有以下几种：

　　（1）碱中毒：细胞外液 pH 增高使 H^+ 从细胞内向细胞外转移，以缓解细胞外液碱中毒，同时细胞外 K^+ 进入细胞内，以维持细胞内外的电荷平衡，因而血钾浓度降低。

　　（2）过量胰岛素使用：胰岛素可促进 K^+ 向细胞内转移，使血钾浓度降低。

　　（3）家族性低钾性周期性麻痹：这是一种少见的常染色体显性遗传病，发作时 K^+ 突然移入细胞内，使血钾浓度降低。

　　（二）对机体的影响

　　低钾血症可引起多种功能、代谢变化。这些变化的严重程度与血清钾降低程度和起病快慢密切相关，但个体差异很大。

　　1. 对骨骼肌和胃肠道的影响　急性低钾血症时，患者可表现为肌肉无力，以下肢最为明显。严重时出现呼吸肌麻痹，这是低钾血症患者重要的死亡原因。胃肠道表现为腹胀、肠鸣音减弱或消失，甚至出现麻痹性肠梗阻。

　　2. 对心脏的影响　①对心肌电生理特性的影响：心肌兴奋性增高、心肌传导性降低、心肌自律性升高。②心肌收缩性改变：表现为先高后低。③对心电图的影响：T 波低平、T 波后出现 U 波，严重低血钾还可出现 P 波增宽、P-R 间期延长及 QRS 综合波增宽等传导阻滞的心电图改变（如图 4-5 所示）。

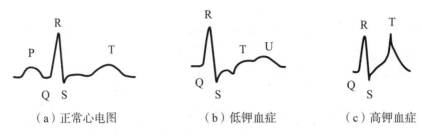

（a）正常心电图　　　（b）低钾血症　　　（c）高钾血症

图 4-5　血钾浓度对心电图的影响

3. 对肾功能的影响　慢性缺钾时，肾对尿的浓缩功能发生障碍，出现多尿、低比重尿。

4. 对酸碱平衡的影响　低钾血症可引起代谢性碱中毒，同时发生反常性酸性尿。其机制是：①细胞内 K^+ 与细胞外 H^+ 交换：血钾降低，细胞内 K^+ 移到细胞外，而细胞外 H^+ 移向细胞内，造成细胞外碱中毒；②肾小管上皮细胞排 H^+ 增加：缺钾使肾小管上皮细胞内 K^+ 浓度降低，以致肾小管 K^+-Na^+ 交换减弱，而 H^+-Na^+ 交换增强，随尿排出的 H^+ 增多，尿液呈酸性，称为**反常性酸性尿**。

（三）防治原则和护理的病理生理基础

治疗原发病，去除失钾的原因。低钾血症患者应合理饮食，注意限制钠盐摄入，以免进一步加重肾排钾。适当补钾，补钾途径首选口服；不能口服者静脉补钾，应掌握"见尿补钾"的原则，即每日尿量在 500 ml 以上才能从静脉补钾。静脉点滴的速度要慢，严禁静脉注射钾，防止高钾血症的发生。治疗并发症，注意纠正水、电解质和酸碱平衡紊乱。

二、高钾血症

高钾血症（hyperkalemia）是指血清钾浓度高于 5.5 mmol/L。

（一）原因和机制

1. 钾摄入量过多　主要见于处理不当，如静脉输钾过多、过快，或输入大量库存血。

2. 钾排出减少　肾排钾减少是高钾血症最主要的原因，见于：①急性肾功能衰竭少尿期或慢性肾功能衰竭终末期，肾小球滤过率明显降低，钾在体内潴留；②醛固酮分泌减少，使远曲小管和集合管排 K^+ 量降低；③长期使用保钾性利尿剂，如安体舒通。

3. 细胞内钾向细胞外转移　①酸中毒：酸中毒时易伴发高血钾，主要是由于细胞外液 pH 降低使细胞外 H^+ 向细胞内转移，以缓解细胞外液酸中毒，同时细胞内 K^+ 移至细胞外以维持细胞内外的电荷平衡。②细胞分解破坏：缺氧、溶血和严重创伤时，细胞破坏可使细胞内 K^+ 移向细胞外，使血钾浓度升高。③高血糖合并胰岛素不足：见于糖尿病。主要的机制是由于胰岛素不足，K^+ 进入细胞内减少；高血糖使血浆渗透压增高，引起细胞脱水和细胞内钾浓度增高，促进 K^+ 的外移。④某些药物的作用：β 受体阻断剂、洋地黄等药物中毒等，通过干扰 Na^+-K^+-ATP 酶活性而影响细胞摄入钾，引起血钾升高。

（二）对机体的影响

1. 对神经-肌肉的影响　血清钾浓度在 5.5 ~ 7 mmol/L 的急性轻度高钾血症，临床上患者可表现为感觉异常、肌肉疼痛、肌束震颤等。当血清钾浓度达 7 mmol/L 以上为急性重度高钾血症，临床上出现肌肉软弱无力、肌肉麻痹等。

2. 对心脏的影响　①对心肌电生理特性的影响：心肌兴奋性先高后低，心肌传导性降低，心肌自律性降低，心肌收缩性降低。②对心电图的影响：T 波高尖，P 波和 QRS 波变低和增宽，还可出现多种类型的心律失常甚至室颤（如图 4-5 所示）。

3. 对酸碱平衡的影响　高钾血症可引起代谢性酸中毒，并出现反常性碱性尿。其主要机制是：①血钾升高，细胞外 K^+ 移到细胞内，而细胞内 H^+ 移向细胞外，造成细胞外 H^+ 浓度升高，发生酸中毒；②高血钾使肾小管上皮细胞内 K^+ 浓度增高，以致肾小管 K^+-Na^+ 交换增强，而 H^+-Na^+ 交换减弱，随尿排出的 H^+ 减少，尿液呈碱性，称为**反常性碱性尿**。

（三）防治原则与护理的病理生理基础

治疗原发病，去除引起高血钾的原因。高血钾症患者应减少钾的摄入，禁食含钾高的食物。护理上应给予葡萄糖和胰岛素，促进 K^+ 向细胞内转移。静脉给予钠盐和钙制剂，对抗 K^+ 对心肌的毒性。口服阳离子交换树脂、腹膜透析或血液透析，加速钾的排泄。护理时应注意监测血钾浓度、心电图变化、神经肌的表现、尿量和生命体征，并注意防治代谢性酸中毒。

低钾血症与高钾血症的致病原因和对机体的影响对比见表 4-2。

表 4-2　低钾血症与高钾血症比较表

	低钾血症	高钾血症
原因		
钾摄入	不足，见于各种原因造成的摄食减少者	过多，常为医源性
钾丢失或排除	过多，经消化道、肾丢失	减少，主要是肾排钾减少
钾分布	血钾向细胞内转移，见于碱中毒、胰岛素治疗等	细胞内钾向细胞外转移，见于酸中毒、严重的缺氧、糖尿病
对机体影响		
神经-肌肉	急性低钾血症，肌肉无力，腱反射减弱甚至消失，严重时呼吸肌麻痹；腹胀、肠鸣音减弱甚至麻痹性肠梗阻	急性重症高钾血症，肌肉软弱无力，肌肉麻痹
心脏：兴奋性	增高	先高后低
传导性	降低	降低
自律性	增高	降低
收缩性	先高后低	降低
心电图	T 波低平、T 波后出现 U 波；P 波增宽、P-R 间期延长及 QRS 综合波增宽	T 波高尖，心肌传导性降低使 P 波和 QRS 波变低和增宽
酸碱平衡	继发性代谢性碱中毒（酸性尿）	继发性代谢性酸中毒（碱性尿）

实训与拓展

病例分析问与答

结合本单元的学习，请你分析学习活动 4-1 病例中所提出的问题，下面的思路供你参考：

根据患者的病史、临床表现和实验室检查，结合上述所学内容，判断该患者发生了等渗性脱水和低钾血症。等渗性脱水是由于患者呕吐、炎症渗出、入水量不足引起的，发热也加重脱水，临床表现为烦躁不安、神志模糊、口唇干燥、眼窝凹陷、皮肤弹性差；而消化液丢失、肾排钾引起血钾降低，患者表现为肠鸣音减弱、腱反射减弱。

自测练习

（一）单项选择题

1. 脱水热产生的原因是（　　）。

    A. 散热减少　　　　　　　　B. 产热增加

    C. 体温调节中枢功能障碍　　D. 体温调节中枢调定点上移

    E. 产热增加和散热减少

2. 患者口渴，尿少，尿钠高，血清钠>150 mmol/L，其水与电解质平衡紊乱的类型是（　　）。

    A. 等渗性脱水　　　　　　　B. 水中毒

    C. 高渗性脱水　　　　　　　D. 水肿

    E. 低渗性脱水

3. 早期易发生休克的水与电解质代谢紊乱是（　　）。

    A. 低渗性脱水　　　　　　　B. 高渗性脱水

    C. 水中毒　　　　　　　　　D. 低钾血症

    E. 高钾血症

4. 判断不同类型脱水的依据是（　　）。

    A. 体液丢失的总量　　　　　B. 细胞外液丢失的总量

    C. 细胞外液渗透压的变化　　D. 血浆胶体渗透压的变化

    E. 细胞内液渗透压的变化

5. 造成血浆胶体渗透压降低的主要原因是（　　）。

    A. 血浆白蛋白减少　　　　　B. 血浆球蛋白减少

    C. 血液浓缩　　　　　　　　D. 血红蛋白减少

    E. 血 Na^+ 含量降低

6. 水肿时全身钠、水潴留的基本机制是（　　）。

    A. 毛细血管血压升高　　　　B. 血浆胶体渗透压下降

    C. 肾小球 - 肾小管失衡　　　D. 肾小球滤过增加

    E. 静脉回流受阻

7. 导致肾小球滤过率下降的因素不包括（　　　）。

    A. 肾小球滤过压下降   B. 肾血流量减少

    C. 肾小球囊内压降低   D. 肾小球滤过膜面积减少

    E. 肾小球滤过膜通透性降低

8. 判断是否出现水肿较敏感的方法是（　　　）。

    A. 检查是否出现凹陷性水肿   B. 检查皮肤弹性

    C. 每日测体重   D. 检查血 Na^+ 浓度

    E. 观察尿量

9. 引起低钾血症的原因不包括（　　　）。

    A. 长期使用速尿   B. 代谢性酸中毒

    C. 禁食   D. 肾上腺皮质功能亢进

    E. 代谢性碱中毒

10. 细胞内的钾转移到细胞外引起高钾血症见于（　　　）。

    A. 碱中毒   B. 静脉输入大量葡萄糖

    C. 静脉输入大量胰岛素   D. 血管内溶血

    E. 静脉输入大量氨基酸

11. 大面积肌肉挤压伤患者易出现（　　　）。

    A. 低钾血症   B. 低镁血症

    C. 低钠血症   D. 高钠血症

    E. 高钾血症

12. 最易引起高钾血症的是（　　　）。

    A. 急性肾衰多尿期   B. 原发性醛固酮增多症

    C. 大量应用速尿   D. 急性肾衰少尿期

    E. 大量应用胰岛素

13. 高钾血症和低钾血症均可引起（　　　）。

    A. 代谢性酸中毒   B. 代谢性碱中毒

    C. 肾小管泌氢增加   D. 心律失常

    E. 肾小管泌钾增加

（二）问答题

1. 试比较三型脱水的特点。

2. 试述水肿发生的发病机制及对机体的影响。

3. 试分析高钾血症和低钾血症的发生机制及对机体的影响。

单项选择题参考答案

1. A　2. C　3. A　4. C　5. A　6. C　7. C　8. C　9. B　10. D　11. E

12. D　13. D

（郭晓霞）

UNIT

酸碱平衡紊乱

5

▶ 导 学

患者，男，32岁。因严重呕吐不能进食数日就诊。

实验室检查：pH 7.55，HCO_3^- 43 mmol/L，$PaCO_2$ 50 mmHg，Cl^- 94 mmol/L，K^+ 3.3 mmol/L。

患者发生了什么？为什么会出现这些问题？请你带着这个病例来学习本单元的内容。

酸碱平衡紊乱是临床上常见的基本病理过程，一旦发生，就会使病情更加复杂、严重，甚至危及患者的生命。因此，掌握酸碱平衡紊乱的基本知识，对治疗疾病和护理患者十分重要。本单元重点介绍酸碱平衡的调节以及四型单纯型酸碱平衡紊乱的病因、发病机制及对机体的影响。

▶ 学习目标

1．复述：代谢性酸中毒、代谢性碱中毒、呼吸性酸中毒、呼吸性碱中毒的概念。

2．解释：代谢性酸、碱中毒的发生机制及对机体的影响；呼吸性酸中毒对机体的影响。

3．知道：血液 pH、动脉血二氧化碳分压、标准碳酸氢盐、实际碳酸氢盐、缓冲碱、碱剩余阴离子间隙的含义。

人体的体液环境必须具有适宜的酸碱度，才能维持正常的代谢活动和生理功能。虽然在生命活动过程中，机体不断从体外摄入或体内生成一些酸性或碱性的代谢产物，但机体能够通过缓冲系统以及肺和肾的调节，使血液的 pH 保持在 7.35 ~ 7.45，平均为 7.40。这种在生理条件下维持体液酸碱度相对稳定的过程称为酸碱平衡。病理情况下，由于多种原因引起酸碱负荷过度或调节机制障碍而导致体液酸碱度稳态被破坏，称为酸碱平衡紊乱。

MODULE 模块 1 机体对酸碱平衡的调节

体液中的酸性或碱性物质主要是细胞在物质代谢过程中产生的，少量来自食物。酸性物质根据其特点可分为两类：①挥发酸（H_2CO_3）：糖、脂肪和蛋白质氧化分解的终产物 CO_2，在碳酸酐酶催化下与 H_2O 结合生成 H_2CO_3。H_2CO_3 在肺转变成 CO_2 排出体外，故将碳酸称之为酸碱平衡调节的呼吸性因素。②固定酸：经肾随尿排出体外，不能由肺呼出的酸性物质，称为固定酸或非挥发酸，主要包括糖、脂肪和蛋白质分解代谢产生的硫酸、磷酸、尿酸、丙酮酸、乳酸等。碱性物质主要来源于食物，如柠檬酸钠、苹果酸钠等，体内物质代谢也可产生碱性物质，如氨基酸脱氨基生成氨。机体对酸碱平衡的调节主要包括以下四个部分。

一、体液缓冲系统

体液缓冲系统是指由某种弱酸和与其相对应的共轭碱所构成的具有缓冲酸或碱能力的混合液。血液中最重要的缓冲系统见表 5-1。

表 5-1　体液缓冲系统构成与特点

种　类	构　成	特　点
碳酸氢盐缓冲系统	HCO_3^-/H_2CO_3	①缓冲能力最强，其缓冲固定酸的能力占全血缓冲总量的1/2以上；②可以缓冲固定酸和碱，但不能缓冲挥发酸；③为开放性的缓冲系统，通过肺和肾对 H_2CO_3 和 HCO_3^- 的调节，使缓冲物质易于补充或排出；④只能缓冲碱和固定酸，不能缓冲挥发酸
磷酸盐缓冲系统	$HPO_4^{2-}/H_2PO_4^-$	存在于细胞内、外液，主要在细胞内和肾小管中发挥缓冲作用
蛋白质缓冲系统	Pr^-/HPr	存在于血浆及细胞内，主要在细胞内发挥缓冲作用
血红蛋白缓冲系统	Hb^-/HHb 和 $HbO_2^-/HHbO_2$	是红细胞特有的缓冲系统，在缓冲挥发酸中发挥重要作用

当体液中酸性物质或碱性物质的含量发生改变时，缓冲系统通过接受 H^+ 或释放 H^+，减轻体液 pH 变化的程度。以碳酸氢盐缓冲系统为例，说明缓冲系统在酸碱平衡调节中的作用。

$$HCl + NaHCO_3 \rightarrow NaCl + H_2CO_3$$

盐酸是一种强酸，当其进入血液后首先与缓冲系统中的碱发生反应，生成氯化钠和碳酸，从而将强酸转变成弱酸，进而通过肺将碳酸排出，血液 pH 不会发生明显变化。

$$NaOH + H_2CO_3 \rightarrow H_2O + NaHCO_3$$

氢氧化钠是一种强碱，当其进入血液后与缓冲系统中的弱酸发生反应，生成水和碳酸氢钠，从而将强碱转化成弱碱，再经肾排出，发挥缓冲作用。

二、肺对酸碱平衡的调节

肺通过改变 CO_2 的排出量调节血浆碳酸浓度，以维持血浆 pH 相对恒定。调节方式包括：

（1）呼吸运动的中枢调节：延髓呼吸中枢化学感受器对 $PaCO_2$ 的变化非常敏感，$PaCO_2$ 升高可以增加脑脊液 H^+ 的含量，兴奋呼吸中枢，使肺泡通气量增加。当 $PaCO_2$ 超过 40 mmHg 时，肺泡通气量可增加 2 倍；若 $PaCO_2$ 增加到 60 mmHg，肺通气量可增加 10 倍；但 $PaCO_2$ 超过 80 mmHg 时，可造成呼吸中枢抑制，产生二氧化碳麻醉。

（2）呼吸运动的外周调节：主动脉体和颈动脉体的外周化学感受器可感受 PaO_2、$PaCO_2$ 和血 pH 的刺激。当 PaO_2 降低、pH 降低或 $PaCO_2$ 升高时，通过外周化学感受器的反射兴奋呼吸中枢，增加 CO_2 排出量。

三、肾对酸碱平衡的调节

肾主要调节固定酸，通过排酸保碱来调节机体 HCO_3^- 的含量，维持 pH 相对恒定。调节方式包括：

（1）肾脏重吸收 HCO_3^-：正常情况下，经肾小球滤出的 HCO_3^- 约85% ~ 90% 在近端肾小管被重吸收，其余部分在远端肾小管和集合管被重吸收，随尿液排出体外的 HCO_3^- 仅为滤出液的 0.1%。其主要的机制是肾小管上皮细胞在不断分泌 H^+ 的同时，将肾小球滤液中的 HCO_3^- 重吸收入血，防止细胞外液 HCO_3^- 的丢失（如图 5–1 所示）。

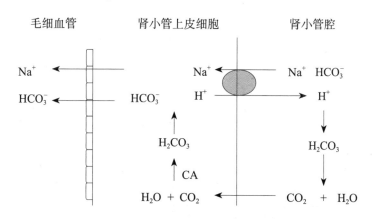

图 5–1　近曲小管碳酸氢钠的重吸收过程示意图

（2）磷酸盐的酸化：正常人血浆中 Na_2HPO_4/NaH_2PO_4 的浓度比为 4：1，近曲小管滤液中磷酸盐比例与血浆相同，主要为碱性磷酸盐。当原尿流经远曲小管和集合管时，由于上皮细胞不断向管腔内泌 H^+，尿液 pH 降低，H^+ 与滤液中的 Na^+ 交换，将碱性 Na_2HPO_4 转变成酸性 NaH_2PO_4，随尿液排出体外。回吸收的 Na^+ 与远曲小管上皮细胞内的 HCO_3^- 生成新的 $NaHCO_3$ 回流入血（如图 5–2 所示）。

（3）氨的分泌：肾小管上皮细胞内的谷氨酰胺，在谷氨酰胺酶催化下产生氨（NH_3），NH_3 为脂溶性，生成后弥散入肾小管腔，与肾小管上皮细胞分泌的 H^+ 结合成铵（NH_4^+），NH_4^+ 为水溶性，不易通过细胞膜返回细胞内，而以氯化铵的形式随尿排出体外。同时，上皮细胞内生成新的 $NaHCO_3$ 回流入血（如图 5–3 所示）。

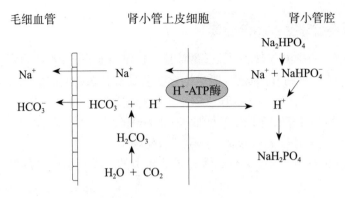

图 5-2　磷酸盐的酸化过程示意图

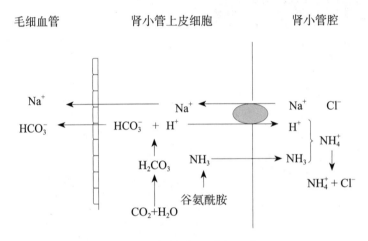

图 5-3　氨的分泌过程示意图

如果体内的 HCO_3^- 含量过高，肾可以减少 HCO_3^- 的生成和重吸收，使血浆 $NaHCO_3$ 浓度降低。当血液 pH 降低、血 K^+ 降低、血 Cl^- 降低、有效循环血量降低、醛固酮升高及碳酸酐酶活性增强时，肾小管泌 H^+ 和重吸收 HCO_3^- 增多。

四、组织细胞对酸碱平衡的调节

机体大量的组织细胞内液也是酸碱平衡的缓冲地，细胞的缓冲作用主要是通过离子交换进行的，红细胞、肌细胞和骨骼肌均能发挥这种作用。

总之，细胞外液的缓冲、肺的调节、肾的调节以及细胞对酸碱平衡的调节作用，共同维持体内的酸碱平衡，但在作用时间上和强度上是有差别的。细胞外液的缓冲系统反应最为迅速，但作用不能持久；数分钟后，肺脏发挥作用且调节效能最大；尽管细胞的缓冲能力较强，但须 3 ~ 4 h 后才会发挥作用；肾的调节作用较慢，常于数小时之后起作用，3 ~ 5 天才达高峰，但对排出非挥发酸及保留 $NaHCO_3$ 十分重要。

MODULE 模块 2　反映酸碱平衡的常用指标

一、pH 和 H+ 浓度

pH 和 H+ 浓度是酸碱度的指标。由于血液中 H+ 很少，因此广泛用 H+ 浓度的负对数即 pH 来表示溶液的酸碱度。正常人动脉血的 pH 为 7.35 ~ 7.45，平均 7.4。pH 取决于血浆 $[HCO_3^-]$ / $[H_2CO_3]$ 的比值，即使两者的绝对值发生变化，只要两者的比值保持为 20 : 1，血浆的 pH 就不会发生明显改变。

二、动脉血二氧化碳分压

物理溶解于动脉血浆中的 CO_2 分子所产生的张力称为动脉血二氧化碳分压（$PaCO_2$），正常平均值为 40 mmHg。$PaCO_2$ 高低受肺泡通气量影响，通气不足 $PaCO_2$ 升高，通气过度 $PaCO_2$ 降低，故 $PaCO_2$ 是反映呼吸性酸碱平衡紊乱的重要指标。

三、碳酸氢盐

标准碳酸氢盐（SB）：SB 是判断代谢性因素的指标，不受呼吸性因素的影响，正常范围是 22 ~ 27 mmol/L，平均为 24 mmol/L。

实际碳酸氢盐（AB）：AB 受呼吸、代谢两方面因素的影响。正常情况下，AB 与 SB 相等。AB>SB 提示有 CO_2 潴留，AB<SB 提示 CO_2 排出过多。

四、缓冲碱

血浆中一切具有缓冲作用的负离子碱的总和称为缓冲碱（BB），正常值为 45 ~ 52 mmol/L，平均值为 48 mmol/L。缓冲碱是反映代谢性因素的指标，代谢性酸中毒时 BB 减少，而代谢性碱中毒时 BB 升高。

五、碱剩余

碱剩余（BE）是指标准条件下（$PaCO_2$ 为 40 mmHg，体温为 37℃ ~ 38℃，血红蛋白的氧饱和度为 100%），用酸或碱滴定全血标本至 pH 为 7.40 时所需的酸或碱的毫克分子量。若用酸滴定，表示被测血液的碱过多，用正值表示；如需用碱滴定，说明被测血液的碱不足，用负值来表示。全血 BE 正常值范围为 0 ~ 3 mmol/L。BE 不受呼吸性因素的影响，是反映代谢因素的指标，代谢性酸中毒时 BE 负值增加；代谢性碱中毒时 BE 正值增加。

六、阴离子间隙

血浆中未测定阴离子量与未测定阳离子量的差值称为阴离子间隙（AG），正常范围为

10 ~ 14 mmol/L。AG 是反映血浆中固定酸含量的指标,当血浆中固定酸增多时,AG 增大。因此,AG 可帮助区分代谢性酸中毒的类型和诊断混合型酸碱平衡紊乱。

根据 pH 的变化,将酸碱平衡紊乱分为两大类: pH 低于 7.35 称为酸中毒, pH 高于 7.45 称为碱中毒。进而,将因 HCO_3^- 浓度原发性降低或增高引起的酸碱平衡紊乱称为代谢性酸中毒或代谢性碱中毒;因 H_2CO_3 浓度原发性增高或降低引起的酸碱平衡紊乱称为呼吸性酸中毒或呼吸性碱中毒。

MODULE 模块 3 单纯型酸碱平衡紊乱

同一患者体内仅存在一种酸碱平衡紊乱称为单纯型酸碱平衡紊乱;体内同时存在两种或两种以上的单纯型酸碱平衡紊乱称为混合型酸碱平衡紊乱。

> **学习活动 5-1:请结合下面所学的内容,分析病例中给出的问题**
>
> 病例:一位糖尿病患者的血气分析显示: pH 7.31, $PaCO_2$ 31.5 mmHg, HCO_3^- 16 mmol/L,血清 Na^+ 140 mmol/L, 血 Cl^- 104 mmol/L。
>
> **问题:**
>
> 1. 该患者发生了哪种类型的酸碱平衡紊乱?
> 2. 试分析其产生的原因。

一、代谢性酸中毒

代谢性酸中毒(metabolic acidosis)是以血浆 HCO_3^- 浓度原发性减少而导致 pH 下降为特征的酸碱平衡紊乱。根据 AG 的变化又将代谢性酸中毒分为两种类型: AG 增高型(血氯正常型)代谢性酸中毒和 AG 正常型(高血氯型)代谢性酸中毒。

(一)原因与机制

1. AG 增高型代谢性酸中毒 其特点是 AG 增高,但血氯含量正常,发生的基本机制是血浆固定酸增多, HCO_3^- 因中和 H^+ 而降低。见于①固定酸摄入过多:如过量服用阿司匹林等水杨酸类药物。②固定酸产生过多:各种原因引起的组织低灌注或缺氧时,如休克、心力衰竭、严重贫血等导致乳酸生成增加;糖尿病、严重饥饿及酒精中毒时发生的酮症酸中毒。③肾排泄固定酸减少:急性和慢性肾功能衰竭晚期,机体在代谢过程中生成的 HPO_4^{2-}、SO_4^{2-} 等不能充分从尿中排出,使血中固定酸增加, AG 增高。

2. AG 正常型代谢性酸中毒 其特点是 AG 正常,血氯含量增高,发生的基本机制是 HCO_3^- 直接丢失过多。见于严重腹泻、小肠及胆道瘘管、肠吸引术等,含氯酸性药物摄入过多，以及肾功能不全等。

（二）机体的代偿调节

1. 血浆的缓冲作用　代谢性酸中毒时，血浆中增多的 H^+ 可立即被血浆缓冲系统所缓冲，血浆 HCO_3^- 及缓冲碱被消耗，生成的 H_2CO_3 可由肺排出。

2. 肺的代偿调节　血液中 H^+ 浓度增加或 pH 降低可通过刺激颈动脉体和主动脉体的化学感受器，反射性引起呼吸中枢兴奋，增加呼吸的深度和频率，肺通气量增加，使 CO_2 排出增多，$PaCO_2$ 代偿性降低，H_2CO_3 继发性降低，维持 HCO_3^-/H_2CO_3 的比值接近正常，使血液 pH 趋于正常。

3. 细胞内缓冲　通过细胞内外离子交换可以降低细胞外液 H^+ 浓度。细胞外液中增多的 H^+ 向细胞内转移，为细胞内缓冲碱所缓冲，而细胞内 K^+ 向细胞外转移，血钾升高。

4. 肾的代偿调节　除肾功能异常引起的代谢性酸中毒外，对其他原因引起的代谢性酸中毒，肾会通过排 H^+ 保 HCO_3^- 来发挥代偿功能。

提　示

代谢性酸中毒最突出的表现是呼吸加深、加快（也称酸中毒 Kussmaul 深大呼吸），呼气中有时带有酮味（或烂苹果气味）。高血钾引起的酸中毒，由于肾小管细胞 K^+-Na^+ 交换增强，H^+-Na^+ 交换减弱，随尿排除的 H^+ 减少，患者排出碱性尿，称为反常性碱性尿。

（三）对机体的影响

1. 心血管系统　血浆 H^+ 浓度增高对心脏和血管的损伤作用主要表现在：①心肌收缩力降低：H^+ 浓度升高除使心肌代谢障碍外，还可通过减少心肌 Ca^{2+} 内流、减少肌浆网 Ca^{2+} 释放和竞争性抑制 Ca^{2+} 与肌钙蛋白结合，使心肌收缩力减弱。②心律失常：代谢性酸中毒出现的心律失常与血钾升高密切相关。③对儿茶酚胺的敏感性降低：H^+ 增高可抑制心肌和外周血管对儿茶酚胺的反应性，导致外周血管扩张，血压可轻度降低。

2. 中枢神经系统　代谢性酸中毒时，中枢神经系统功能障碍的主要表现是抑制，如反应迟钝、嗜睡等，严重者可出现昏迷。其发生与 H^+ 增多抑制生物氧化酶类的活性，ATP 生成减少，脑组织能量供应不足有关；还与酸中毒使脑内谷氨酸脱羧酶活性增高，抑制性神经递质 γ-氨基丁酸生成增多有关。

（四）反映酸碱平衡的指标变化趋势

HCO_3^- 原发性降低，故反映酸碱平衡代谢因素的各项指标：AB、SB 值均降低，BE 负值加大。通过呼吸代偿，$PaCO_2$ 继发性下降，AB<SB。

（五）防治与护理的病理生理基础

去除引起代谢性酸中毒的病因是治疗的基本原则和主要措施。应维持静脉畅通，纠正水和电解质紊乱，恢复有效循环血量和改善肾功能。对严重的代谢性酸中毒患者可给予一定量的碱性药物对症治疗。密切观察病情、预防和处理因治疗引起的合并症。

二、呼吸性酸中毒

呼吸性酸中毒（respiratory acidosis）是以血浆 H_2CO_3 浓度（或 $PaCO_2$）原发性增高而导致 pH 下降为特征的酸碱平衡紊乱。

（一）原因与机制

引起 $PaCO_2$ 原发性升高，导致呼吸性酸中毒的原因不外乎 CO_2 排出减少和吸入过多，临床上以前者更常见。其主要的原因有：

1. CO_2 排出减少 ①呼吸中枢抑制：见于颅脑损伤、脑炎、脑血管意外、使用呼吸中枢抑制剂等。②呼吸道阻塞：喉头痉挛、水肿、异物堵塞气管，常造成急性呼吸性酸中毒。③呼吸肌麻痹：见于严重的急性脊髓灰质炎、重症肌无力、有机磷中毒、严重的低钾血症。④胸廓病变：胸部创伤、严重气胸或胸膜腔积液等，均可影响肺通气功能。⑤肺部病变：慢性阻塞性肺疾病是临床上慢性呼吸性酸中毒最常见的原因，还可见于严重的肺水肿、支气管哮喘等。

2. CO_2 吸入过多 在通气不良的环境中，因 CO_2 浓度过高，使机体吸入过多 CO_2 而发生呼吸性酸中毒。CO_2 吸入过多引起的呼吸性酸中毒较为少见。

（二）机体的代偿调节

呼吸性酸中毒时，主要靠细胞内缓冲系统和肾脏进行代偿。

1. 细胞内、外离子交换和细胞内缓冲 这是急性呼吸性酸中毒的主要代偿方式，包括细胞内外 H^+-K^+ 交换和红细胞内外 Cl^--HCO_3^- 交换。

2. 肾的代偿调节 这是慢性呼吸性酸中毒（持续 24 h 以上的 CO_2 潴留）的主要代偿方式。$PaCO_2$ 升高和 H^+ 浓度增加，可使肾小管上皮细胞的碳酸酐酶和谷氨酰胺酶活性增高，表现为泌 H^+、泌氨和重吸收 HCO_3^- 增加，H^+ 随尿排出，血浆 HCO_3^- 浓度代偿性增加。

（三）对机体的影响

1. 心血管系统 呼吸性酸中毒对心血管系统的影响与代谢性酸中毒相似，也可引起心律失常、心肌收缩力减弱和血钾升高等。

2. 中枢神经系统 呼吸性酸中毒对中枢神经系统的影响取决于 CO_2 潴留的程度、速度、酸中毒的严重性以及伴发的低氧血症的程度。尤其是急性 CO_2 潴留引起的中枢神经系统功能紊乱，往往比代谢性酸中毒更为明显。主要是因为 CO_2 为脂溶性，急性呼吸性酸中毒时，血液中积聚的大量 CO_2 可迅速通过血脑屏障，使脑内 H_2CO_3 含量明显升高。而 HCO_3^- 为水溶性，血浆中 HCO_3^- 通过血脑屏障极为缓慢，脑脊液内 HCO_3^- 含量代偿性升高需要较长时间。因此，急性呼吸性酸中毒时，脑脊液 pH 的降低较血液 pH 降低更为明显。

（四）反映酸碱平衡的指标变化趋势

H_2CO_3 原发性增加，故反映酸碱平衡呼吸因素的 $PaCO_2$ 增加。通过肾等代偿后，反映酸碱平衡代谢因素的各项指标：AB、SB 值均继发性增加，AB>SB，BE 正值加大。

（五）防治和护理的病理生理基础

治疗引起呼吸性酸中毒的原发病，尽快改善肺泡通气功能是防治呼吸性酸中毒的根本措施。当 pH 明显降低时，呼吸性酸中毒患者应使用碱性药物，以纠正酸中毒对机体的损伤。护理上，对呼吸困难的患者应给予软枕、靠垫或摇高床头，尽量使患者处于较舒适的体位。严密观察病情，防治并发症，如"CO_2 麻醉"等。对昏迷患者，应有专人护理。

> ## 提　示
>
> 呼吸性酸中毒使用碱性药物应比代谢性酸中毒患者更为慎重。因为 HCO_3^- 与 H^+ 结合后生成的 H_2CO_3 必须经肺以 CO_2 形式排出体外，在通气功能障碍时，CO_2 不能及时排出，甚至可能引起 $PaCO_2$ 进一步升高。

三、代谢性碱中毒

代谢性碱中毒（metabolic alkalosis）是以血浆 HCO_3^- 浓度原发性升高和 pH 上升为特征的酸碱平衡紊乱。

（一）原因与机制

1. 消化道失 H^+　见于频繁呕吐以及胃液引流等，使含丰富 HCl 的胃液大量丢失。

2. 低氯性碱中毒　见于使用呋塞米、噻嗪类利尿剂时。

3. 低钾血症　机体缺 K^+ 时，细胞内 K^+ 外移以代偿血浆中 K^+ 的降低，而细胞外液 H^+ 移入细胞，造成细胞外液碱中毒。同时，因肾小管上皮细胞缺钾，使 K^+-Na^+ 交换减少，代之以 H^+-Na^+ 交换增强，H^+ 排出增多，HCO_3^- 重吸收增多，造成低钾性碱中毒。

4. 原发性或继发性醛固酮分泌增多　这会使肾远曲小管和集合管的 H^+-Na^+ 交换和 K^+-Na^+ 交换增加，HCO_3^- 重吸收增加，导致代谢性碱中毒及低钾血症。

5. 碱性物质摄入过多　常为医源性，口服或输入过量 $NaHCO_3$ 可引起代谢性碱中毒。

（二）机体的代偿调节

1. 血浆缓冲系统　细胞外液 H^+ 浓度降低时，血浆缓冲系统的弱酸可释放少量 H^+ 进行代偿，缓冲后血浆中的 HCO_3^- 浓度增高。故代谢性碱中毒时，其反映代谢性因素的指标均增高。

2. 肺的代偿　血浆 H^+ 浓度降低可抑制呼吸中枢，使肺泡通气量降低，$PaCO_2$ 代偿性升高，以使 HCO_3^-/H_2CO_3 的比值接近 20∶1。

3. 细胞内外离子交换　碱中毒时，细胞外液 H^+ 浓度降低，则细胞内 H^+ 外移，而细胞外 K^+ 内移，使血 K^+ 浓度降低，故碱中毒会伴有低血钾。

4. 肾的代偿　血浆 H^+ 降低和 pH 升高，抑制肾小管上皮细胞内碳酸酐酶与谷氨酰胺酶活性，则肾泌 H^+、泌氨减少，重吸收 HCO_3^- 减少，从而使血浆 HCO_3^- 浓度降低。

> ## 提　示
>
> 在缺钾性碱中毒时，因肾小管上皮细胞缺钾，使 K^+-Na^+ 交换减少，H^+-Na^+ 交换增强，尿液中 H^+ 增多，尿呈酸性，称为反常性酸性尿。这是低钾性碱中毒的一个特征。

（三）对机体的影响

代谢性碱中毒的临床表现往往被原发疾病所掩盖，缺乏特有的症状或体征。在急性或严重代谢性碱中毒时，主要的功能与代谢障碍表现为以下几方面：

1. 中枢神经系统功能改变　血浆 pH 升高时，γ-氨基丁酸分解增强而生成减少，γ-氨基丁酸含量降低，其对中枢神经系统的抑制作用减弱，因而患者可出现烦躁不安、精神错乱、谵妄等中枢神经系统兴奋的表现。

2. 对神经-肌肉的影响　急性代谢性碱中毒时，由于血游离钙降低，神经肌肉应激性增高，表现为面部和肢体肌肉抽动、腱反射亢进及手足搐搦等。

3. 血红蛋白氧解离曲线左移　碱中毒使氧解离曲线左移，血红蛋白和 O_2 的亲和力增加，在组织内 HbO_2 不易释放 O_2，可加重组织缺氧。

4. 碱中毒往往伴有低血钾　这是由于碱中毒时，细胞外的 H^+ 浓度降低，细胞内的 H^+ 与细胞外的 K^+ 进行交换；同时，肾小管上皮细胞在 H^+ 减少时，H^+-Na^+ 交换减少，而 K^+-Na^+ 交换增强，肾排钾增多，导致低血钾。

（四）反映酸碱平衡的指标变化趋势

HCO_3^- 原发性增高，故反映酸碱平衡代谢因素的各项指标：AB、SB 值均增高，AB>SB，BE 正值加大。通过呼吸代偿，$PaCO_2$ 继发性增加。

（五）防治与护理的病理生理基础

治疗原发病，积极去除引起代谢性碱中毒的原因。护理上，给予患者生理盐水，通过扩充血容量和补充 Cl^- 使过多的 HCO_3^- 从肾排泄，达到治疗代谢性碱中毒的目的。对伴有高度缺钾患者，应补充 KCl。对于严重的代谢性碱中毒病人，可给予少量含氯酸性药物。密切观察病情，监测血 K^+ 变化，记录液体出入量，注意患者神智方面的变化以及肌肉抽搐等情况；对于呕吐的患者要注意避免发生吸入性肺炎。

提　示

补充生理盐水，往往只对盐水反应性碱中毒有效，即胃液丢失过多和长期使用利尿剂的患者；而对盐水抵抗性碱中毒往往无效，即全身性水肿、原发性醛固酮增多症、严重低血钾及 Cushing 综合征等患者，对于这类患者，应尽量减少髓袢和噻嗪类利尿剂的使用，可给予碳酸酐酶抑制剂治疗。

四、呼吸性碱中毒

呼吸性碱中毒（respiratory alkalosis）是以血浆 H_2CO_3 浓度原发性减少和 pH 升高为特征的酸碱平衡紊乱。

（一）原因与机制

肺通气过度是各种原因引起呼吸性碱中毒的基本发生机制。

1. 低氧血症　见于初到高原地区或某些患有心肺疾患、胸廓病变的患者。

2. 呼吸中枢受到直接刺激　脑血管意外、脑炎、颅脑损伤及脑肿瘤等中枢神经系统疾患，可通过直接刺激呼吸中枢发病；癔症发作时可引起精神性通气过度。

3. 机体代谢旺盛　见于高热、甲状腺功能亢进时。

4. 呼吸机使用不当

（二）机体的代偿调节

呼吸性碱中毒时，虽然 $PaCO_2$ 降低对呼吸中枢有抑制作用，但只要刺激肺通气过度的原因持续存在，肺的代偿调节作用就不明显。

1. 细胞内、外离子交换和细胞内缓冲　这是急性呼吸性碱中毒的主要代偿方式。

2. 肾的代偿　这是慢性呼吸性碱中毒的主要代偿方式。表现为肾小管上皮细胞泌 H^+ 减少、泌氨减少、重吸收 HCO_3^- 减少，尿液呈碱性。

（三）对机体的影响

呼吸性碱中毒对机体的损伤作用与代谢性碱中毒相似，亦可引起感觉异常、意识障碍、抽搐、低钾血症及组织缺氧。但急性呼吸性碱中毒引起的中枢神经系统功能障碍往往比代谢性碱中毒更明显，这除了与碱中毒对脑细胞的损伤外，还与脑血流量减少有关。

（四）反映酸碱平衡的指标变化趋势

H_2CO_3 原发性减少，故反映酸碱平衡呼吸因素的 $PaCO_2$ 降低。通过代偿后，反映酸碱平衡代谢因素的各项指标：AB、SB 值均继发性降低，BE 负值加大。

（五）防治与护理的病理生理基础

首先应积极治疗原发病和去除引起通气过度的原因，大多数呼吸性碱中毒可自行缓解。护理上，对发病原因不易很快去除或者呼吸性碱中毒比较严重者，可用纸袋罩于患者口鼻，令其再吸入呼出的气体（含 CO_2 较多），或让患者吸入含 5% CO_2 的混合气体，以提高血浆 H_2CO_3 浓度。对精神性通气过度患者，可用镇静剂。对症处理，防止医源性人工通气过度。

提　示

无论是单纯型或是混合型酸碱平衡紊乱，都不是一成不变的，随着疾病的发展，治疗措施的影响，原有的酸碱失衡可被纠正，也可能转变或合并其他类型的酸碱平衡紊乱。因此，在诊断和治疗酸碱平衡紊乱时，一定要密切结合病人的病史，观测血 pH、$PaCO_2$ 及 HCO_3^- 等指标的动态变化，综合分析病情，及时做出正确诊断和适当治疗。

实训与拓展

病例分析问与答

结合本单元的学习，请你分析学习活动 5-1 病例中所提出的问题，下面的思路供你参考：

1. 该患者发生了 AG 增高型代谢性酸中毒。

2. 其依据是：① pH 7.31 表明有酸中毒；②患者有糖尿病史，糖尿病代谢紊乱加重时，脂肪动员和分解加速，大量脂肪酸在肝脏经 β 氧化产生大量酮体，消耗体内储备碱，发生代谢性酸中毒，称为糖尿病酮症酸中毒；③ $PaCO_2$ 31.5 mmHg，HCO_3^- 16 mmol/L 均低于正常值，两者变化方向一致，根据 pH 和病史，判断 HCO_3^- 为原发性降低，$PaCO_2$ 为继发性降低；④患者 AG=[Na^+]−([HCO_3^-]+[Cl^-])=140−(16+104)=20(mmol/L)。AG 明显增大，符合糖尿病有机酸增加的情况。

自测练习

（一）单项选择题

1. 对挥发酸进行缓冲的最主要系统是（　　　）。

   A. 碳酸氢盐缓冲系统　　　　B. 无机磷酸盐缓冲系统

   C. 有机磷酸盐缓冲系统　　　D. 血红蛋白缓冲系统

   E. 蛋白质缓冲系统

2. 对固定酸进行缓冲的最主要系统是（　　　）。

   A. 碳酸氢盐缓冲系统　　　　B. 磷酸盐缓冲系统

   C. 血浆蛋白缓冲系统　　　　D. 还原血红蛋白缓冲系统

   E. 氧合血红蛋白缓冲系统

3. 血液 pH 的高低取决于血浆中（　　　）。

   A. HCO_3^- 浓度　　　　　　B. $PaCO_2$

   C. 阴离子间隙　　　　　　　D. [HCO_3^-]/[H_2CO_3] 的比值

   E. 有机酸含量

4. 血浆 HCO_3^- 浓度原发性增高可见于（　　　）。

   A. 代谢性酸中毒　　　　　　B. 代谢性碱中毒

   C. 呼吸性酸中毒　　　　　　D. 呼吸性碱中毒

   E. 以上都是

5. 血浆 H_2CO_3 浓度原发性升高可见于（　　　）。

   A. 代谢性酸中毒　　　　　　B. 代谢性碱中毒

   C. 呼吸性酸中毒　　　　　　D. 呼吸性碱中毒

   E. 呼吸性碱中毒合并代谢性碱中毒

6. 碱中毒时出现手足搐搦的主要原因是（　　）。
    A. 血钠降低　　　　　　　　B. 血钾降低
    C. 血镁降低　　　　　　　　D. 血钙降低
    E. 血磷降低

7. 反常性酸性尿可见于（　　）。
    A. 代谢性酸中毒　　　　　　B. 呼吸性酸中毒
    C. 缺钾性碱中毒　　　　　　D. 呼吸性碱中毒
    E. 乳酸酸中毒

（二）问答题
1. 简述代谢性酸中毒的机制及对机体的影响。
2. 简述呼吸性酸中毒发生的原因及对中枢系统的影响。
3. 简述代谢性碱中毒的发生机制及对机体的影响。

单项选择题参考答案
1. D　2. A　3. D　4. B　5. C　6. D　7. C

（郭晓霞）

单　元

缺　氧

6

　　患者，男，65 岁。反复发作的咳嗽、咳痰伴喘憋 20 余年，3 天前因受凉，上述表现加重并不能平卧而入院。

　　实验室检查：PaO_2 40 mmHg，$PaCO_2$ 80 mmHg。

　　该患者发生了何种类型的缺氧？其原因是什么？请大家带着这些问题来学习本单元的内容。

　　缺氧是临床上多种疾病中常见的基本病理过程，也是造成细胞损伤最常见的原因。因此，学习和掌握缺氧的有关知识，对更好地分析、治疗疾病十分重要。本单元重点介绍缺氧的类型、原因及对机体的影响。

▶ 学习目标

　　1．复述：缺氧、乏氧性缺氧、血液性缺氧、循环性缺氧、组织性缺氧、发绀的概念。

　　2．列举：缺氧的原因。

　　3．说明：四型缺氧血氧变化特点、缺氧对机体的影响。

　　4．知道：常用血氧指标及影响因素。

　　氧是维持机体功能、代谢和结构正常的必需物质。正常成年人需氧量约为 250 ml/min，而体内储存的氧量仅有 1500 ml。人一旦呼吸、心跳停止，数分钟内就可因缺氧而死亡。因此，缺氧是许多疾病引起死亡的重要原因。**缺氧**（hypoxia）是指由于向组织和器官运送氧减少或组织利用氧障碍，引起机体功能、代谢和形态结构变化的病理过程。

MODULE 模块 1 常用的血氧指标

血氧分压、血氧容量、血氧含量、血氧饱和度是反映组织的供氧量和耗氧量的重要指标。临床上常根据血氧指标变化情况，分析缺氧的发生原因和所属类型。

1. 血氧分压　血氧分压为物理溶解于血液中的氧分子所产生的张力，故又称血氧张力。正常人动脉血氧分压（PaO_2）约为 100 mmHg。静脉血氧分压（PvO_2）约为 40 mmHg。动脉血氧分压的高低，主要取决于吸入气体的氧分压和外呼吸的功能状态。

2. 血氧容量　血氧容量（CO_2 max）为 100 ml 血液中血红蛋白氧充分饱和时所能结合氧的最大毫升数。正常人的血氧容量为 20 ml/dl。血氧容量的高低取决于血液中血红蛋白的质（与氧结合的能力）和量。

3. 血氧含量　血氧含量是指 100 ml 血液中实际含氧量，包括物理溶解的和化学结合的氧量，但因正常时物理溶解的氧量很少，常可忽略不计。血氧含量的高低取决于血红蛋白的质和量及血氧分压的高低。正常动脉血氧含量（CaO_2）约为 19 ml/dl，静脉血氧含量（CvO_2）约为 14 ml/dl。动脉血氧含量与静脉血氧含量之间的差值称为动 – 静脉血氧含量差，它取决于组织从单位容积血液内摄取氧的多少，正常动 – 静脉氧含量差约为 5 ml/dl。

4. 血氧饱和度　血氧饱和度（SO_2）是指血红蛋白与氧结合的百分数。血氧饱和度的高低主要取决于血氧分压的高低，两者的关系可用氧解离曲线表示。正常动脉血氧饱和度为 95% ~ 97%；静脉血氧饱和度为 75%。红细胞内 2,3- 二磷酸甘油酸（2,3-DPG）增多、酸中毒、CO_2 增多及血温增高可使血红蛋白与氧的亲和力降低，以致在相同氧分压下血氧饱和度降低，氧解离曲线右移；反之则左移。

MODULE 模块 2 缺氧的类型

氧的供给和利用是一个复杂的过程，包括外呼吸、气体运输和内呼吸几个环节，其中任何一个环节发生障碍都可导致缺氧。根据缺氧的原因和血氧变化特点，将缺氧分为四型。

> **学习活动 6-1：请结合下面所学的内容，分析病例中给出的问题**
>
> 病例：患者，男，45 岁，因食用大量酸菜出现头痛、头晕、恶心、呕吐而入院。体格检查：体温 37℃，呼吸 23 次 /min，血压 120/80 mmHg，口唇呈棕褐色。实验室检查：动脉血氧分压、血氧含量、血氧饱和度正常，血氧容量 11 ml/dl，高铁血红蛋

白定性试验（＋）。吸氧后口唇颜色无明显改变。给予亚甲蓝和维生素 C 静脉滴注，1 天后病情明显好转。

问题：

1. 患者发生哪种类型的缺氧？试分析原因和机制。

2. 吸氧为什么不能改善口唇颜色，而给予亚甲蓝和维生素 C 静脉滴注后病情好转？

一、乏氧性缺氧

动脉血氧分压降低引起的组织供氧不足，称为**乏氧性缺氧**（hypoxic hypoxia）。其主要特点为动脉血氧分压降低，氧含量减少，以致动脉血供应组织的氧不足，故又称低张性缺氧。

（一）原因

1. 吸入气体的氧分压过低　多发生于海拔 3000 m 以上的高原、高空，或在通风不良的坑道、矿井作业时，或吸入低氧混合气体等情况。此原因引起的缺氧常被称为大气性缺氧。

2. 外呼吸功能障碍　肺通气和（或）换气功能障碍，可致动脉血氧分压和血氧含量降低而发生缺氧，又称呼吸性缺氧。

3. 静脉血分流入动脉　多见于某些先天性心脏病，由于右心的压力高于左心，出现血液自右心向左心分流，静脉血掺入左心的动脉血中，使动脉血中氧分压降低。

（二）血氧变化特点

乏氧性缺氧时动脉血的氧分压、氧含量及氧饱和度均降低。动 – 静脉血氧含量差减少。如果慢性缺氧使组织利用氧的能力代偿性增强，则动 – 静脉血氧含量差也可接近正常。正常毛细血管血液中，脱氧血红蛋白浓度约为 2.6 g/dl。乏氧性缺氧时，动、静脉血中的脱氧血红蛋白浓度增高。当毛细血管血液中脱氧血红蛋白浓度达到或超过 5 g/dl 时，可使皮肤和黏膜呈青紫色，称为**发绀**（cyanosis）。

提　示

发绀是缺氧患者最常见的表现，是由于血液中脱氧血红蛋白绝对值增加（＞5 g/dl）所致。并不是所有的缺氧都发绀，例如血液性、组织性和部分循环性缺氧不出现发绀；发绀也不一定是缺氧，如红细胞增多症，脱氧血红蛋白的比例不变，但绝对值可能增加。

二、血液性缺氧

血液性缺氧（hemic hypoxia）是指由于血红蛋白含量减少或性质改变，致使血氧含量降低或血红蛋白结合的氧不易释出所引起的组织缺氧。这型缺氧因动脉血氧分压正常，故又称等张性低氧血症。

（一）原因

1. 血红蛋白含量减少　血红蛋白含量减少见于各种原因引起的严重贫血。

2. 一氧化碳中毒　一氧化碳（CO）与血红蛋白的亲和力比氧与血红蛋白的亲和力高约210倍。当吸入气中含有 0.1% 的 CO 时，血液中可能有 50% 的血红蛋白与 CO 结合在一起，使血红蛋白变性成为碳氧血红蛋白而失去携带氧的能力；同时又抑制氧和血红蛋白向组织释放氧而引起组织缺氧。一氧化碳中毒的患者，皮肤黏膜呈樱桃红色。

3. 高铁血红蛋白血症　亚硝酸盐、过氯酸盐及磺胺衍生物等，可使血红素中二价铁氧化成三价铁，形成高铁血红蛋白。高铁血红蛋白中的三价铁因与羟基结合牢固，故失去结合氧的能力；同时又抑制氧和血红蛋白向组织释放氧而引起组织缺氧。高铁血红蛋白血症患者，全身呈咖啡色、头痛、精神恍惚、意识不清，甚至昏迷。

> **提　示**
>
> 　　高铁血红蛋白血症最常见于亚硝酸盐中毒，如食用含大量硝酸盐的腌菜后，硝酸盐经肠道菌的作用还原为亚硝酸盐，被大量吸收入血后，导致高铁血红蛋白血症。

（二）血氧变化特点

血液性缺氧血氧变化的主要特点是动脉血氧分压正常，血氧容量和血氧含量降低，血氧饱和度正常或降低。发生血液性缺氧时，因吸入气体氧分压正常和外呼吸功能正常，故动脉血氧分压正常。由于血红蛋白数量减少或性质改变，致使血氧容量和血氧含量降低。动脉血氧含量降低也会减少血液中的氧向组织的弥散，而静脉血氧含量高于正常，故动－静脉血氧含量差减少。贫血性缺氧的血氧饱和度正常，而高铁血红蛋白血症和碳氧血红蛋白血症的血氧饱和度降低。

血液性缺氧的患者常无发绀表现，但根据引发缺氧的原因不同，皮肤黏膜颜色改变会有不同。单纯贫血的患者，皮肤黏膜呈苍白色；CO 中毒的患者，皮肤黏膜呈樱桃红色；亚硝酸盐中毒引起的高铁血红蛋白血症患者，皮肤黏膜呈棕褐色（咖啡色），称为肠源性发绀。

三、循环性缺氧

循环性缺氧（circulatory hypoxia）是指由于血液循环发生障碍，导致组织供血量减少而引起的缺氧，又称低动力性缺氧。

（一）原因

1. 全身性循环障碍　全身性循环障碍见于心力衰竭和休克。心力衰竭患者的心输出量减少，向全身各组织器官运送的氧量减少，引起全身缺血性缺氧；同时又可因静脉回流受阻，引起组织淤血，导致全身淤血性缺氧。全身性循环障碍引起的缺氧，易致酸性代谢产物蓄积，发生酸中毒。

2. 局部性循环障碍　局部性循环障碍见于动脉硬化、血管炎、血栓形成和栓塞等病理情况。因血管内阻或外压，引起局部组织缺血或淤血，而发生缺血性缺氧和淤血性缺氧。

（二）血氧变化特点

循环性缺氧时，动脉血氧分压、氧含量和氧饱和度均正常。但因血流缓慢，血液通过毛细血管的时间延长，组织、细胞从单位血液中摄取的氧量相对较多，致使静脉血氧分压和氧含量降低，动 – 静脉氧含量差增大。缺血性缺氧时，组织器官苍白。淤血性缺氧时，组织从血液中摄取的氧量增多，毛细血管中还原血红蛋白含量增加，易出现发绀。

四、组织性缺氧

组织性缺氧（histogenous hypoxia）是指因组织细胞利用氧障碍而引起的缺氧，又称为氧利用障碍性缺氧。

（一）原因

1. 组织中毒　最典型的是氰化物中毒。氰离子（CN^-）可迅速与氧化型细胞色素氧化酶的 Fe^{3+} 结合为氰化高铁细胞色素氧化酶，使之不能被还原为还原型细胞色素氧化酶，以致呼吸链中断，组织不能利用氧。

2. 维生素缺乏　核黄素、尼克酸、尼克酰胺等是呼吸链中许多脱氢酶的辅酶成分，当这些维生素严重缺乏时，生物氧化将发生障碍。

3. 细胞损伤　放射性损伤、过热、重症感染等可引起线粒体损伤而导致氧的利用发生障碍。

（二）血氧变化特点

组织性缺氧时，动脉血氧分压、血氧容量、血氧含量及血氧饱和度均正常。由于组织利用氧发生障碍，故静脉血氧含量高于正常值，因而动 – 静脉血氧含量差小于正常值。

提　示

临床上发生的缺氧多混合存在。例如，失血性休克患者，既有循环性缺氧，也有血液性缺氧，若并发肺功能障碍，则又可出现乏氧性缺氧，使得病情错综复杂。因此，只有在熟悉各种类型缺氧的发生原因、发生机制和特点的基础上，结合临床实际才能较好地分析复杂的病情。

MODULE 模块 3　缺氧对机体的影响

缺氧对机体的影响取决于缺氧的程度、速度、持续时间和机体的反应性及功能状态。轻度缺氧主要引起机体代偿反应；重度或严重缺氧可因机体来不及充分发挥代偿作用而以损伤表现为主，严重时可导致死亡。慢性缺氧时机体的代偿反应和缺氧的损伤作用并存。各种类型的缺氧所引起的变化，既有相似之处，又各具特点，下面以低张性缺氧为例，说明缺氧对机体的影响。

一、呼吸系统的变化

（一）代偿反应

肺通气量的增加是机体对急性低张性缺氧最主要的代偿反应。PaO_2 于 60 ~ 100 mmHg 时，肺通气量无变化；当 PaO_2 低至 60 mmHg 以下时，可刺激颈动脉体和主动脉体的化学感受器，反射性地引起呼吸加深、加快，从而使肺泡通气量增加，肺泡气氧分压升高，PaO_2 也随之升高。此外，胸廓呼吸运动的增强使胸内负压增大，还可促进静脉回流，增加心输出量和肺的血流量，有利于氧的摄取和运输。血液性缺氧和组织性缺氧因动脉血氧分压正常，故呼吸一般不增强；循环性缺氧若累及肺循环，如心力衰竭引起肺淤血和肺水肿时，可使呼吸加快。

（二）失代偿变化

1. 高原肺水肿　快速进入海拔 4000 m 以上高原时，少数人可在 1 ~ 4 天内发生肺水肿，称高原性肺水肿，表现为头痛、胸闷、呼吸困难、发绀、咳嗽、咳大量白色或粉红色泡沫样痰。高原肺水肿一旦发生，将明显加重机体缺氧，如不及时抢救，常导致死亡。

2. 中枢性呼吸衰竭　当 PaO_2 低于 30 mmHg 时，缺氧对呼吸中枢的直接抑制作用超过 PaO_2 降低对外周化学感受器的兴奋作用，因而发生中枢性呼吸衰竭。表现为呼吸抑制，呼吸节律和频率不规则，肺通气量减少。

二、循环系统的变化

（一）代偿反应

1. 心脏功能的变化　心脏功能的变化主要表现为：①心率加快：见于急性轻度或中度缺氧时。②心肌收缩力增强：缺氧初期，可引起交感神经兴奋，使心肌收缩性增强。③心输出量增加：其原因除与心率加快、心肌收缩力增强有关外，还与缺氧时呼吸深快、胸内负压增大、静脉回流增加有关。严重缺氧时，由于心率减慢或心肌收缩力减弱，可使心输出量降低。

2. 血液重新分布　急性缺氧时，皮肤、腹腔内脏交感神经兴奋，使皮肤、腹腔内脏血管上丰富的 α 受体兴奋而导致血管收缩；但冠状动脉主要存在的是 β 受体，脑血管上 α 受体较少，故此时心、脑血管因扩张，血流量增加。这种血流分布的改变可保证重要生命器官的氧供应。

3. 肺血管收缩　肺泡缺氧及混合静脉血的氧分压降低都会引起肺小动脉收缩，减少缺氧肺泡的血流量，增加氧供正常的肺泡血量，以保证肺泡通气/血流趋于正常而保证血液的氧和。

4. 毛细血管增生　长期慢性缺氧可促使毛细血管增生，尤其是脑、心脏和骨骼肌的毛细血管增生更显著。毛细血管的密度增加可缩短血氧弥散至细胞的距离，增加对细胞的供氧量。

（二）失代偿变化

1. 肺动脉高压 肺泡缺氧所致肺血管收缩反应可增加肺循环阻力，导致严重的肺动脉高压。慢性缺氧使肺小动脉长期处于收缩状态，可引起肺血管中膜平滑肌肥大，血管硬化，形成稳定的肺动脉高压，肺动脉高压可增加右室射血的阻力，导致右心室肥大，甚至心力衰竭。

2. 心肌的收缩与舒张功能降低 心肌缺氧可降低心肌的舒缩功能，甚而使心肌发生变性、坏死（具体见单元 11 中关于心功能不全的内容）。

3. 心律失常 严重缺氧可引起多种心律失常，如窦性心动过缓、期前收缩，甚至发生心室纤颤。

4. 回心血量减少 脑严重缺氧时，呼吸中枢的抑制使胸廓呼吸运动减弱，导致静脉回流减少，使回心血量减少；全身性极严重而持久的缺氧会使体内产生大量乳酸、腺苷等代谢产物，后者可直接扩张外周血管，大量血液淤积在外周，回心血量减少，使心输出量减少。

三、血液系统的变化

（一）代偿反应

1. 红细胞和血红蛋白增多 急性缺氧时，由于交感神经兴奋，脾、肝等器官的血管收缩增强，使进入体循环的血量增加，红细胞数量增多。慢性缺氧引起红细胞增多主要是骨髓造血增强所致。

2. 血红蛋白与氧的亲和力降低 由于红细胞内 2,3-DPG 含量增多，血红蛋白与氧的亲和力降低，氧解离曲线右移，血红蛋白将结合的氧向细胞释放。氧离曲线右移利于向组织供氧，具有代偿意义；但是不利于肺部血液与氧的结合。

（二）失代偿变化

血液中红细胞增加，可使血液黏滞度增高，循环阻力增大，心脏的后负荷增高，这是缺氧时发生心力衰竭的重要因素之一。在吸入气 PO_2 明显降低的情况下，红细胞内过多的 2,3-DPG 将妨碍血红蛋白在肺部与氧结合，使动脉血氧含量过低，组织严重缺氧。

四、中枢神经系统的变化

脑对缺氧十分敏感，这与脑组织的代谢特点有关。脑所需能量主要来自葡萄糖氧化，脑耗氧量约占总耗氧量的 23%，而脑内葡萄糖和氧的储备很少，一旦脑血流完全阻断，数分钟内脑细胞即可发生不可逆损害。

缺氧引起中枢神经系统功能障碍与脑水肿和脑细胞损伤有关。脑水肿的发生机制是：①缺氧和酸中毒可使脑微血管通透性增高，从而导致脑间质水肿；②缺氧时脑组织能量代谢障碍，ATP 生成减少，使神经细胞膜钠泵运转障碍，导致细胞内钠、水潴留；③脑细胞及脑间质水肿可使颅内压增高，脑压高又可压迫脑血管，使静脉回流受阻，加重脑循环障碍，形成恶性循环。

M ODULE 模块 4　缺氧的防治及护理的病理生理基础

一、氧　疗

　　去除病因或消除缺氧的原因是缺氧治疗的关键一环。氧疗对乏氧性缺氧的效果最好。吸氧可增高肺泡气氧分压，使动脉血氧分压和血氧饱和度增高，血氧含量增多，因而对组织的供氧增加。但由静脉血分流入动脉引起的乏氧性缺氧，因分流的血液未经过肺泡而直接掺入动脉血，故吸氧对改善缺氧的作用较小。对于严重贫血和高铁血红蛋白血症患者，吸纯氧可提高血浆中溶解的氧量而增加对组织供氧。对一氧化碳中毒患者，吸氧除可增加血液中溶解氧外，还可加速碳氧血红蛋白与一氧化碳的解离。循环性缺氧、组织中毒性缺氧时，氧疗也能有一定治疗作用。

二、氧中毒

　　氧虽为生命活动所必需，但当吸入性 PO_2 过高时，活性氧产生增多，反而会引起组织、细胞损伤，称为氧中毒。氧中毒时细胞受损的机制一般认为与活性氧的毒性作用有关。

实训与拓展

病例分析问与答

　　结合本单元的学习，请你分析学习活动 6-1 病例中所提出的问题，下面的思路供你参考：

　　1. 根据病史和实验室检查，判断患者发生了血液性缺氧。

　　2. 原因是食用大量酸菜，酸菜中含有较多的硝酸盐，在肠道经细菌作用下将硝酸盐还原为亚硝酸盐，后者可使大量血红蛋白氧化成高铁血红蛋白。高铁血红蛋白中的 Fe^{3+} 因与羟基牢固结合而失去携带氧的能力，剩余的 Fe^{2+} 与氧的亲和力增高，使氧不易释出，从而加重组织缺氧。高铁血红蛋白呈棕褐色，使患者的口唇呈棕褐色，故吸氧不能改善。

　　亚甲蓝和维生素 C 可将 Fe^{3+} 还原为 Fe^{2+}，使血红蛋白恢复携氧能力。

自测练习

（一）单项选择题

1. 缺氧是由于（　　）。

　　A. 向组织供氧不足或组织利用氧障碍

　　B. 吸入气体中氧含量减少

C. 血液中氧分压降低

D. 血液中氧含量降低

E. 血液中氧容量降低

2. 乏氧性缺氧又称为（   ）。

    A. 低张性低氧血症　　　　　B. 等张性低氧血症

    C. 缺血性缺氧　　　　　　　D. 淤血性缺氧

    E. 低动力性缺氧

3. 下列何种物质可引起高铁血红蛋白血症？（   ）

    A. 硫酸盐　　　　　　B. 尿素　　　　　　C. 亚硝酸盐

    D. 肌酐　　　　　　　E. 乳酸

4. 血液性缺氧时（   ）。

    A. 血氧容量正常、血氧含量降低

    B. 血氧容量降低、血氧含量正常

    C. 血氧容量、血氧含量均正常

    D. 血氧容量、血氧含量均降低

    E. 血氧容量增加、血氧含量降低

5. 血氧容量正常，动脉血氧分压和氧含量正常，而动-静脉血氧含量差变小见于（   ）。

    A. 心力衰竭　　　　　B. 呼吸衰竭　　　　　C. 室间隔缺损

    D. 氰化物中毒　　　　E. 慢性贫血

6. 对缺氧最敏感的器官是（   ）。

    A. 心脏　　　　　　　B. 大脑　　　　　　C. 肺

    D. 肾　　　　　　　　E. 胃肠道

7. 下列哪种原因不属于血液性缺氧的原因？（   ）

    A. 高铁血红蛋白血症　　　　B. 煤气中毒

    C. 支气管痉挛　　　　　　　D. 严重贫血

    E. 亚硝酸盐中毒

8. 对组织性缺氧的诊断最有价值的指标是（   ）。

    A. 动-静脉血氧含量差减小　　B. 动脉血氧含量增高

    C. 动脉血氧容量下降　　　　　D. 动脉血氧饱和度下降

    E. 动脉血氧分压下降

（二）问答题

1. 缺氧分为几种类型？各型的血氧变化特点是什么？

2. 简述缺氧时循环系统的代偿反应。

单项选择题参考答案

1. A　2. A　3. C　4. D　5. D　6. B　7. C　8. A

（郭晓霞）

▶ 导 学

患者，女，24岁。转移性右下腹痛24 h，体温39℃。

血常规：白细胞$22×10^9$/L，中性粒细胞占92%。既往患有急性化脓性阑尾炎。本次诊断为慢性阑尾炎急性发作。

该患者急性炎症的基本病理变化是什么？化脓性炎症如何分类？请你带着这些问题来学习这一单元的内容。

本单元重点介绍炎症的定义、原因；炎症的基本病理变化、局部表现和全身反应及其临床类型；急性炎症的病理变化、急性渗出性炎症的类型及其各型特点和结局；慢性炎症。

▶ 学习目标

1．复述：炎症、炎症介质、肉芽肿性炎、炎性息肉、炎性假瘤的概念。
2．列举：炎症的病因，急性炎症的类型。
3．描述：炎症的基本病理变化。
4．举例说明：炎症的防御性本质。
5．比较：各型急性炎症的特点。
6．解释：炎症的局部表现和全身反应。

炎症是人类疾病中最常见而又重要的一种基本病理过程，见于许多常见病、多发病，如疖、痈、子宫颈炎、肺炎、肝炎、肾炎、痤疮、结核病、伤寒、风湿病等。

MODULE 模块 1　炎症概述

炎症（inflammation）是指具有血管系统的活体组织对损伤因子所发生的防御反应。其复杂过程的中心环节是血管反应，主要特征是液体渗出和白细胞渗出。

在炎症过程中，一方面损伤因子直接或间接造成机体的组织、细胞的破坏，另一方面机体通过一系列血管反应、液体渗出、白细胞渗出，以稀释、中和、杀伤和包围损伤因子并清除坏死组织。同时，通过实质和间质细胞的再生，使受损的组织得以修复和愈合。因此，炎症是损伤与抗损伤对立而又统一的过程，其本质是防御反应。但是，炎症对人类也有潜在的危害性，如重型病毒性肝炎影响肝功能，缩窄性心包炎影响心功能，故在一定情况下应采取措施控制炎症反应。

一、炎症的原因

凡是能引起组织、细胞损伤的因素，即称为致炎因子，可归纳为以下几类：

1. 生物性因子　细菌、病毒、立克次体、支原体、真菌和寄生虫等为炎症最常见的原因。

2. 物理性因子　导致炎症的物理性因子包括高温、低温、机械性创伤、电击伤、紫外线和放射线等。

3. 化学性因子　导致炎症的化学性因子又分为外源性和内源性两类。其中，外源性化学物质有强酸、强碱等腐蚀性物质及 CO、有机磷农药等毒性物质；内源性化学物质如坏死组织的分解产物和体内代谢产物（尿酸、尿素等）的堆积。

4. 免疫反应　机体免疫反应异常或变态反应时，可引起组织损伤，如过敏、结核病等。

5. 坏死组织　缺血或缺氧等原因可引起组织坏死，坏死组织既是异物又是有害物质，是潜在的致炎因子。在新鲜梗死灶的边缘所出现的充血、出血带和炎细胞浸润等即是炎症反应。

二、炎症介质

在炎症过程中，参与或引起炎症反应的某些化学活性物质称为**炎症介质**（inflammatory mediator），也称化学介质。炎症介质种类很多，有外源性（细菌及其产物）和内源性（细胞源性和血浆源性）两大类，但主要是后者。在炎症过程中，其主要作用见表7-1。

表 7-1　主要炎症介质及作用

炎症介质种类	生物活性作用					
	血管壁通透性增加	发热	疼痛	组织损伤	血管扩张	趋化作用
5-羟色胺	+	−	−	−	+	+
前列腺素	+	+	+	−	+	

续表

炎症介质种类	生物活性作用					
	血管壁通透性增加	发热	疼痛	组织损伤	血管扩张	趋化作用
白细胞三烯	+	−	−	−		+
溶酶体酶	+	−	−	+		+
淋巴因子	+	+	−			+
缓激肽	+	−	+	+	+	+
补体（C_{3a}、C_{5a}）	+	−	−	−	+	+
纤维蛋白多肽	+	−	−	−		+

三、炎症的基本病理变化

炎症的局部基本病理变化，包括局部组织的变质、渗出和增生。在炎症的过程中，三者通常以一定的先后顺序发生，早期以变质或渗出为主，后期以增生为主。变质是损伤过程，而渗出和增生是抗损伤和修复过程，损伤与抗损伤贯穿炎症的始终。

（一）变质

炎症局部组织、细胞发生的变性和坏死称为**变质**（alteration）。变质可发生于实质，也可发生于间质。实质细胞可发生细胞水肿、脂肪变性及凝固性坏死、液化性坏死等。间质可发生黏液样变、纤维素样坏死等。变质主要由致炎因子直接作用，或由炎症局部血液循环障碍及炎症反应物等共同作用引起。其代谢改变以局部分解代谢增强为特点，表现为局部酸中毒和组织内渗透压增高，为渗出提供物质基础。

炎症局部病变以变质为主，而渗出、增生相对较轻，称为变质性炎症。常见于肝、心、肾、脑等实质器官的重症感染或中毒及变态反应，如重症肝炎、流行性乙型脑炎等。

（二）渗出

炎症部位血管内的液体和细胞成分通过血管壁进入组织间隙、体腔、黏膜表面及体表的过程称为**渗出**（exudation）。渗出的液体称为渗出液。渗出的白细胞参与炎症反应，即为炎细胞。渗出是炎症的重要标志，也是消除病原因子和有害物质的重要环节。

炎症局部病变以渗出为主，而变质、增生相对较轻，称为渗出性炎症。临床上，绝大多数急性炎症为渗出性炎症。

（三）增生

在相应的生长因子的刺激下，炎症局部实质细胞和间质细胞的数目增多，称为**增生**（hyperplasia）。实质细胞的增生如慢性肝炎中肝细胞的增生；间质细胞的增生包括巨噬细胞、内皮细胞和成纤维细胞。增生具有限制炎症扩散和修复的作用，故炎症的增生是一种防御反应。但是过度的增生可引起器官硬化与粘连，如肝硬化、心包粘连等；有的可压迫邻近组织影响器官功能，甚至造成组织坏死导致功能衰竭。

炎症局部病变以增生为主，而变质、渗出较轻，称为增生性炎症，多见于慢性炎症。

四、炎症的局部表现和全身反应

（一）炎症的局部表现

炎症的局部表现为红、肿、热、痛和功能障碍。尤其是体表的急性炎症，红、肿和热表现突出。发红和发热主要是局部血管扩张、血流加快所致；肿胀则与炎症充血、渗出和局部组织增生有关；渗出物压迫和炎症介质刺激神经末梢会引起疼痛。在此基础上，由实质细胞变性坏死、代谢功能异常、疼痛、炎性渗出物所致的机械性阻塞和压迫等会引起局部组织、器官的功能障碍，如关节炎时关节活动受限、肾炎影响肾功能等。

（二）炎症的全身反应

炎症的防御意义不仅表现在局部，还会动员机体的造血系统、免疫系统和单核吞噬细胞系统，以及神经系统与内分泌系统等积极参与。尤其是生物性因子引起的炎症或炎症蔓延扩散时会出现较为明显的全身反应。

1. 发热　发热多见于病原微生物引起的炎症。病原微生物及其产物均可作为发热激活物，作用于体温调节中枢引起发热（详见单元 8　发热）。

2. 外周血白细胞的变化　炎症时，外周血白细胞总数增多，特别是细菌性炎症尤为明显。严重感染时，常出现幼稚的中性粒细胞比例增加的现象，称为"核左移"，说明患者对感染的抵抗力较强和感染程度较重。多数细菌感染会引起中性粒细胞增多；过敏反应或寄生虫感染时嗜酸性粒细胞增多；病毒感染时淋巴细胞增多，如腮腺炎、风疹等。但某些病毒、立克次体、原虫和极少数细菌感染则表现为外周血白细胞计数正常或减少，如流感、伤寒等。患者抵抗力差及感染严重时，外周血白细胞可无明显增多，甚至减少，提示预后不良。

3. 单核吞噬细胞系统增生　炎症部位病原体及其毒素和组织崩解产物，可经淋巴管到达局部淋巴结或经血液到达肝、脾、骨髓等单核吞噬细胞系统，引起这些器官的巨噬细胞增生，以吞噬、消灭病原体和清除崩解产物。在临床上，单核吞噬细胞系统增生可表现为肝、脾、淋巴结肿大。

另外，严重的感染，特别是败血症，可引起血管扩张、有效循环血量减少而发生休克，甚至弥散性血管内凝血，使重要器官出现变性、坏死，导致相应器官的功能障碍。

> ### 提　示
>
> 变质、渗出和增生是炎症的基本病理变化，三者共存交错、互为因果。而红、肿、热、痛和功能障碍是炎症局部的临床表现。

五、炎症的临床类型

急性炎症和慢性炎症都是临床常见类型，而超急性炎症与亚急性炎症少见。炎症的临床类型及特点详见表 7-2。

表 7-2 炎症的临床类型及特点

类 型	病 程	临床特点	病变特点	举 例
超急性炎症	几小时至几天	暴发经过，死亡率高	变态反应性炎症，变质、渗出明显	器官移植的超急性排斥反应
急性炎症	几天至1个月	起病急，症状明显	以变质、渗出为主，以中性粒细胞渗出为主	急性阑尾炎、急性肝炎
慢性炎症	几月至几年	起病慢，症状缓和	以增生为主，以淋巴细胞、浆细胞及单核细胞渗出为主	慢性子宫颈炎、慢性胆囊炎
亚急性炎症	介于急性和慢性炎症之间	起病较急，症状较明显	变质、渗出与增生均较明显，炎症细胞渗出较复杂	亚急性重型肝炎

M^{ODULE} 模块 2 急性炎症

一、急性炎症的病理变化

在急性炎症过程中，血流动力学改变、血管壁通透性增加和血液成分的渗出相互关联，通过这些变化，将抵抗病原微生物的白细胞和抗体、补体等运输到炎症灶，以稀释、杀伤和包围致炎因子并清除、运走有害物质。这一过程具有抗损害作用，促进疾病康复。

（一）血流动力学改变

当组织受到致炎因子刺激时，通过神经反射，迅速出现短暂性细动脉收缩，接着细动脉和毛细血管便发生扩张和血流加快，出现炎性充血。随着炎症的继续发展，血管壁通透性增高并有液体渗出，导致血液浓缩、黏稠度增加，血流由快变慢而出现淤血，甚至停滞。上述血管的变化为血液成分的渗出创造了条件（如图 7-1 所示）。

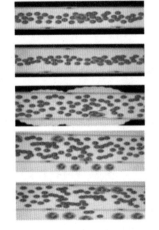

（a）正常血流

（b）血管扩张，血流加快

（c）血管进一步扩张，血流变慢，血浆渗出

（d）血流缓慢，白细胞游出血管

（e）血流显著缓慢，白细胞游出增多，红细胞漏出

图 7-1 血流动力学变化模式图

（二）血管壁通透性增加

炎症过程中，致炎因子、炎症介质等作用于内皮细胞而使血管壁通透性增加。其机制为：①内皮细胞收缩，使内皮细胞间隙扩大；②内皮细胞损伤，而后坏死脱落，使血管壁通透性增高；③内皮细胞穿胞通道数量增加和囊泡口径增大，穿胞作用增强；④新生毛细血管壁高通透性，血管壁通透性增加是导致液体外渗和蛋白质渗出的重要原因。

（三）液体渗出

1. 液体渗出机制　液体渗出是血管壁通透性增加、微循环内流体静压升高和组织渗透压增高三者共同作用的结果。①血管壁通透性增加：血管壁通透性增加使血管中富含蛋白质的液体外渗，使血浆胶体渗透压降低，而组织液胶体渗透压升高，进一步使大量液体成分渗出。②微循环内流体静压升高：由于细动脉和毛细血管扩张，导致细静脉淤血、血流缓慢，使毛细血管内流体静压升高。③组织渗透压升高：炎区组织变性坏死、分解代谢增强及局部酸中毒，致使局部的分子浓度和离子浓度升高，引起炎区的胶体渗透压和晶体渗透压均增高。

2. 渗出液与漏出液的区别　炎症时所形成的渗出液与非炎症时所形成的漏出液不同（见表7-3），前者主要是血管壁通透性增加所致，而后者则是流体静压升高所致。

表7-3　渗出液与漏出液的区别

	渗出液	漏出液
原因	炎症	非炎症
外观	混浊	澄清
凝固性	常自凝	不自凝
蛋白质含量/（g/L）	>30	<25
细胞数/（10^6/L）	>1000	<500
比重	>1.018	<1.018
Rivalta实验	阳性	阴性

提　示

在正常情况下，浆膜腔内有少量液体起润滑作用。病理情况下，若有多量液体潴留，则形成积液。临床上可将积液分为漏出液和渗出液两类，漏出液为非炎症性积液，渗出液为炎症积液。例如，肝硬化引起的腹水为非炎症性漏出液，腹膜炎时引起的腹水为渗出液。根据积液的性状，可初步判断引起胸水、腹水的原因。

3. 渗出液的作用　渗出液具有重要的防御作用，它可以稀释毒素和有害物质，以减轻对局部组织的损伤，并带来氧气及营养物质和运走代谢产物。渗出物富含抗体、补体等物质，有利于杀灭病原体。渗出物中的纤维素交织成网，可限制病原体扩散和白细胞发挥吞噬作用，同时也可成为修复的支架，有利于成纤维细胞产生胶原纤维。渗出物中的病原体和毒素随淋巴液被携带到局部淋巴结，可刺激机体产生细胞和体液免疫。但渗出过多可压迫周围组织，影响器官的功能；渗出的纤维素过多不能完全吸收时，可发生机化、粘连，对机体带来不利影响。

（四）白细胞渗出

炎症最重要的功能是将炎细胞输送到炎症灶。炎细胞在炎区聚集的现象称为炎细胞浸润。白细胞渗出和炎细胞浸润是炎症反应的重要形态学特征，是一种主动游出且极其复杂的过程。白细胞经过靠边、滚动、附壁、游出、趋化作用等阶段到达炎区进行吞噬（如图 7-2 所示），在局部发挥重要防御作用。此外，致炎因子不同，渗出的白细胞也不同，如化脓菌感染以中性粒细胞为主，病毒感染以淋巴细胞和单核细胞为主，过敏反应和寄生虫则以嗜酸性粒细胞为主。

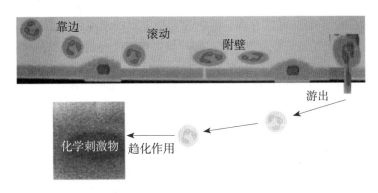

图 7-2 白细胞的游出和趋化作用模式图

1. 渗出白细胞的作用 白细胞在炎症局部可发挥吞噬作用和免疫作用，是炎症防御中极其重要的一环，但对局部组织亦有损伤作用。

（1）吞噬作用：吞噬作用是指白细胞游走到炎症部位后，吞噬病原体及组织崩解碎片的过程。吞噬细胞主要有中性粒细胞和巨噬细胞。吞噬过程可分为三个阶段（如图 7-3 所示）：识别和黏着、包围吞入、杀灭与降解。

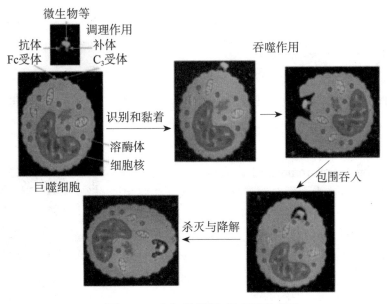

图 7-3 白细胞的吞噬过程模式图

通过吞噬作用，大多数病原体被杀灭、降解；但少数细菌（结核杆菌等）可在白细胞内长期存活，一旦机体抵抗力下降，这些细菌又能繁殖，并可随吞噬细胞的游走而在体内播散。

（2）免疫作用：发挥免疫作用的细胞主要为淋巴细胞、浆细胞和巨噬细胞。

（3）组织损伤作用：白细胞在化学趋化、激活和吞噬过程中，不仅可向吞噬溶酶体内释放产物，而且还可将产物（溶酶体酶、活性氧自由基等）释放到间质中，引起内皮细胞和组织损伤，加重原始致炎因子的损伤作用。单核巨噬细胞也可产生组织损伤因子。

2. 炎细胞的种类与功能

（1）中性粒细胞：中性粒细胞具有活跃的游走能力和较强的吞噬作用，主要能吞噬细菌、坏死组织碎片以及抗原抗体复合物。出现在急性炎症早期及化脓性炎。

（2）巨噬细胞：巨噬细胞可以吞噬、消化含有脂质膜的细菌（如结核杆菌）；能吞噬中性粒细胞不能吞噬的病原体、较大异物及组织碎片等。常见于急性炎症的后期、慢性炎症、非化脓性炎（结核病等）、病毒及寄生虫感染时。

（3）淋巴细胞和浆细胞：淋巴细胞有较弱的游走能力，无吞噬作用，常见于慢性炎症或急性病毒感染性炎症。

（4）嗜酸性粒细胞：胞浆内含有许多较大的嗜酸性颗粒，其运动能力较弱，具有一定的吞噬能力，能吞噬抗原抗体复合物。

（5）嗜碱性粒细胞和肥大细胞：两种细胞均含有嗜碱性颗粒，颗粒均含肝素及组织胺。其中，肥大细胞的胞浆内还含有 5- 羟色胺。当细胞脱颗粒时便释出上述物质，引起炎症反应，多见于变态反应性炎症。

提 示

炎症时液体渗出虽发生较早，但为被动的过程；而细胞渗出发生较晚，却是主动的过程。炎症渗出的液体和细胞称为渗出物。但要注意：当炎症反应剧烈或血管壁严重损伤时，渗出物中可见红细胞，但红细胞是被动漏出的。

二、急性渗出性炎症的类型

急性渗出性炎症根据渗出物主要成分不同和病变特点，可分为浆液性炎、纤维素性炎、化脓性炎和出血性炎。

（一）浆液性炎

浆液性炎（serous inflammation）以血清渗出为主，其中含有少量白细胞及纤维素。常发生于皮肤、黏膜、浆膜和疏松结缔组织等处。发生于表皮内和表皮下时可形成水疱，如皮肤二度烧伤（如图 7-4 所示）；发生于黏膜时，渗出液沿黏膜表面向外排出，如感冒初期的流清涕；发生于浆膜时会形成炎性积液，如结核性渗出性胸膜炎的胸腔积液、风湿性

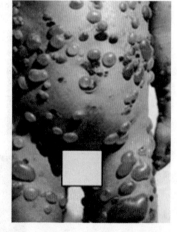

图 7-4 表皮水疱（二度烧伤）

关节炎的关节腔积液；浆液性渗出物弥漫浸润组织时，会出现局部充血、水肿明显，如蜂毒、毒蛇咬伤的局部炎性水肿。

浆液性炎的病变一般较轻，易于消退。但若渗出物过多，则可影响器官功能，如胸腔或心包腔大量浆液渗出可影响心肺功能；少数烈性传染病如霍乱，可危及生命。

（二）纤维素性炎

纤维素性炎（fibrinous inflammation）以渗出物中含有大量纤维素为特征，常由某些细菌的毒素（如肺炎球菌、痢疾杆菌、白喉杆菌）或某些内源性和外源性毒物（如尿毒症的尿素和汞中毒）引起，易发生于黏膜、浆膜和肺组织。发生于黏膜者，渗出的纤维素、坏死的黏膜上皮及中性粒细胞常混合在一起，形成灰白色的膜状物，又称为假膜性炎，如白喉、细菌性痢疾（如图 7-5 所示）。发生于心包膜的纤维素性炎，由于心脏不停地搏动，使渗出于心包脏、壁两层表面的纤维素形成无数绒毛状物，称为绒毛心（如图 7-6 所示）。听诊时可闻及心包摩擦音。同样，纤维素性胸膜炎也可闻及胸膜摩擦音。发生于肺的纤维素性炎，主要见于大叶性肺炎，会使病变组织发生肺实变（病变肺组织各级支气管和肺泡充满渗出物，不含气体）。

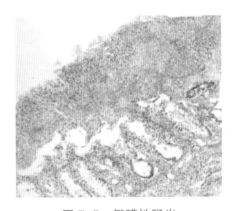 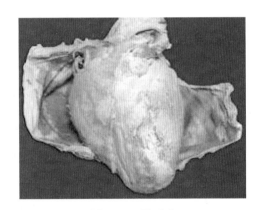

图 7-5　假膜性肠炎　　　　　　　　图 7-6　绒毛心

纤维素性炎渗出的纤维素不多时，纤维素可被蛋白水解酶溶解吸收或排出；若纤维素过多，而中性粒细胞渗出过少，或组织内抗胰蛋白酶过多，则纤维素难以完全溶解吸收而发生机化，可造成肺肉质变或浆膜的脏层和壁层发生纤维性粘连，甚至使浆膜腔闭塞。

（三）化脓性炎

化脓性炎（suppurative inflammation or purulent inflammation）以中性粒细胞大量渗出，并伴有不同程度的组织坏死和脓液形成为特征。多由葡萄球菌、链球菌等化脓菌引起，亦可因机体坏死组织所致。脓性渗出物称为脓液，是一种混浊的凝乳状液体，呈灰黄色或黄绿色。由葡萄球菌引起的脓液较浓稠，而由链球菌引起的脓液则较稀薄。脓液中的中性粒细胞除少数仍可保持其吞噬能力外，大多数已变性坏死，称为脓细胞。根据化脓性炎症发生的原因和部位的不同，可将其分为下列三种类型。

　　1. 脓肿　　**脓肿**（abscess）为器官或组织的局限性化脓性炎症，其主要特征为组织发生坏死溶解，形成充满脓液的囊腔（如图 7-7 所示）。可发生在皮下或内脏，常由金黄色葡萄球菌引起。它能产生毒素使局部组织坏死，大量中性粒细胞浸润并释放蛋白水解酶将坏死组织溶解、液化，因而形成含有脓液的囊腔；还可产生血浆凝固酶，使渗出的纤维蛋白原转变为纤维素，而使病变局限。较大而时间较久的脓肿，其周围肉芽组织增生会形成脓肿壁。小脓肿可以吸收消散，较大脓肿常需要切开排脓或穿刺抽脓，而后由肉芽组织修复，形成瘢痕。

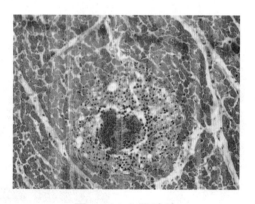

图 7-7　心肌脓肿

　　疖是毛囊、皮脂腺及其周围组织所发生的脓肿（化脓性炎）。痈是多个疖的融合，在皮下脂肪、筋膜组织中形成的许多互相沟通的脓肿，必须及时切开引流排脓，局部才能修复愈合。

　　2. 蜂窝织炎　　**蜂窝织炎**（phlegmonous inflammation）是疏松组织发生的弥漫性化脓性炎（如图 7-8 所示）。常见于皮肤、肌肉和阑尾，主要由溶血性链球菌引起。它能分泌透明质酸酶，降解结缔组织基质的透明质酸；分泌链激酶，溶解纤维素。因此，细菌易向周围组织通过组织扩散，病灶与周围组织界限不清，中性粒细胞弥漫性浸润，全身中毒症状明显。

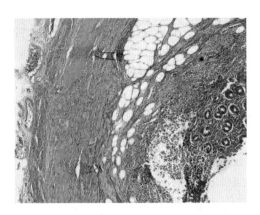

图 7-8 蜂窝织炎性阑尾炎

3. 表面化脓和积脓 **表面化脓**是指发生在黏膜或浆膜的化脓性炎，其特点是脓液主要向黏膜或浆膜表面渗出。例如，化脓性尿道炎、化脓性支气管炎时，渗出的脓液可沿尿道、支气管排出体外。当渗出的脓液蓄积在浆膜腔、输卵管或胆囊等部位时，称为**积脓**。

（四）出血性炎

由于血管壁损伤较重，红细胞大量漏出，导致渗出物中含大量红细胞时，称为**出血性炎**（ hemorrhagic inflammation ）。常见于流行性出血热、钩端螺旋体病和鼠疫等。

三、急性炎症的结局

多数急性炎症经适当治疗可痊愈，少数迁延为慢性炎症，极少数可蔓延扩散到全身。

（一）痊愈

由于机体抵抗力增强或经过适当治疗，病因被清除，炎症灶内坏死组织和渗出物被溶解吸收，通过周围健康细胞的再生，可以完全恢复原来组织的结构和功能，称为完全痊愈。若坏死范围较大，则由肉芽组织修复，不能完全恢复组织原有的结构和功能，称为不完全痊愈。

（二）迁延为慢性炎症

如果致炎因子不能在短期清除，在机体内持续作用，不断地损伤组织，造成炎症迁延不愈，则急性炎症转变成慢性炎症，病情可时轻时重。

（三）蔓延扩散

在机体抵抗力低下，或病原微生物毒力强、数量多的情况下，病原微生物可不断繁殖，并沿组织间隙向周围组织蔓延，或经淋巴管、血管向全身扩散。

1. 局部蔓延 局部蔓延是指病原微生物经组织间隙或自然管道向周围组织和器官扩散蔓延，如急性宫颈炎可向上蔓延到子宫体或输卵管。炎症局部蔓延可形成糜烂、溃疡、瘘管和窦道。

2. 淋巴道扩散 淋巴道扩散是指病原微生物侵入淋巴管内，随淋巴液引流到达淋巴结，引起淋巴管炎和淋巴结炎，如足趾感染时下肢因淋巴管炎可出现"红线"，腹股沟淋巴结炎表现为局部肿大和疼痛。

3. 血道扩散 血道扩散是指炎症灶内的病原微生物侵入血液循环，或其毒素、毒性产物入血，引起菌血症、毒血症、败血症和脓毒败血症，严重者可危及生命。

（1）菌血症：细菌由炎症灶经淋巴管或血道入血，但并不生长繁殖，也不产生毒素，称为菌血症（bacteremia）。患者无全身中毒症状，临床做血培养可查到细菌。

（2）毒血症：细菌产生的毒素或毒性代谢产物被吸收入血，而细菌并不入血，称为毒血症（toxemia）。临床上常出现高热、寒战、休克等全身中毒症状，同时伴有心、肝、肾等实质细胞的变性或坏死，严重时可出现中毒性休克。血培养查不到细菌。

（3）败血症：毒力强的细菌进入血中，大量生长繁殖并产生毒素，引起全身中毒症状，称为败血症（septicemia）。患者除有毒血症的表现外，常出现皮肤和黏膜的出血点，以及脾、全身淋巴结肿大，严重者可因中毒性休克而死亡。血培养常可查到细菌。

（4）脓毒败血症：化脓菌引起的败血症进一步发展，可形成脓毒败血症（pyemia）或脓毒血症。此时，不但有败血症的表现，化脓菌菌团还可随血流到达全身各处，栓塞组织器官的毛细血管，导致局部组织坏死、液化而形成多发性小脓肿，成为栓塞性脓肿或迁徙性脓肿，常见于肺、肾。

M ODULE 模块 3　慢性炎症

慢性炎症起病慢，持续几个月或更长时间，可由急性炎症迁延而来；也可隐匿地逐渐发生，临床上开始并无急性炎症表现，或反应轻微。慢性炎症的根本原因是致炎因子刺激较轻且持续存在而损伤组织，如结核病、自身免疫性疾病等。慢性炎症由于机体抵抗力降低，病原体大量繁殖，可转化为急性炎症，称为慢性炎急性发作，如慢性胆囊炎和慢性阑尾炎的急性发作等。根据形态学特点，慢性炎症可分为一般慢性炎症和肉芽肿性炎两大类。

一、一般慢性炎症

一般慢性炎症主要表现为成纤维细胞、血管内皮细胞和组织细胞增生，伴有淋巴细胞、浆细胞和巨噬细胞等慢性炎细胞浸润，同时局部的被覆上皮、腺上皮和实质细胞也可增生，如慢性扁桃体炎、慢性淋巴结炎时扁桃体和淋巴结肿大，慢性胆囊炎时胆囊壁增厚（如图7-9所示），慢性输卵管炎时输卵管腔狭窄导致不孕症等。此种增生性炎症无特殊的形态表现。

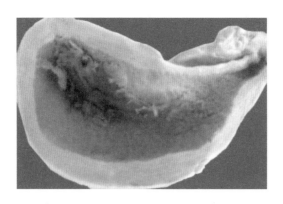

图 7-9　慢性胆囊炎

有的一般慢性炎症可形成局部肿块，表现为炎性息肉或炎性假瘤。**炎性息肉**是指致炎因子长期刺激，局部黏膜上皮和腺体及肉芽组织增生而形成向黏膜表面突出的带蒂肿块，如子宫颈息肉、鼻息肉等。**炎性假瘤**是指局部组织的炎性增生而形成的一个境界清楚的肿瘤样肿块，常发生于眼眶和肺。其本质是炎性增生，临床上应注意与肿瘤区别。

> **学习活动 7-1：结合所学的内容，试分析病例中的问题**
>
> 病例：患者，男，48 岁。近 1 个月来出现间断性咳嗽伴胸痛，无痰，无咯血，自行服用消炎药无明显疗效。体检：体温 37.4℃，脉搏 70 次 /min，血压 120/90 mmHg，两肺呼吸音稍粗，未闻啰音，心律齐，腹软，肝脾未及。胸部 X 线检查：见左肺上叶一边界清楚的阴影，直径 3 cm，其他未见异常。患者入院后行左肺局部肿物切除术。
>
> 病理检查：肿块呈圆形，直径 3 cm，与周围组织分界清楚，包膜清楚，切面灰白色，质韧。镜下观纤维组织、肺泡上皮和血管等组织增生；另外还可见少量淋巴细胞及单核细胞浸润。
>
> **问题：**
>
> 本例的病理诊断是什么？并用炎症的病理知识加以解释。

二、肉芽肿性炎

炎症局部以巨噬细胞及其演化的细胞增生形成境界清楚的结节状病灶，称为肉芽肿，以肉芽肿为特征的炎症称为**肉芽肿性炎**（granulomatous inflammation）。这是一种特殊类型的增生性炎。根据致炎因子的不同，肉芽肿性炎可分为感染性肉芽肿和异物性肉芽肿两类。

1. 感染性肉芽肿　感染性肉芽肿由病原微生物如结核杆菌、伤寒杆菌、麻风杆菌、梅毒螺旋体、霉菌和寄生虫等引起，形成具有特殊结构的巨噬细胞结节。例如，结核性肉芽肿（结核结节）中央为干酪样坏死，周围为放射状排列的上皮样细胞，朗罕斯（Langhans）巨细胞掺杂于其中，外围可见淋巴细胞和成纤维细胞（如图 7-10 所示）。

2. 异物性肉芽肿　异物性肉芽肿由外科缝线、粉尘、滑石粉等异物引起。病变以异物为中心，围以数量不等的巨噬细胞、异物巨细胞等，形成结节状病灶（如图 7-11 所示）。

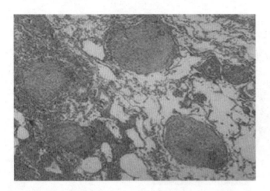

图 7-10　结核结节

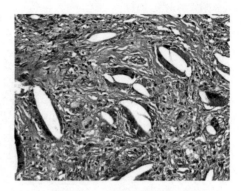

图 7-11　异物性肉芽肿

实训与拓展

病例分析问与答

请你分析学习活动 7-1 病例中所提出的问题，下面的思路供你参考：

此病例的病理诊断为炎性假瘤。肉眼观形成一明显肿块，疑为肿瘤，然而组织学表现为大量非肿瘤组织增生和慢性炎细胞浸润，此患者应为慢性增生性炎形成的一种炎性假瘤。医护人员应注意 X 线，在肺部出现肿瘤样病变时可考虑为肿瘤，但也可能是慢性炎症持续存在引起的炎性假瘤，进一步确诊需做病理检查。

自测练习

（一）单项选择题

1. 炎症的基本病变是（　　）。

　　A. 组织细胞的变性坏死　　　　B. 组织的炎性充血和水肿

　　C. 变质、渗出、增生　　　　　D. 红、肿、热、痛、功能障碍

　　E. 周围血液中白细胞增多和炎区白细胞浸润

2. 炎症介质的主要作用是（　　）。

　　A. 血管扩张、血流加快

　　B. 血管扩张、通透性增高

　　C. 增强分解代谢，局部组织酸中毒

　　D. K^+、H^+ 浓度增高

　　E. 增强分解代谢，K^+、H^+ 浓度增高

3. 绒毛心是（　　）。

　　A. 假膜性炎　　　　　　　　　B. 化脓性炎

　　C. 纤维素性炎　　　　　　　　D. 出血性炎

　　E. 浆液性炎

4. 化脓性炎症是指（　　）。

    A. 大量中性粒细胞渗出、组织坏死、脓液形成

    B. 大量中性粒细胞及纤维蛋白渗出、脓液形成

    C. 少量中性粒细胞渗出及组织坏死

    D. 少量中性粒细胞渗出、脓液形成

    E. 大量炎症细胞渗出、组织坏死及脓液形成

5. 下列哪一项不是增生性炎？（　　）

    A. 急性肾小球肾炎　　　　B. 炎性肉芽肿　　　　C. 白喉

    D. 伤寒　　　　　　　　　E. 炎性息肉

6. 蜂窝织炎是指（　　）。

    A. 深部组织的弥漫性化脓性炎

    B. 疏松组织的化脓性炎

    C. 疏松组织的纤维素性炎

    D. 疏松组织的弥漫性化脓性炎

    E. 疏松组织的局限性化脓性炎

7. 炎性假瘤是一种（　　）。

    A. 肉芽肿性炎　　　　　　B. 肿瘤　　　　　　　C. 慢性增生性炎

    D. 特殊性炎　　　　　　　E. 急性炎症

8. 急性炎症早期哪一种细胞多见？（　　）

    A. 中性粒细胞　　　　　　B. 嗜酸性粒细胞　　　C. 单核巨噬细胞

    D. 淋巴细胞　　　　　　　E. 浆细胞

9. 寄生虫感染时哪一种细胞多见？（　　）

    A. 中性粒细胞　　　　　　B. 嗜酸性粒细胞　　　C. 单核巨噬细胞

    D. 淋巴细胞　　　　　　　E. 浆细胞

10. 下列哪一种细胞是化脓性炎症特征性细胞？（　　）

    A. 浆细胞　　　　　　　　B. 异物巨细胞

    C. Langhans 巨细胞　　　　D. 嗜酸性粒细胞

    E. 变性坏死中性粒细胞

11. 细菌性痢疾通常属哪一种炎症？（　　）

    A. 纤维素性炎　　　　　　B. 浆液性炎

    C. 化脓性炎　　　　　　　D. 出血性炎

    E. 卡他性炎

12. 下列哪一种疾病是以变质为主的炎症？（　　）

    A. 大叶性肺炎　　　　　　B. 流行性脑脊髓膜炎

    C. 肾小球肾炎　　　　　　D. 结核性胸膜炎

    E. 病毒性肝炎

13. 以大量中性粒细胞渗出为主的炎症是（　　）。

    A. 假膜性炎　　　　　　　B. 浆液性炎　　　　　C. 化脓性炎

    D. 卡他性炎　　　　　　　E. 出血性炎

14. 关于炎症的概念最恰当的说法是（　　　）。

    A. 炎细胞对细菌的一种作用

    B. 由损伤引起的病变

    C. 机体细胞生长异常

    D. 充血水肿的一种形式

    E. 组织对损伤产生的以防御为主的反应

15. 下列哪一项不是结核性腹膜炎引起的腹水之特点？（　　　）

    A. 混浊　　　　　　　B. 比重高　　　　　　　C. 细胞数少

    D. 易凝固　　　　　　E. 蛋白含量高

16. 下列哪一项不属于渗出性炎？（　　　）

    A. 浆液性炎　　　　　B. 纤维蛋白性炎　　　　C. 化脓性炎

    D. 假膜性炎　　　　　E. 感染性肉芽肿

（二）问答题

1. 简述炎症局部的基本病变。它们在炎症发展过程中各有何作用？如何体会炎症的防御本质？

2. 炎症时可能出现哪些局部症状和全身反应？如何用病理变化解释这些现象？

3. 请比较脓肿和蜂窝织炎的异同点。

单项选择题参考答案

1. C　2. B　3. C　4. A　5. C　6. D　7. C　8. A　9. B　10. E

11. A　12. E　13. C　14. E　15. C　16. E

（唐忠辉）

UNIT 单元 8

发 热

▶ 导 学

患者，男，21岁。因受凉后咳嗽、胸痛、头痛、全身肌肉酸痛，发热2天就诊。

查体：体温38.9℃，咽部充血，呼吸音稍粗糙。

实验室检查：白细胞$18×10^9$/L，中性粒细胞占80%。

患者发生了什么？为什么？请你带着这些问题来学习这一单元。

发热是临床常见的病理过程，体温曲线的变化往往对病情的判断具有重要参考价值。本单元重点介绍发热的概念、发病机制及防治原则。建议大家复习有关体温调节的基础知识。

▶ 学习目标

1．复述：发热、发热激活物、内生致热原的概念。

2．列出：发热激活物、内生致热原、中枢发热介质的种类。

3．解释：发热时体温上升的基本机制、发热时机体的机能代谢变化。

4．说明：发热与过热的区别，发热的分期及热代谢特点。

发热不是独立的疾病，而是多种疾病的重要病理过程和临床表现，也是疾病发生的重要信号。临床上通常把伴有发热表现的疾病称为发热性疾病，大多为传染病和炎症性疾病。在病程中，体温曲线的变化又往往反映病情的变化，所以，了解病程中发热的特点，对判断病情、评价疗效或估计预后有重要的参考价值。

MODULE 模块 1　发热的概念

正常成人体温维持在37℃左右，人体深部体温的昼夜上下波动不超过1℃。体温的相对恒定是由人体存在的包括体温调节中枢、温度信息的传递和效应器在内的体温调节系统的调控而实现的。对于体温调控机制，目前认为，体温调节中枢围绕体温调定点来调整机体中心体温：体温高于或低于此点时，都会启动调节机制，通过效应器把体温调到与调定点相适应的原水平。

由于致热原的作用，使体温调定点上移而引起的调节性体温升高（超过正常 $0.5℃$），称为**发热（fever）**。体温升高并不一定都是发热，它包括两大类改变：一类是生理性体温升高，如剧烈运动、应激、月经前期等引起的体温升高；另一类是病理性体温升高，包括发热和过热。发热不是体温调节发生障碍，而是因调定点上移，体温调节在高水平上进行而已，它是机体做出的一种主动的调节性体温升高。

过热则是由于体温调节障碍（如体温中枢受损）、散热障碍（皮肤鱼鳞病、环境高温所致的中暑等）或产热器官功能异常（如甲状腺功能亢进）等引起的体温升高。此时体温调定点并未发生移动，而是因为体温调节机构失调控，不能将体温控制在与调定点相适应的水平上，属于被动的非调节性的体温升高。

学习活动 8-1：结合下面所学的内容，试分析病例中的问题

病例：患儿，女，3岁。因发热、咽痛3天，惊厥半小时入院。3天前上午，患儿畏寒，诉"冷"。出现"鸡皮疙瘩"和寒战，皮肤苍白。当晚发热，烦躁，不能入睡，哭诉头痛、喉痛。次日，患儿思睡，偶有恶心、呕吐。入院前 0.5 h 突起惊厥而急送入院。查体发现：体温 40.4℃，心率 116 次/min，呼吸 24 次/min。疲乏、嗜睡，面红、口唇干燥，咽部明显充血，双侧扁桃体肿大（++）。双肺呼吸音粗糙。实验室检查：白细胞 $22×10^9/L$，中性粒细胞占 80%。入院后立即采取物理降温、输液、纠酸及抗生素等治疗。1 h 后大量出汗，体温降至 38.4℃。住院4天后痊愈出院。

问题：

1. 试分析上述患儿发热的激活物和体温升高的机制。
2. 该患儿的体温变化表现出哪几个期？各期有何临床症状？
3. 假若患儿不入院治疗，体温是否会继续升高？为什么？

MODULE
模块 2　发热的原因及发病机制

发热是由于发热激活物激活产内生致热原细胞，产生和释放内生致热原，继而通过中枢调控多环节引起体温增高。

一、发热激活物

（一）发热激活物的概念

能够激活机体产内生致热原细胞，并使其产生和释放内生致热原的各种物质，称为**发热激活物**，又称为 EP 诱导物。它们可以是来自体外的致热物质，也可以是某些体内产物。

（二）发热激活物的种类与特性

1. 外致热原　来自体外的致热物质称为外致热原，包括细菌、病毒、真菌、螺旋体、疟原虫等生物病原体及其产物（如内毒素），可引起传染性发热。在所有发热中，传染性发热占 50% ~ 60%。

> **提　示**
>
> 　　革兰阴性菌的内毒素是最常见的外致热原，耐热性高（160℃ 2 h 才能灭活），一般方法难以清除，是血液和输液过程中的主要污染物。

2. 体内产物　体内产物也可作为发热激活物引起发热，包括抗原 – 抗体复合物（如自身免疫性疾病都伴有顽固性发热），体内致热性类固醇（如睾丸酮的中间代谢产物本胆烷醇酮可能与某些不明原因的周期性发热有关），致炎刺激物（尿酸盐结晶和硅酸盐结晶等）及损伤和坏死的组织。

二、内生致热原

产内生致热原细胞在发热激活物的作用下，产生和释放具有致热活性、能引起体温调节中枢"调定点"上移的细胞因子，称为**内生致热原（endogenous pyrogen，EP）**。在发热激活物作用下，所有能够产生和释放 EP 的细胞都被称为产 EP 细胞，主要有三类：①单核巨噬细胞；②肿瘤细胞；③其他细胞，包括内皮细胞、淋巴细胞、神经胶质细胞、肾小球系膜细胞等。

目前，公认的内生致热原主要有以下几类：

（1）白细胞介素 -1（IL-1）：又称白细胞致热原，是由单核细胞、巨噬细胞等多种细胞在发热激活物的作用下产生的多肽类物质。

（2）肿瘤坏死因子（TNF）：一种由巨噬细胞、淋巴细胞等产生和释放的小分子蛋白质，许多外致热原如内毒素、葡萄球菌、链球菌等均可诱导其产生。

（3）干扰素（IFN）：一种具有抗病毒、抗肿瘤作用的蛋白质，主要由白细胞产生。

（4）白介素 -6（IL-6）：由单核细胞、成纤维细胞和内皮细胞等分泌的细胞因子，能引起各种动物的发热反应。

三、发热时中枢体温调节机制

一般认为，体温调节中枢位于视前区 – 下丘脑前部（POAH），该区含有温敏神经元，对来自外周和深部的温度信息起整合作用。目前认为，携带致热信息的 EP 在血液中产生后，通过多种途径将信息传递到体温调节中枢，进而引起中枢释放能使体温调定点上移的中枢发热介质，导致体温增高。

（一）EP 携带的致热信号传入中枢的可能途径

EP 携带的致热信号传入中枢可能通过下述途径进行：

（1）EP 经血脑屏障直接转运入脑：正常情况下，该机制转运的 EP 量极微，不足以引起发热。但当血脑屏障的通透性异常增大时，如慢性感染、颅脑的炎症、损伤等，则可能使此条途径成为 EP 进入脑内的一条有效通路。

（2）EP 通过下丘脑终板血管器作用于体温调节中枢：终板血管器（OVLT）位于第三脑室壁视上隐窝上方，紧靠 POAH，是血脑屏障的薄弱部位。该处存在有孔毛细血管，对大分子物质有较高的通透性，EP 可能由此入脑。

（3）EP 通过迷走神经传递发热信号：细胞因子可刺激肝巨噬细胞周围的迷走神经，迷走神经将外周的致热信息通过传入纤维而传入中枢。

（二）发热中枢调节介质

进入脑的 EP 首先作用于体温调节中枢，引起发热中枢介质的释放，继而引起调定点的改变。中枢的发热介质可分为两类：正调节介质和负调节介质。

1. 正调节介质　所谓正调节介质，是指引起体温调定点上移的介质。目前有三种公认的正调节介质：前列腺素 E（PGE）、体温中枢 Na^+/Ca^{2+} 比值的升高和环磷酸腺苷（cAMP）。

2. 负调节介质　发热时的体温极少超过 41℃，这是因为体内存在自我限制发热的因素。把对抗体温升高或降低体温的物质称为负调节介质。目前，公认的负调节介质包括精氨酸加压素、黑素细胞刺激素和脂皮质蛋白 -1。

总之，发热过程中，正调节介质和负调节介质同时或先后被激活，共同控制"调定点"的上升高度，既引起发热，又使体温不致过高。

四、发热的分期和热型

（一）发热的分期

发热分为三期，各期有其临床和热代谢特点。

1. 体温上升期　在发热的开始阶段，由于正调节占优势使调定点上移，原来的正常体温变成了"冷刺激"，中枢对"冷"信息起反应，发出指令经交感神经到达散热中枢，引起皮肤血管收缩和血流减少，导致皮肤温度降低，散热随之减少；同时指令到达产热器官，引起寒战和物质代谢加强，产热随之增加。这一时期称为体温上升期。临床上，患者自感发冷或畏寒，并可出现"鸡皮疙瘩"和寒战、皮肤苍白等现象。此期热代谢的特点是散热减少、产热增多，体温不断上升。故当病人感到发冷或畏寒时，中枢温度其实已经上升了。

2. 高温持续期（高峰期）　当体温升高到调定点的新水平时，体温便不再继续上升，而是在与新调定点相适应的高水平上波动，所以称为高温持续期，也称高峰期或稽留期。由于此期体温已与调定点相适应，故体温调节中枢以与正常相同的方式来调节产热和散热，所不同的是在一个较高的水平上进行调节。此期病人自觉酷热，皮肤发红、口干舌燥。本期热代谢的特点是中心体温与上升的调定点水平相适应，产热与散热在较高水平上保持相对平衡。

3. 体温下降期（退热期）　经历了高温持续期后，由于激活物、EP 及发热介质的消除，体温调节中枢的调定点返回到正常水平。这一时期称为体温下降期，也称退热期。此期由于高血温及皮肤温度感受器传来的致热信息对发汗中枢的刺激，汗腺分泌增加，引起大量出汗，严重者可致脱水。本期的热代谢特点是散热多于产热，故体温下降，直至与回降的调定点水平相适应。

（二）热型

各种疾病的发热，按体温升降的速度、幅度及高热持续的时间，表现为不同特点的体温曲线。各种体温曲线的形态称为热型。热型的变化对于判断病情变化、治疗效果和预后，有一定的参考价值。

1. 按发热的持续状况分型　按发热的持续状况，热型可分为：①稽留热：体温持续在39℃~ 40℃，达数天或数周，24 h 波动幅度不超过 1℃。②弛张热：持续发热，体温在 39℃以上，但波动幅度大，24 h 内温差可达 2℃~ 3℃，体温最低时一般仍高于正常水平。③间歇热：高热期与无热期交替出现，体温波动幅度可达数摄氏度。无热期（间歇期）持续一天乃至数天，反复发作。④回归热：体温急骤升高至 39℃以上，持续数天后又骤然下降至正常水平，高热期和无热期各持续若干天，即有规律地相互交替一次。

2. 按体温升高的程度分型　按体温升高的程度，热型分为：①低热型：腋下温度不超过38℃；②中热型：腋下温度为 38℃~ 39℃；③高热型：腋下温度为 39℃~ 41℃；④极热型：腋下温度在 41℃以上。

MODULE 模块 3　发热时机体的物质代谢和功能变化

一、物质代谢改变

发热时，机体物质代谢变化的特点是通过寒战和代谢率的提高使三大营养素分解加强，这是体温升高的物质基础。一般认为，体温每升高 1℃，基础代谢率提高 13%，所以发热病人的物质消耗明显增多。发热时，机体物质代谢的表现为：

（1）糖的分解代谢加强，糖原储备减少；同时由于葡萄糖分解增加，氧供相对不足，无氧酵解增强，产生大量乳酸。

（2）脂肪分解明显增加，慢性发热病人常消瘦。

（3）蛋白质的分解加强，血浆蛋白减少并出现氮质血症，尿氮也增加，机体抵抗力下降，组织修复能力也降低。

（4）水、盐及维生素代谢紊乱，表现为在发热的体温上升期尿量减少，Na^+ 和 Cl^- 的排泄也减少；退热期 Na^+、Cl^- 排出增加；高温持续期的皮肤和呼吸道水分蒸发的增加及退热期的大量出汗可导致水分和 Na^+、K^+ 的大量丢失，严重者可引起脱水。

因此，发热尤其是长期发热患者应注意及时补充上述营养物质，高热病人退热期应及时补充水分和适量的电解质。

二、生理功能改变

1. 中枢神经系统　发热使中枢神经系统兴奋性增高，高热病人的神经症状主要为头痛，有的病人可能出现烦躁、失眠、谵妄和幻觉，机制尚不清楚。6 月 ~ 6 岁儿童高热时可出现热惊厥（全身或局部肌肉抽搐），可能与小儿中枢神经系统尚未发育成熟、皮质下中枢兴奋性易增强有关。

2. 循环系统　发热时心率加快，体温每上升 1℃，心率约增加 18 次 /min。一定限度内的心率加快可增加心输出量，但心率过快时心输出量反而下降。在寒战期，心率加快和外周血管收缩，可使血压轻度升高；高温持续期和退热期则因外周血管舒张，血压可轻度下降。少数病人可因大汗而致虚脱，甚至发生休克，应及时预防。

3. 呼吸系统　发热时，血温升高可刺激呼吸中枢并提高呼吸中枢对 CO_2 的敏感性，加上代谢增强、CO_2 生成增多，共同促使呼吸加深、加快，利于更多的热量从呼吸道散失。但通气过度，CO_2 排出过多，可造成呼吸性碱中毒。持续体温升高可因大脑皮质和呼吸中枢的抑制，使呼吸变浅慢或不规则。

4. 消化系统　发热时，交感神经活动增强，消化液分泌减少，胃肠蠕动减弱，病人可出现食欲减退、恶心、呕吐、腹胀、便秘等症状。

5. 防御功能改变　适度体温升高能激活免疫功能，提高机体的抵抗力。过高或持续过久的发热，则会破坏免疫功能，损害重要生命器官而给机体带来危害。

M ODULE 模块 4　发热的防治及护理的病理生理基础

1. 积极进行病因学治疗　发热不是单独的疾病，而是疾病发展中的一个信号，故疾病一旦去除，发热自会逐渐停止。故防治发热应积极进行病因学治疗，尤其是去除病原微生物，这是解热的根本措施。

2. 对一般发热不急于解热　一定程度的发热可以唤起机体的各种防御反应，增强机体抵御传染因子的能力，而对机体无多大危害，故对不过高（体温<39℃）同时又不伴有其他严重疾病的发热，不必急于退热。特别是某些有潜在病灶的病例，除了发热以外，其他临床征象尚不明显（如结核病早期），若过早予以解热，便会掩盖病情，延误原发病的诊断和治疗。

3. 必须及时解热的情况　对高热（>40℃）、心脏病患者、妊娠期妇女，发热能够加重病情或促进疾病的发生、发展，甚至威胁生命，应不失时机地迅速解热。

4. 解热的具体措施　①药物解热：水杨酸盐类的化学药物、糖皮质激素为代表的类固醇解热药以及清热解毒中草药等，有一定解热作用，可适当选用。②物理降温：在高热或病情危急时，可采用冰帽或冰带冷敷头部、四肢大血管处用酒精擦浴等以促进散热。也可将病人置于较低温度的环境中，加强空气流通，以增加对流散热。

5. 加强护理　①对既往有心脏疾患的病人，注意监护心血管功能状况。②对消耗性发热病人，提供足够营养物质，包括维生素，防止过多消耗和负氮平衡。③注意发热病人的水盐代谢，补充足够水分，防止脱水，及时纠正水、电解质紊乱和酸碱代谢障碍。

▌实训与拓展

病例分析问与答

请你分析学习活动 8-1 病例中所提出的问题，下面的思路供你参考：

1. 引起该患儿发热的发热激活物是细菌。根据：①扁桃体炎多为链球菌感染；②白细胞增加且中性粒细胞占 80%，提示细菌感染；③抗菌素治疗有效。体温升高的机制可能为：细菌→EP 产生→体温调节中枢释放中枢介质→体温调定点上移→产热增加，散热减少→体温上升。

2. 该患儿的体温变化表现出三期：①体温上升期：患者出现畏寒，诉"冷"，出现"鸡皮疙瘩"、寒战、皮肤苍白。②高温持续期：患者发热 3 天，体温 41.4℃。③体温下降期：治疗后患者大量出汗，体温降至 38.4℃。

3. 假若该患儿不入院治疗，体温一般不会继续升高。因为致热原引起的发热存在热限，有中枢负调节介质发挥作用。但持续发热会加重病情，甚至危害生命，需要及时治疗。

自测练习

（一）单项选择题

1. 发热是体温调定点（　　　）。

    A. 上移，引起的主动性体温升高

    B. 下移，引起的主动性体温升高

    C. 上移，引起的被动性体温升高

    D. 下移，引起的被动性体温升高

    E. 不变，引起的主动性体温升高

2. 下述哪一种情况的体温升高属于发热？（　　　）

    A. 妇女月经前期　　　　　B. 应激　　　　　C. 剧烈运动后

    D. 中暑　　　　　E. 伤寒

3. 外致热原的作用部位是（　　　）。

    A. 产 EP 细胞　　　　　B. 下丘脑体温调节中枢

    C. 骨骼肌　　　　　D. 皮肤血管

    E. 汗腺

4. 下述哪一种物质属于内生致热原？（　　　）

    A. 细菌　　　　　B. 病毒　　　　　C. 致热性类固醇

    D. 肿瘤坏死因子　　　　　E. 螺旋体

5. 下述哪一项不属于发热激活物？（　　　）

    A. 细菌   B. 类固醇   C. cAMP

     D. 疟原虫   E. 抗原–抗体复合物

6. 下述哪一项不是中枢发热介质？（　　　）

    A. 干扰素   B. PGE   C. cAmp

    D. 脂皮质蛋白 -1   E. 精氨酸加压素

7. 体温上升期的热代谢特点是（　　　）。

    A. 散热减少，产热增加，体温↑

    B. 产热减少，散热增加，体温↑

    C. 散热减少，产热增加，体温保持高水平

    D. 产热与散热在较高水平上保持相对平衡，体温保持高水平

    E. 产热减少，散热增加，体温↓

8. 高热持续期的热代谢特点是（　　　）。

    A. 散热减少，产热增加，体温↑

    B. 产热减少，散热增加，体温↑

    C. 散热减少，产热增加，体温保持高水平

    D. 产热与散热在较高水平上保持相对平衡，体温保持高水平

    E. 产热减少，散热增加，体温↓

9. 热型是根据下述哪一项决定的？（　　　）

    A. 体温的高低   B. 体温的上升速度

    C. 体温的持续时间   D. 体温的曲线形态

    E. 体温的波动幅度

10. 发热时糖代谢变化为（　　　）。

    A. 糖原分解↓，糖异生↓，血糖↓，乳酸↓

    B. 糖原分解↓，糖异生↑，血糖↓，乳酸↓

    C. 糖原分解↓，糖异生↓，血糖↑，乳酸↓

    D. 糖原分解↑，糖异生↑，血糖↑，乳酸↑

    E. 糖原分解↑，糖异生↑，血糖↑，乳酸↓

（二）问答题

1. 发热与过热有何异同？

2. 简述内毒素引起体温升高的机制。

单项选择题参考答案

1. C   2. E   3. D   4. A   5. A   6. D   7. C   8. C   9. A   10. D

（郭晓霞）

UNIT 单元 9

休克和弥散性血管内凝血

▶ 导 学

患者，女，63 岁。1 周前因受凉咳嗽、发热，体温 39℃。1 天前因病情加重、气促、四肢厥冷、全身散在出血点入院。

查体：呼吸 32 次/min，血压 70/50 mmHg，脉搏 105 次/min，神志模糊，急性病容。

实验室检查：白细胞 18×10^9/L，中性粒细胞 87%。

对这位患者可能的诊断是什么？为什么？请你带着这些问题来学习这一单元。

休克和弥散性血管内凝血是病因及发病机制复杂的严重病理过程，治疗不及时可能危及生命。本单元重点介绍休克和弥散性血管内凝血的病因、诱因、发病机制及对机体的影响。学习本单元前建议大家复习循环系统的解剖和生理学知识。

▶ 学习目标

1. 复述：休克、低血容量性休克和心源性休克、弥散性血管内凝血的概念。
2. 列举：休克的原因和分类，弥散性血管内凝血的原因和诱因。
3. 说明：休克的分期和发展过程，并能够解释临床表现；休克时主要器官的功能变化；弥散性血管内凝血的分期及对机体的影响。
4. 知道：休克、弥散性血管内凝血的防治原则与护理病理生理基础。

模块 1 休 克

休克（shock）是英语的音译，原意为打击和振荡。随着人们对休克的认识和研究的深入，近年越来越多的学者认为，**休克**是多病因引起、多发病环节、有多种体液因子参与，以机体循环系统功能紊乱，尤其是微循环功能障碍、组织细胞血液灌注不足为主要特征，并导致多器官功能障碍（MODS）等严重后果的病理过程。微循环是指微动脉和微静脉之间的血液循环，其灌流量依赖于充足的血量、正常的心泵功能和正常的血管容量。

学习活动 9-1：结合下面所学的内容，试分析病例中的问题

病例：患者，女，27 岁，妊娠 8 个月，因胎盘早剥急诊入院，行剖宫产。术后出现子宫大出血，无血凝块，血压下降至 60/90 mmHg，心率 120 次 /min，发绀。随后产妇陷入昏迷，皮肤多处出现瘀点、瘀斑，并出现呕血、血尿。实验室检查：凝血酶原时间 21 s，血小板 85×10^9/L，纤维蛋白原 1.78 g/L，尿红细胞 +++。

根据患者的临床表现和实验室检查，初步诊断为休克合并 DIC。

问题：

1．患者的休克可能处于哪一期？

2．患者发生休克和 DIC 的原因、诱因及其发生机制如何？

3．休克合并 DIC 的临床表现如何？

4．休克和 DIC 的关系如何？

一、休克的原因和分类

（一）休克的原因

导致休克的原因很多，常见如下。

1．**失血与失液** 大量失血常见于外伤出血、消化性溃疡出血、食道静脉曲张出血及产后大出血等疾病。休克是否发生取决于失血量和失血速度，若短期内出血量超过总血量的 20% ~ 25%，即可发生失血性休克（hemorrhagic shock）；超过总血量 45% ~ 50%，则可导致迅速死亡。剧烈呕吐、腹泻及肠梗阻等会导致大量体液丢失，引起血容量与有效循环血量减少，从而发生休克。

2．**烧伤** 严重烧伤伴大量血浆渗出，使有效循环血量减少，引起烧伤性休克（brun shock）。烧伤性休克早期主要与疼痛及低血容量有关，后期如继发感染可发展为感染性休克。

3．**创伤** 严重创伤常可导致创伤性休克（traumatic shock）。休克的发生不仅与失血有关，而且和剧烈疼痛刺激有关，在后期如合并感染可发展为感染性休克。

4．**感染** 严重感染可引起感染性休克（infectious shock）。在革兰阴性菌引起的休克中，细菌内毒素的有效成分脂多糖起着重要作用。

5．**心脏和大血管病变** 大面积急性心肌梗死、急性心肌炎和严重心律失常等心脏病变，以及心脏压塞、肺栓塞和张力性气胸等妨碍血液回流和心脏射血的心外阻塞性病变，均可引起心排出量急剧减少，有效循环血量和灌流量显著下降，导致心源性休克（cardiogenic shock）和心外阻塞性休克（extracardiac obstructive shock）。

6．**过敏** 过敏体质的人在某些变应原，如药物（青霉素等）、血清制剂（破伤风抗毒素等）或疫苗作用下，会出现 I 型变态反应。此时，肥大细胞大量释放组胺和缓激肽入血，导致血管平滑肌舒张、血管床容积增大，毛细血管通透性增加而发生过敏性休克（anaphylactic shock）。

7．**神经刺激** 剧烈疼痛、高位脊髓麻醉或损伤等可引起神经源性休克（neurogenic

shock）。由于交感缩血管功能抑制，不能维持动静脉血管张力，引起一过性血管扩张，导致静脉血容量增加和血压下降。

（二）休克的分类

休克的分类方法不一，比较常用的分类方法如下。

1. 按病因分类　休克按病因分类有助于及时消除病因，目前在临床广为应用，常见的有：失血性休克、失液性休克、创伤性休克、烧伤性休克、感染性休克、心源性休克和心外阻塞性休克、过敏性休克、神经源性休克。

2. 按休克的始动发病学环节分类　全血量减少、心泵功能障碍和血管容量增加是休克发生的三个起始环节，这三个因素最终都使有效循环血量下降，组织灌注量减少，从而导致休克。据此可将休克分类如下：

（1）**低血容量性休克（hypovolemic shock）**是指由于血容量减少引起的休克。最常见的原因是失血，也可见于失液、烧伤和创伤等。由于体液大量丢失引起血容量急剧减少，静脉回流不足，心排出量减少和血压下降，反射性引起交感神经兴奋，外周血管收缩，组织灌流量急剧减少，从而导致休克。

（2）**心源性休克**是指无论心内还是心外病变引起心脏泵血功能障碍，心排出量急剧减少，有效循环血量下降，不能维持正常组织的灌流而导致的休克。

（3）**血管源性休克（vasogenic shock）**是指感染性、过敏性和神经源性休克患者血容量并不减少，但通过内源性或外源性血管活性物质的作用，使小血管舒张，血管床容积增大，循环血量分布异常，大量血液淤滞在舒张的小血管内，使有效循环血量相对不足，组织灌流及回心血量减少而导致的休克，故又称分布异常性休克（maldistributive shock）。

把病因和导致有效循环血量减少的起始环节结合起来对休克进行分类（如图 9-1 所示），有助于临床诊断和治疗。

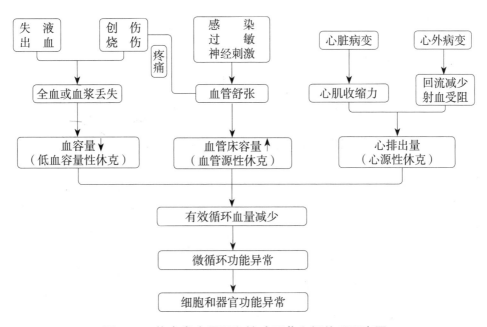

图 9-1　休克发生原因和始动环节之间关系示意图

3. **按血流动力学特点分类** 休克可按其血流动力学的特点进行分类，即按心排出量与外周阻力的关系分为三类：

（1）高排低阻型休克：其血流动力学特点是心排出量增高，总外周阻力降低，血压稍降低，脉压可增大。由于皮肤血管扩张或动－静脉短路开放，血流增多，使皮肤温度增高，故又称"暖休克"。多见于感染性休克。

（2）低排高阻型休克：其血流动力学特点是心排出量降低，外周阻力增高，平均动脉压降低不明显，但脉压明显缩小。由于皮肤血管收缩，血流减少，使皮肤温度降低，故又称"冷休克"。常见于低血容量性休克和心源性休克。

（3）低排低阻型休克：其血流动力学特点是心排出量降低，外周阻力也降低，血压明显降低。常见于各型休克的晚期。

二、休克的发生机制和发展过程

（一）休克的发生机制

休克的发生机制至今尚未完全阐明，目前认为休克的发生可能与神经体液机制、细胞分子机制有关。

1. **神经体液机制** 各种休克的原因侵袭机体时，可立即引起神经体液反应，不但引起交感－肾上腺髓质系统高度兴奋，而且下丘脑－垂体－肾上腺皮质、肾素－血管紧张素－醛固酮等系统的活性也增高，体内多种体液因子的水平均可发生明显变化。

参与休克过程的体液因子数目众多，比较重要的有血管活性胺、调节肽、炎症介质等，在体内有多种功能，有的多达数十种效应。各种体液因子相互作用参与休克发展多个环节，共同导致细胞损伤和器官功能障碍。

2. **细胞分子机制** 休克的原始动因可以直接或间接作用于组织、细胞，引起细胞的代谢、功能障碍，甚至结构破坏。细胞损伤是器官功能障碍的基础。

（1）细胞损伤：①细胞膜的变化：细胞膜是休克时细胞最早发生损害的部位之一。缺氧、酸中毒、溶酶体酶释放等都会导致细胞膜损伤，引起细胞水肿。②线粒体的变化：休克时，线粒体首先发生功能损害，休克后期线粒体发生肿胀等形态改变，最后崩解破坏，导致细胞死亡。③溶酶体变化：休克时，缺血、缺氧和酸中毒等可引起溶酶体释放溶酶体酶。溶酶体酶能引起细胞自溶、激活激肽系统和形成心肌抑制因子等毒性多肽。除酶性成分外，溶酶体的非酶性成分可引起肥大细胞释放组胺，增加毛细血管壁通透性，加重休克时循环的紊乱，引起细胞和器官功能衰竭，在休克的发生发展和病情恶化中起重要作用。休克时，细胞损伤最终可导致细胞死亡，细胞死亡有坏死与凋亡两种形式，休克时以坏死为主。

（2）细胞代谢障碍：①物质代谢的变化：由于微循环严重障碍，休克时总代谢变化为氧耗减少，糖酵解加强，脂肪和蛋白质分解增加，合成减少。表现为一过性高血糖和糖尿，血中游离脂肪酸和酮体增多，出现负氮平衡。部分患者可能出现高代谢状态，与休克状态下代谢活动的重新调整有关，如应激激素儿茶酚胺、生长激素、皮质激素和胰高血糖素分泌增多，胰岛素分泌减少。②细胞能量代谢障碍：休克时，组织细胞严重缺氧，ATP生成的减少使细胞膜上 Na^+-K^+ 泵转运失灵，导致细胞水肿和血钾增高。③代谢性酸中毒：由于缺氧，休克时糖的无氧酵解增强和脂肪酸氧化不全，局部酸性代谢产物堆积，加上肾功能障碍，可发生代谢性酸中毒，使休克恶化。

（二）休克的发展过程

尽管休克的原始病因不同，不同类型的休克也有其一定的特点，但有效循环血量减少导致的生命器官微循环灌流量不足是各种类型休克共同的发生基础。根据微循环改变，可将休克分为三个阶段。以失血性休克为例，休克的发展过程大致可分为以下三期：

1. 休克代偿期　休克代偿期又称休克早期、微循环缺血缺氧期。

（1）微循环的变化特点：皮肤、腹腔内脏（除心、脑外）器官内的微动脉、后微动脉、毛细血管前括约肌和微静脉强烈收缩，其中后微动脉和毛细血管前括约肌收缩比较显著，所以前阻力大于后阻力，微循环中血液"灌"少于"流"，微循环呈缺血缺氧状态。由于真毛细血管网关闭，血液通过直捷通路和开放的动 – 静脉短路回流，微循环灌流量急剧减少，出现组织缺血缺氧，故又称微循环缺血缺氧期（如图 9–2 和图 9–3 所示）。

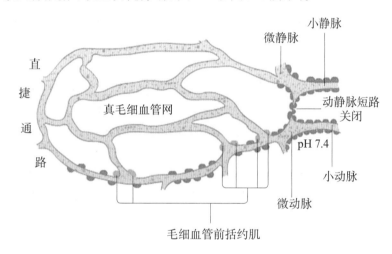

图 9–2　正常微循环结构示意图

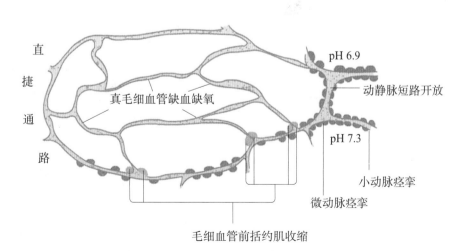

图 9–3　休克代偿期微循环变化示意图

（2）微循环缺血缺氧的机制：①当各种原因引起有效循环血量减少时，导致交感－肾上腺髓质系统强烈兴奋，儿茶酚胺大量释放入血，刺激 α 受体兴奋，使除心脑以外的皮肤、腹腔内脏血管收缩；②交感神经兴奋，肾血管收缩，肾血流量减少，使肾素－血管紧张素－醛固酮系统兴奋，血管紧张素 II 增多，加剧血管收缩；③抗利尿激素、血栓素 A_2 和心肌抑制因子等体液因子也参与本期缩血管作用。

（3）微循环改变的代偿结果：①有助于心、脑血液供应的维持：由于不同脏器对儿茶酚胺反应不一，皮肤、腹腔内脏血管 α-肾上腺素受体密度高，对儿茶酚胺敏感，收缩明显；而脑动脉和冠状动脉收缩不明显，导致血流重新分布，起"移缓救急"的作用，保证了心、脑主要生命器官的血液供应。②维持动脉血压：交感－肾上腺髓质系统兴奋，心率加快，心肌收缩力增强，外周血管收缩，使心排出量增加和外周阻力增加，有助于血压的维持。③"自身输血"：静脉系统属于容量血管，可容纳总血量的 60% ~ 70%。静脉收缩可迅速和短暂增加回心血量，起到"自身输血"的作用，是休克时增加回心血量的"第一道防线"。④"自身输液"：由于微动脉和毛细血管前括约肌比微静脉对儿茶酚胺更为敏感，导致毛细血管前阻力大于后阻力，毛细血管中流体静压下降，组织液进入血管，起到"自身输液"的作用，是休克时增加回心血量的"第二道防线"。

（4）临床表现：由于皮肤和内脏血管收缩，血液重新分配，此期患者可出现皮肤苍白，四肢湿冷，尿量减少，烦躁不安，脉搏细速，血压下降不明显，但脉压差缩小等。

2. 休克进展期　休克进展期又称可逆性失代偿期、淤血性缺氧期。

（1）微循环的变化特点：休克持续一定时间，内脏微血管的自律运动现象首先消失，微动脉、后微动脉和毛细血管前括约肌舒张，微静脉仍处于收缩状态，使后阻力大于前阻力。真毛细血管网开放，微循环中血液"灌"大于"流"，毛细血管血液淤滞，处于低灌流状态，组织细胞严重淤血性缺氧，故又称淤血性缺氧期（如图 9-4 所示）。此期机体由代偿向失代偿发展，初期经积极治疗仍属可逆，故又称可逆性失代偿期；但如持续时间长，则进入休克难治期。

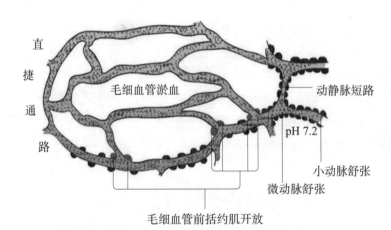

图 9-4　休克进展期微循环变化示意图

（2）微循环淤血缺氧机制：本期的发生与长时间微血管收缩和缺血、缺氧、酸中毒及多种体液因子的作用有关。此时，交感神经仍然处于兴奋状态，但局部代谢产物的不断堆积作用占主导地位，使血管逐渐趋于扩张。起主要作用的因素包括：①酸中毒：缺氧引起组织氧分压下降，CO_2 和乳酸堆积而发生酸中毒。酸中毒导致血管平滑肌对儿茶酚胺的反应性降低，使微血管舒张；②局部舒血管代谢产物增多：长期缺血、缺氧、酸中毒刺激肥大细胞释放组胺增多、腺苷堆积以及细胞解体时释放出 K^+ 增多等，均可引起血管平滑肌舒张和毛细血管扩张；③血液流变学的改变：休克进展期血液流速明显降低，血流缓慢的微静脉中红细胞易聚集，加上组胺的作用使毛细血管通透性增加，血浆外渗，血黏度增高，灌流压下降，导致白细胞嵌塞于毛细血管，使血流受阻，毛细血管后阻力增加；④内毒素等的作用：内毒素可诱导一氧化氮生成增多，引起血管舒张，导致持续性低血压。

（3）微循环改变的失代偿后果：由于内脏毛细血管血液淤滞，毛细血管内流体静压升高，以及组胺、激肽、前列腺素等的作用，引起毛细血管通透性增高，不仅休克早期组织液进入毛细血管的缓慢"自身输液"停止，反而有血浆渗出。由于酸性代谢产物、溶酶体酶水解产物的作用，使组织间隙胶原蛋白的亲水性增加，出现血管外组织水分被封闭或隔离。血浆外渗引起血液浓缩，血细胞压积增大，促进红细胞聚集和加重微循环淤滞，形成恶性循环。

（4）临床表现：由于微循环淤血缺氧，引起血压进行性下降，毛细血管灌流量进一步降低，不能保证心、脑血液供应，患者出现皮肤发绀，花斑，脉搏细速，血压下降，心音低钝，尿量减少，神志淡漠，甚至昏迷。

3. 休克难治期　休克难治期又称微循环衰竭期。

（1）微循环变化特点：微血管平滑肌麻痹，失去对血管活性物质的反应性，血流缓慢甚至停滞，微循环不"灌"不"流"，组织缺氧（如图 9-5 所示）。由于血液进一步浓缩，血液处于高凝状态，加上血流速度显著减慢，酸中毒越来越严重，可诱发弥散性血管内凝血（DIC），导致微血栓形成，出现消耗性低凝和继发性纤溶亢进，引起出血。

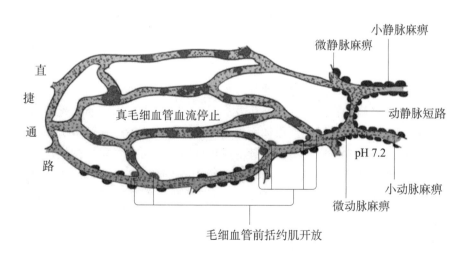

图 9-5　休克难治期微循环变化示意图

（2）DIC 形成机制：血液进一步浓缩，血流速度显著减慢，以及严重缺氧、酸中毒等引起血管内皮细胞和组织损伤，均可激活凝血系统，诱发弥散性血管内凝血。感染性休克时，病原微生物与毒素直接和（或）通过单核巨噬细胞分泌促炎细胞因子，刺激单核细胞和血管内皮细胞表达、释放组织因子，从而激活凝血系统；严重的创伤性休克时，组织因子入血，直接启动凝血过程；异型输血引起溶血也容易诱发 DIC。此期微循环有大量微血栓形成，随后由于凝血因子耗竭，纤溶系统活性亢进，可有明显出血。

（3）临床表现：由于微血管反应性显著下降，患者表现为血压进行性下降且给升压药仍难以恢复，脉搏细速，中心静脉压降低，静脉塌陷，出现循环衰竭，可致患者死亡。毛细血管无复流和 DIC 的发生，导致全身微循环灌流严重不足，细胞受损乃至死亡。心、脑、肺、肾、肠等脏器出现功能障碍，甚至衰竭。

提 示

由于导致休克的病因或始动环节不同，不同类型休克发展并不一定完全表现为三期。例如，严重的过敏性休克，由于微循环血管广泛舒张和毛细血管通透性增高，可能一开始就进入休克进展期的改变；感染性休克则可能很快发生 DIC 和 MODS，进入休克难治期。

三、休克时机体主要器官的功能变化

（一）肾功能的变化

休克时，肾是最早且易受损的器官之一。休克早期，因肾灌流不足、肾小球滤过率减少，可发生急性肾功能衰竭；如能及时恢复有效循环血量，肾灌流得以恢复，肾功能可立刻恢复，称为功能性肾衰竭。休克持续时间延长，病情继续发展，由于肾缺血和肾毒素的作用，肾功能变化也与中性粒细胞活化后释放氧自由基及肾微血栓形成有关，其可引起急性肾小管坏死，此时即使通过治疗恢复正常肾血流量，也难以使肾功能在短期内恢复正常，只有在肾小管上皮修复后肾功能才能恢复，称为器质性肾衰竭。

（二）肺功能的变化

休克早期，创伤、出血、感染等，使呼吸中枢兴奋，呼吸加快，通气过度，可出现低碳酸血症甚至发生呼吸性碱中毒。休克进一步发展时，交感－肾上腺髓质系统的兴奋及其缩血管物质作用，使肺血管阻力升高。严重休克患者晚期，经复苏治疗在脉搏、血压和尿量都趋向平稳以后，仍可发生急性呼吸衰竭。如肺功能障碍较轻，可称为急性肺损伤，病情恶化则可进一步发展为急性呼吸窘迫综合征（adult respiratory distress syndrome，ARDS）。休克时肺部主要病理变化为急性炎症导致的呼吸膜损伤，表现为微血栓、肺水肿、肺不张和形成透明膜。

（三）心功能的变化

休克早期，除心源性休克伴有原发性心功能障碍外，由于机体的代偿，能够维持冠脉血流量，心功能无明显影响。但随着休克的发展，血压进行性降低，冠脉流量减少，引起心肌缺血、缺氧，导致心功能障碍，有可能发生急性心力衰竭。心功能障碍的临床表现为心指数下降，需正性肌力药物的支持。其主要机制如下：①动脉血压降低和心率加快导致心室舒张期缩短，使冠状动脉血流量减少，心肌供血不足。心率加快和心肌收缩力加强，使心肌耗氧量增加，进一步加重心肌缺氧。②休克时伴发的酸中毒和高钾血症，可抑制心肌收缩功能。③心肌抑制因子（MDF）使心肌收缩力减弱。MDF 是由缺血的胰腺产生，具有降低心肌收缩力、收缩内脏阻力血管和抑制单核吞噬细胞系统的作用。④心肌内 DIC 导致心内膜下出血和局灶性坏死，使心肌受损。⑤细菌毒素特别是内毒素，通过内源性的介质，抑制心肌收缩。

（四）脑功能的变化

休克早期，由于血液重新分布和脑循环的自身调节，可保证脑的血液供应，因而患者神志清醒，除了因应激引起烦躁不安外，没有明显的脑功能障碍。随着休克的发展，休克晚期血压进行性下降，可引起脑的血液供应不足，再加上出现 DIC，加重脑循环障碍，脑组织严重缺血、缺氧，能量耗竭，乳酸等有害代谢产物积聚，细胞内外离子转运紊乱，导致一系列神经功能损害。此时患者出现神志淡漠，甚至昏迷。缺血、缺氧还使脑血管壁通透性增高，引起脑水肿和颅内压升高，严重者可形成脑疝，压迫延髓生命中枢，导致患者死亡。

（五）胃肠道和肝功能的变化

休克早期就有腹腔内脏血管收缩，胃肠道血流量减少。胃肠道缺血、缺氧、淤血和 DIC 的形成，导致胃肠黏膜变性、坏死，黏膜糜烂，形成应激性溃疡。感染常是导致胃黏膜损伤的重要因素。消化道功能紊乱是休克晚期发生肠源性败血症的主要原因。

休克时，肝脏缺血、淤血以及肝内微血栓的形成常引起肝功能障碍，主要表现为黄疸和肝功能不全，但肝性脑病发生率并不高。

（六）多器官功能障碍综合征

多器官功能障碍综合征（multiple organ dysfunction syndrome，MODS）是指在严重创伤、感染和休克时，原无器官功能障碍的患者同时或在短时间内相继出现两个或两个以上器官系统的功能障碍，以致机体内环境的稳定必须靠临床干预才能维持的综合征。MODS 是休克难治和致死的重要原因。各种类型休克中，感染性休克时多器官功能衰竭发生率最高。MODS 的发病机制比较复杂，尚未完全阐明，目前一般认为其发病机制可能与多个环节的紊乱有关，如全身炎症反应失控、促炎 – 抗炎介质平衡紊乱、器官微循环灌注障碍、高代谢状态和缺血 – 再灌注损伤等。

提　示

那些原有某器官衰竭的慢性病患者，以后继发引起另一器官衰竭的情况，如肺源性心脏病、肺性脑病、肝性脑病等，均不属于 MODS。

四、休克防治和护理的病理生理基础

休克的防治应在去除病因的前提下采取综合措施，以支持生命器官的微循环灌流和防治细胞损害为目的。

1. 病因学防治　积极防治引起休克的原发病，去除休克的原始动因，如止血，镇痛，输血输液，控制感染，正确及时使用抗生素，防止和治疗败血症等。

2. 发病学治疗

（1）适当补充血容量：各种原因引起的休克均不同程度地存在血容量绝对不足或相对不足的问题。除心源性休克外，补充血容量是提高心输出量和改善组织灌流的根本措施。但充分扩容不等于超量补液，输液过多、过快会导致肺水肿，临床上输液原则是"需多少，补多少"。动态观察静脉充盈度、尿量、血压和脉搏等指标，有条件的可监测肺动脉楔压和中心静脉压，以指导输液。

（2）纠正酸中毒：休克过程中缺血、缺氧可导致代谢性酸中毒，酸中毒能抑制心肌收缩性，破坏生物膜，引起高钾血症，促进 DIC 形成，而且直接影响血管活性药物的疗效，故必须及时纠正。

（3）合理应用血管活性药物：血管活性药物包括缩血管药和扩血管药。一般休克早期，在补充血容量基础上，宜选择性地扩张微血管，以减少微血管的过度代偿（强烈收缩）；休克后期，可选用缩血管药，特别对肌性小静脉或微静脉起轻度选择性收缩作用，防止容量血管过度扩张。对于特殊类型休克，如过敏性休克和神经源性休克，使用缩血管药显然是最佳选择。

（4）防治细胞损伤：休克时，细胞代谢变化和功能损害有的是原发的，有的是继发于微循环障碍以后的。所以，改善微循环是防止细胞损伤的措施之一；另外，低温复苏、积极纠正酸中毒等也是保护细胞功能的积极方法。临床上，应用糖皮质激素治疗感染性休克有一定疗效，这是因为糖皮质激素有稳定溶酶体膜、抗炎抗过敏、降低血管通透性和促进血管收缩等效应。此外，还可用细胞膜稳定剂、能量合剂、自由基清除剂等保护细胞功能，防治细胞损伤。

（5）防治多器官功能障碍和衰竭：积极预防 DIC 及缺血–再灌注损伤，必要时可使用细胞保护剂、小分子抗氧化剂和自由基清除剂。如一旦发生 MODS，除采取一般的治疗措施外，应针对不同器官功能障碍采取不同的治疗措施。

（6）拮抗体液因子调控炎症反应：多种体液因子参与休克的发病，理论上可以通过抑制体液因子的合成、阻断体液因子的受体、拮抗体液因子的效应等方式来减弱某种体液因子的作用。但由于临床上体液因子的变化难以监控，且重症休克往往是多种体液因子共同作用的结果，因此，仅仅针对某一体液因子的拮抗措施在休克治疗上的意义极为有限，故未能在临床推广。

M ODULE 模块 2 弥散性血管内凝血

弥散性血管内凝血（disseminated intravascular coagulation，DIC）是指在某些致病因子作用下凝血因子或血小板被激活，大量促凝物质入血，从而引起一个以凝血功能障碍为主要特征的病理过程。其基本特点是由于凝血因子和血小板被激活，大量促凝物质入血，使凝血酶增加，在微循环中形成广泛的微血栓，进而由于大量微血栓的形成消耗大量凝血因子和血小板，同时继发性纤维蛋白溶解活性增强，使血液转入低凝状态，导致患者出现明显的出血、休克、器官功能障碍和溶血性贫血等临床表现。

一、DIC 的常见原因

引起 DIC 的原因有很多（见表 9-1）。根据资料分析，在我国以感染性疾病引起的 DIC 最常见，其次为恶性肿瘤（包括急性白血病），广泛组织创伤、体外循环障碍及产科意外也是 DIC 发病的常见原因。

表 9-1　DIC 的常见原因

类　型	主要临床疾病
感染性疾病	革兰阴性或阳性菌感染、败血症等；病毒血症
恶性肿瘤	肝癌、肺癌、胃肠癌、食管癌、膀胱癌、肾癌、子宫颈癌、卵巢癌、绒毛膜上皮癌、恶性葡萄胎、前列腺癌等，尤其转移性恶性肿瘤
病理产科	流产、子痫及先兆子痫、羊水栓塞、胎盘早剥、宫内死胎、子宫破裂、腹腔妊娠、剖宫产手术、妊娠中毒或急性脂肪肝
创伤及手术	大面积挫伤或烧伤、大手术及器官移植手术、心肌梗死
代谢性疾病	糖尿病、高脂血症
胶原性疾病	系统性红斑狼疮、类风湿性关节炎、硬皮病
血液性疾病	异型输血引起溶血、急性白血病（急性早幼粒白血病）

二、DIC 的发生机制

DIC 的发生机制比较复杂，到目前为止仍未十分清楚。其主要发生机制是在各种致病因素的作用下通过多种途径促动和激活血液凝血系统、血小板和白细胞等，特别是外源性凝血系统，产生过量的凝血酶，使血液的凝固性过高，破坏了体内凝血与抗凝的平衡，促进微血栓的形成，导致 DIC 的发生和发展。

（一）广泛的组织损伤，激活外源性凝血系统

当组织损伤后可大量释放组织因子，激活外源性凝血系统，促进 DIC 发生。常见于严重的创伤、烧伤、大手术和产科意外等引起的组织损伤；癌组织的坏死或广泛的血道转移；白血病或实质性肿瘤放疗、化疗后所致组织细胞大量破坏等。组织因子广泛存在于各部位组织中，以脑、肺、胎盘等组织最丰富。

（二）血管内皮细胞损伤，凝血、抗凝血调控失调

严重感染、内毒素血症、抗原抗体复合物、缺氧及酸中毒等，可损伤血管内皮细胞，导致内皮细胞释放大量的组织因子，启动外源性凝血系统，并且由于血管内皮下的胶原纤维暴露，激活凝血因子Ⅻ，启动内源性凝血系统。此外，损伤的血管内皮细胞可使抗凝作用降低，血小板的黏附、聚集能力增高，纤溶活性降低等，促进 DIC 的发生和发展。

（三）血细胞大量破坏，激活血小板

1. 红细胞大量破坏　异型输血、疟疾和阵发性睡眠性血红蛋白血症等，血液中红细胞被大量破坏，一方面破坏的红细胞可释放 ADP，激活血小板，促进血小板黏附、聚集，导致凝血；另一方面红细胞释放的红细胞素具有组织因子样作用，可激活凝血系统引起 DIC。

2. 白细胞破坏或激活　急性早幼粒细胞白血病患者在化疗或放疗后，导致白细胞被大量

破坏，可释放大量组织因子样物质，激活外源性凝血系统，促进 DIC 的发生。血液中单核细胞、中性粒细胞在内毒素、IL-1、TNFa 等刺激下，可表达组织因子，也可启动凝血反应。

3. 血小板的激活　血小板的激活、黏附、聚集在血液凝固过程中起重要作用，所以在 DIC 的发生发展中血小板起着重要作用。但都为继发性作用，只有在少数情况下可能起原发性作用，如血栓性血小板减少性紫癜。

（四）促凝物质入血

急性坏死性胰腺炎时，大量胰蛋白酶进入血液循环，激活凝血酶原转变为凝血酶，促进血液凝固和 DIC 的形成。某些蜂毒或蛇毒能直接激活 FX、凝血酶原，或直接使纤维蛋白酶原转变为纤维蛋白，引起 DIC。某些恶性肿瘤细胞可分泌某些促凝物质，直接激活 FX 等，进而促进 DIC 的发生。

三、影响 DIC 发生发展的因素

（一）单核吞噬细胞系统功能受损

单核吞噬细胞系统具有吞噬功能，可清除血液中的凝血酶、纤维蛋白原、其他促凝物质、纤溶酶、纤维蛋白降解产物和内毒素等。当单核吞噬细胞系统功能障碍或吞噬大量的其他物质时，可促进 DIC 的发生，如严重的革兰阴性细菌所致内毒素休克。

（二）肝功能严重障碍

肝功能严重障碍时，肝脏合成的抗凝物质减少，同时对已激活的凝血因子的灭活作用减弱，因而增加了血液的凝固性。此外，肝细胞大量坏死，又可释放大量组织因子，加剧和促进 DIC 的发生。

（三）血液高凝状态

妊娠 3 周开始，孕妇血液中血小板及多种凝血因子（I、II、V、VII、IX、X 及 XII 等）逐渐增多，抗凝血酶、t-PA 和 u-PA 等抗凝血的物质减少，此时胎盘产生的纤溶酶激活物抑制物增加。到妊娠末期，血液呈明显的高凝状态，若出现产科意外，如宫内死胎、羊水栓塞、胎盘早期剥离等易导致 DIC。

组织缺氧、酸中毒及某些药物使用不当（如 6- 氨基己酸），也可使血液处于高凝状态，促进 DIC 的发生。

（四）微循环障碍

休克引起微循环严重障碍时，血液淤滞和浓缩，血小板黏附、聚集，同时微循环障碍引起缺血、缺氧，导致酸中毒及血管内皮细胞损伤，有利于 DIC 的发生。

四、DIC 的分期和分型

（一）DIC 的分期

根据 DIC 的凝血功能障碍病理生理特点，典型的 DIC 病程可分为三期：

1. 高凝期　由于凝血系统被激活，大量的促凝物质入血，血液中凝血酶含量增多，微循环内形成大量微血栓，血液呈高凝状态，部分患者可无明显临床表现。

2. 消耗性低凝期　由于凝血系统的激活和微循环中广泛的微血栓形成，消耗了大量的凝血因子和血小板，此时也可发生继发性纤溶系统激活，使血液处于低凝状态，患者表现为不同程度的出血。

3. 继发性纤溶亢进期　DIC 时产生大量凝血酶及 FXII$_a$ 等激活纤溶系统，并产生大量纤溶酶促进纤维蛋白开始溶解形成纤维蛋白降解产物，患者表现为明显的出血。

（二）DIC 的分型

1. 按 DIC 发生的快慢分型

（1）急性 DIC：常见于严重感染、严重创伤、异型输血、羊水栓塞和急性移植排斥反应等。此型 DIC 可在数小时或 1 ~ 2 天内发生，临床表现明显，以出血和休克为主，实验室检查明显异常，病情恶化迅速，分期不明显。

（2）慢性 DIC：常见于恶性肿瘤、胶原病和慢性溶血性贫血等。此型 DIC 发病缓慢，病程较长，临床表现较轻且不明显，可有某些实验室检查异常和某脏器功能不全的表现。有些病例只在尸检中发现。

（3）亚急性 DIC：常见于恶性肿瘤转移和宫内死胎等。此型 DIC 可在数天内逐渐发生，临床表现介于急性和慢性之间。

2. 按 DIC 代偿情况分型

（1）失代偿型：主要见于急性 DIC。此型特点是凝血因子和血小板的消耗超过生成，患者有明显的出血和休克，实验室检查发现血小板计数和纤维蛋白原明显减少。

（2）代偿型：主要见于轻症型 DIC。此型特点是凝血因子和血小板的消耗与代偿之间基本保持平衡，实验室检查无明显异常，临床表现不明显或仅有轻度出血、血栓形成症状。

（3）过度代偿型：主要见于慢性 DIC 或恢复期 DIC。此型患者代偿功能较好，凝血因子和血小板代偿性生成迅速，甚至超过消耗，临床上可出现纤维蛋白原等凝血因子暂时性增高，患者临床症状不明显。

五、DIC 的临床表现

（一）出血

DIC 患者最初的临床表现常为出血，如皮肤瘀斑、紫癜、鼻出血、牙龈出血、呕血、黑便、咯血、血尿等。轻者仅见伤口或注射部位渗血，严重者可同时多个部位大量出血。引起出血的机制可能是：①凝血物质大量消耗：DIC 时，广泛微血栓形成，消耗各种凝血因子和血小板，使凝血过程障碍，导致出血。②继发性纤溶功能增强：DIC 时，继发纤溶功能增强，产生大量纤溶酶原，不仅能降解纤维蛋白，还能水解包括纤维蛋白原在内的各种凝血因子，加剧凝血功能障碍而加重出血。③纤维蛋白原的降解产物形成：DIC 时，纤溶酶把纤维蛋白降解为各种分子大小不一的多肽，总称为纤维蛋白降解产物（fibrin degradation product，FDP）。FDP 具有抗凝血酶作用、妨碍纤维蛋白单体聚合以及降低血小板黏附、聚集、释放等功能，使患者出血倾向进一步加重。④血管损伤：DIC 时，由于缺血、缺氧、酸中毒、细胞因子和自由基等多种因素，可导致微血管壁损伤，是 DIC 出血原因之一。

（二）器官功能障碍

DIC 时，由于器官内广泛微血栓形成，阻塞局部器官的微循环，引起缺血缺氧坏死，严重或持续时间较长可导致受累脏器功能衰竭，甚至出现多器官功能障碍综合征。尸检时常可见微血管内存在微血栓，累及脏器不同，可有不同临床表现。例如，肺内广泛微血栓形成，出现进行性呼吸困难和进行性低氧血症等临床症状，发生急性呼吸窘迫综合征；肾内广泛微血栓形成，可导致双侧肾皮质坏死及急性肾功能衰竭，出现少尿、血尿、蛋白尿和氮质血症等；心内微血栓形成，可引起心肌收缩力减弱，心输出量降低，出现各种心功能指标和相关酶测定值的异常；消化系统受累可出现呕吐、腹泻和消化道出血等症状；肝脏受累可出现黄疸和肝功能障碍等；累及肾上腺时，可引起肾上腺皮质坏死，导致沃 – 弗综合征；累及垂体坏死，可致席汉综合征；神经系统病变时，可出现神志不清、嗜睡、昏迷、惊厥等非特异症状。

（三）休克

急性 DIC 时常伴有休克，DIC 和休克可互为因果，形成恶性循环。其机制是：①微血管内大量微血栓形成，阻塞微循环，使回心血量明显减少；②广泛出血可使血容量明显减少；③心肌受累损伤，心肌收缩力减弱，心输出量降低；④凝血因子Ⅻ被激活，可激活激肽系统和补体系统，使血管扩张和血管壁通透性增高，导致外周阻力降低，回心血量减少；⑤ FDP 的某些成分可增强组胺、激肽的作用，促进微血管舒张，这些因素均可使微循环障碍，促进休克的发生、发展。

（四）微血管病性溶血性贫血

慢性 DIC 及亚急性 DIC 患者常伴发一种特殊类型的贫血，称为微血管病性溶血性贫血。其除了具有溶血性贫血的一般特性之外，在外周血涂片中可出现各种形态特殊的变形红细胞，呈盔形、星形、多角形、小球形等不同形态的红细胞碎片，称为裂体细胞（如图 9-6 所示）。周围血破碎红细胞数大于 2% 对 DIC 有辅助诊断意义。

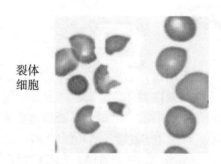

裂体
细胞

图 9-6　微血管病性溶血性贫血

引起微血管病性溶血性贫血的原因是 DIC 早期血液发生凝固，纤维蛋白丝在微血管腔内形成细网，当红细胞流过网孔时可黏着、滞留或挂在纤维蛋白丝上，在血流不断冲击下可引起红细胞破裂，这些红细胞及红细胞碎片的脆性明显增高，很易破裂发生溶血。

六、DIC 防治和护理的病理生理基础

1. 防治原发病　预防和去除引起 DIC 的病因，是防治 DIC 的根本措施，如认真对孕妇进行出、凝血指标检查和产程监护。

2. 改善微循环　采取扩充血容量、解除血管痉挛等措施，改善微循环，增加其灌流量，在防治 DIC 的发生、发展中具有重要作用。

3. 重建凝血和纤溶间的动态平衡　在 DIC 的早、中期，常用肝素抗凝。在 DIC 的中、晚期，可在足量使用抗凝药物的前提下使用抗纤溶制剂。在 DIC 恢复期，可酌情输入新鲜全血，或补充凝血因子、血小板等。

4. 密切观察患者的病情变化　密切观察患者原发性疾病的病情、出血部位和出血量，以及有无微循环障碍、缺氧、少尿、血压下降、呼吸循环衰竭症状、高凝和栓塞症状、黄疸、溶血等；并及时观察实验室检查结果，如血小板计数、凝血酶原时间、血浆纤维蛋白含量、3P 试验等。

实训与拓展

病例分析问与答

根据本单元所学的知识，请你分析学习活动 9-1 病例中提出的问题，下面的思路供你参考：

1. 根据患者的病史、临床表现和实验室检查，结合上述所学内容，判断该患者已进入休克的难治期并诱发 DIC。

2. 由于患者产后大出血，导致血容量降低，血压下降，发生休克。休克微循环严重障碍时血液浓缩，血小板黏附、聚集，血管内皮细胞损伤，激活内、外凝血系统，诱发 DIC。此外，患者为产妇，血液本身呈高凝状态，子宫和胎盘含组织因子丰富，促进 DIC 发生。

3. 临床表现为血压下降、发绀、大出血并不凝，检验为血小板减少，出凝血时间延长。休克与 DIC 互为因果，形成恶性循环。

自测练习

（一）单项选择题

1. 休克的最主要特征是（　　）。
   A. 心输出量降低　　　　　　B. 动脉血压降低
   C. 组织微循环灌流量降低　　D. 外周阻力升高
   E. 外周阻力下降

2. 休克代偿期微循环变化的特征是（　　）。
   A. 多灌少流　　　　　B. 少灌少流　　　　　C. 不灌不流
   D. 少灌多流　　　　　E. 多灌多流

3. 休克进展期微循环变化的特征是（　　　）。

　　A. 多灌少流　　　　　　　　B. 少灌少流　　　　　　　C. 不灌不流

　　D. 少灌多流　　　　　　　　E. 多灌多流

4. 休克难治期微循环变化的特征是（　　　）。

　　A. 多灌少流　　　　　　　　B. 少灌少流　　　　　　　C. 不灌不流

　　D. 少灌多流　　　　　　　　E. 多灌多流

5. 失血性休克早期交感 – 肾上腺髓质系统处于（　　　）。

　　A. 强烈兴奋　　　　　　　　B. 强烈抑制　　　　　　　C. 变化不明显

　　D. 先兴奋后抑制　　　　　　E. 先抑制后兴奋

6. 高排低阻型休克可见于（　　　）。

　　A. 失血性休克　　　　　　　B. 创伤性休克　　　　　　C. 烧伤性休克

　　D. 心源性休克　　　　　　　E. 过敏性休克

7. 休克代偿期最易受损的器官是（　　　）。

　　A. 心脏　　　　　　　　　　B. 肝　　　　　　　　　　C. 脾

　　D. 肺　　　　　　　　　　　E. 肾

8. 较易发生 DIC 的休克类型是（　　　）。

　　A. 心源性休克　　　　　　　B. 感染性休克　　　　　　C. 失血性休克

　　D. 过敏性休克　　　　　　　E. 神经源性休克

9. 弥散性血管内凝血最主要的病理特征是（　　　）。

　　A. 溶血性贫血　　　　　　　B. 纤溶过程亢进　　　　　C. 凝血功能障碍

　　D. 血管内皮细胞受损　　　　E. 微循环血流减少

10. 严重创伤引起弥散性血管内凝血的主要原因是（　　　）。

　　A. 血小板损伤　　　　　　　B. 组织因子入血　　　　　C. 红细胞破坏

　　D. 凝血因子XII被激活　　　　E. 白细胞增多

11. 弥散性血管内凝血时产生的贫血属于（　　　）。

　　A. 缺铁性贫血　　　　　　　B. 失血性贫血　　　　　　C. 溶血性贫血

　　D. 再生障碍性贫血　　　　　E. 巨幼红细胞贫血

12. DIC 高凝期血液凝固障碍表现为（　　　）。

　　A. 血液凝固性增高　　　　　B. 纤溶活性增高　　　　　C. 纤溶过程亢进

　　D. 凝血物质大量消耗　　　　E. 溶血性贫血

13. DIC 晚期大出血的原因是（　　　）。

　　A. 凝血系统被激活

　　B. 纤溶系统被激活

　　C. 凝血和纤溶系统同时被激活

　　D. 凝血系统活性大于纤溶系统活性

　　E. 凝血系统活性小于纤溶系统活性

14. 下述哪一项不参与肝功能障碍诱发 DIC 的过程？（　　　）

　　A. 肝清除 FDP 的作用减弱

　　B. 肝解毒功能减弱

C. 肝生成凝血因子减少

D. 肝生成血小板减少

E. 肝释放组织因子增多

（二）问答题

1. 简述休克发生的原因分类和始动环节分类的关系。

2. 动脉血压降低是否可作为判断休克发生的指标？为什么？

3. 休克代偿期、休克进展期、休克难治期的微循环各有哪些变化？

4. 休克难治期为什么易合并成 DIC？

单项选择题参考答案

1. C　2. B　3. A　4. C　5. A　6. E　7. E　8. B　9. C　10. B

11. C　12. A　13. E　14. D

（周　洁）

肿 瘤

患者，男，65岁。下唇黏膜溃疡长期未愈。

体检：下唇偏左侧有一个 2 cm×1.5 cm 溃疡，边缘不整且隆起于周围黏膜，质地硬。右侧颌下和颈部三角区可触及数个肿大、质硬、无压痛的淋巴结。

患者可能是什么性质的病变？如何区分良性和恶性肿瘤？恶性肿瘤为何难以早期发现？恶性肿瘤病人为何常出现进行性消瘦？良性肿瘤与恶性肿瘤可以转化吗？哪些常见的良性病变可能发展成癌？请你带着这些问题来学习本单元。

肿瘤是常见病、多发病，恶性肿瘤严重影响健康，早期发现、早期治疗是关键。本单元重点介绍肿瘤的概念，肿瘤的特性，肿瘤的命名及分类、肿瘤对机体的影响以及常见肿瘤的举例。建议你在学习本单元前复习组织学中上皮、间叶和神经组织、血细胞分化等相关知识。

► 学习目标

1．复述：肿瘤、异型性、转移、非典型增生、原位癌的概念。

2．说明：良性肿瘤和恶性肿瘤的区别、癌和肉瘤的不同、肿瘤的生长方式与转移途径。

3．解释：直接蔓延、癌、肉瘤、癌症、上皮内瘤变的含义。

4．描述：肿瘤的一般形态与组织结构。

MODULE 模块 1 肿瘤概述

肿瘤（tumor neoplasm）是机体在各种致瘤因素作用下，局部组织细胞过度异常增生所形成的新生物，常表现为局部肿块。

提　示

肿瘤常表现为局部肿块，但有的肿瘤（如白血病）也可不形成局部肿块。局部肿块也并非都是肿瘤，一些炎性增生（如炎性息肉、炎性假瘤）和内分泌性增生（如乳腺增生症、前列腺增生症）等也会形成局部肿块。

肿瘤细胞由正常细胞转化而来。当正常细胞转化为肿瘤细胞后，会出现异常的生物学特性，肿瘤细胞的这些特性与炎性增生、损伤修复时的增生和生理性再生有本质的不同，主要如下：

（1）肿瘤增生一般是单克隆的，非肿瘤是多克隆的。

（2）肿瘤细胞在不同程度上丧失了分化成熟的能力，而非肿瘤性增生的细胞最终都能分化成熟，并保持正常细胞的形态和功能。

（3）当致瘤因素去除后，肿瘤细胞仍持续性生长。而非肿瘤性增生，一旦引起增生的原因消除后便不再增生。

（4）肿瘤细胞生长旺盛，与整个机体不协调，对机体有害。非肿瘤性增生是对损伤的防御性、修复性反应，对机体是有利的。

肿瘤的种类繁多，属于常见病、多发病。我国肿瘤的发病率和死亡率均呈逐年上升趋势，其中农村人口恶性肿瘤的死亡率居第三位，城市人口居第一位。在欧美一些国家，恶性肿瘤的死亡率仅次于心血管系统疾病而跃居第二位。肺癌、胃癌、肝癌、食管癌、大肠癌、白血病、淋巴瘤、子宫颈癌、鼻咽癌、乳腺癌为最常见的十大恶性肿瘤。但对一些恶性肿瘤（如子宫颈癌），若能做到三早（早发现、早诊断、早治疗），仍有治愈的可能。

MODULE
模块 2　肿瘤的特性

学习活动 10-1：结合下面所学的内容，试分析病例中的问题

病例：患者，女，26 岁因右侧乳房皮下无痛性结节状肿块增大入院。查体发现右侧乳腺 12 点位置有一个大小为 3 cm×3 cm×2 cm 的结节状肿块，质地较硬，活动度好，无异常感觉，右侧腋窝淋巴结无肿大。病人自述此肿块已经存在多年，生长缓慢。病理检查发现有完整包膜，肿块为束状排列的胶原纤维成分，走行交错，细胞核多为梭形，无明显异型性表现。

问题：

1. 此肿块是什么性质的肿块？
2. 判断依据是什么？

一、肿瘤的形态和结构

（一）肿瘤的大体形态

肿瘤形态多种多样，常因其生长部位、肿瘤性质不同而不同。因此，肿瘤的大体形态在一定程度上反映了肿瘤的良恶性。

1. 肿瘤的数目　原发肿瘤通常为一个，称为单发瘤。若发现多个肿瘤结节，应考虑转移性肿瘤的可能，查找其他部位有无原发肿瘤。但少数肿瘤也可多发，称为多发，如多发性子宫平滑肌瘤、神经纤维瘤病、家族性多发性结肠息肉病等。

2. 肿瘤的大小　肿瘤的大小极不一致，小者（如微小癌）需通过显微镜才能发现，大者（如卵巢浆液性囊腺瘤）可达数十厘米。这与肿瘤的性质和生长部位、生长时间长短有关。通常，生长在体表或体腔（胸腔、腹腔和盆腔等）的肿瘤较大，而生长在密闭狭小间隙（颅腔、椎管等）的肿瘤一般较小。良性肿瘤生长缓慢，对机体危害较小，可以长得较大；而恶性肿瘤生长快，对机体危害大，肿瘤常不会太大。

3. 肿瘤的形状　肿瘤的形状与发生部位、组织来源、生长方式和肿瘤的性质有关，因此，肿瘤的形状多种多样（如图 10-1 所示）。通常，发生于深部组织和器官的良性肿瘤呈结节状、分叶状、囊状；发生于体表和空腔脏器（胃肠道、呼吸道、泌尿道、生殖道等）的良性肿瘤呈息肉状、蕈伞状、乳头状；发生于深部组织和器官内的恶性肿瘤呈树根状或蟹足状；发生于体表和空腔脏器的恶性肿瘤呈菜花状、弥漫性肥厚状、溃疡状。但是，部分恶性肿瘤也可呈囊状、乳头状，工作中应注意鉴别。

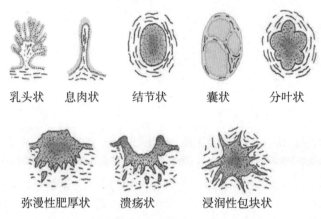

乳头状　　　息肉状　　　结节状　　　囊状　　　分叶状

弥漫性肥厚状　　　溃疡状　　　浸润性包块状

图 10-1　肿瘤的形状模式图

4. 肿瘤的颜色　肿瘤的颜色常呈灰白色或灰红色，与其起源组织的颜色相似。例如，脂肪瘤呈淡黄色，血管瘤呈红色，恶性黑色素瘤呈黑色，肉瘤因血供丰富而呈灰红色。当肿瘤发生变性、坏死、出血或感染等继发改变时，可见多种颜色混杂而呈花斑状。

5. 肿瘤的硬度　肿瘤的硬度取决于肿瘤的起源组织、实质与间质的比例和继发改变等因素。例如，起源于骨组织的骨瘤较硬，起源于脂肪组织的脂肪瘤较软；瘤细胞丰富的肿瘤（如乳腺髓样癌）较软，纤维间质较多的肿瘤（如乳腺硬癌）较硬；继发玻璃样变、钙化、骨化的肿瘤较硬，继发坏死、液化、囊性变的肿瘤较软。

6. 肿瘤的包膜　良性肿瘤表面常有完整包膜，边界清楚，手术易完整切除。恶性肿瘤表面大多无包膜或有假包膜，边界不清，手术难以完整切除，术后易复发。

（二）肿瘤的组织结构

肿瘤组织由实质（parenchyma）和间质（stroma）两部分构成（如图 10-2 所示）。

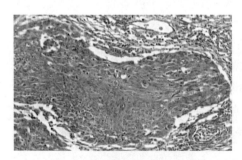

图 10-2　肺鳞癌实质和间质

1. 实质　实质即指肿瘤细胞，是肿瘤的主要成分。肿瘤不同，其实质也不同，它决定肿瘤的生物学特性，是诊断肿瘤和对肿瘤进行分类、命名的主要依据。肿瘤的实质通常只有一种成分，但少数肿瘤可以有两种甚至多种实质。例如：乳腺纤维腺瘤，其实质由肿瘤性的纤维组织和腺组织构成；卵巢畸胎瘤，其实质含有三个胚层来源的多种成分等。

2. 间质　间质是指除肿瘤细胞以外的其他肿瘤成分，主要由结缔组织和血管组成，还可以有淋巴管。肿瘤的间质缺乏特异性，对肿瘤实质起着支撑和营养的作用。肿瘤的生长速度与血管的多少有密切关系，通常血供越丰富，肿瘤生长越快。间质内的淋巴细胞浸润，可能与机体对肿瘤的免疫反应有关。

二、肿瘤的异型性

肿瘤组织与其起源的正常组织相比较，无论在细胞形态还是组织结构上，都存在不同程度的差异，这种差异称为**异型性**（atypia）。肿瘤组织在形态、结构、功能、代谢和生物学行为上与其起源的正常组织的相似程度，称为肿瘤的分化程度。分化程度高，说明肿瘤的成熟程度高，与起源组织的相似程度也高。异型性是诊断肿瘤的良恶性，判断肿瘤恶性程度高低的主要形态学依据。异型性小，说明肿瘤组织的分化程度高，恶性程度低；反之，异型性大，说明肿瘤组织的分化程度低，恶性程度高。肿瘤的异型性表现在组织结构和细胞形态两方面。

（一）肿瘤组织结构的异型性

肿瘤组织结构的异型性表现为肿瘤组织在空间排列方式上与其起源正常组织的差异，通常表现为结构紊乱，包括细胞极向、层次、与间质的关系等方面。

良性肿瘤的组织结构与其起源组织相似，因此，异型性不明显，一般仅表现为细胞数量增多、层次增加、排列紊乱等。例如，纤维瘤的瘤细胞与正常的纤维细胞很相似，只是排列方式不同，呈编织状（如图 10-3 所示）。恶性肿瘤的组织结构异型性显著，失去正常的排列结构、层次和极向。例如，纤维肉瘤的瘤细胞明显增多，排列紊乱，呈编织状或旋涡状，胶原纤维极少（如图 10-4 所示）。

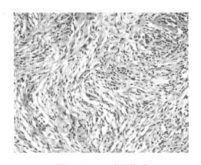 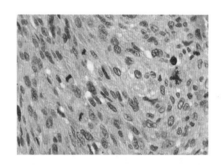

图 10-3　纤维瘤　　　　　　　　图 10-4　纤维肉瘤

（二）肿瘤细胞的异型性

1. 良性肿瘤细胞的异型性　良性肿瘤细胞异型性小，与其起源的正常细胞没有显著差别，如脂肪瘤的瘤细胞与脂肪细胞相似（如图 10-5 所示）。

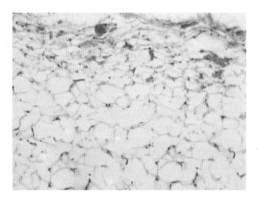

图 10-5　脂肪瘤

2. 恶性肿瘤细胞的异型性　恶性肿瘤细胞分化程度低，异型性大，与其起源的正常细胞存在显著差别，具体如下：

（1）恶性肿瘤细胞的多形性：恶性肿瘤细胞通常比其起源的正常细胞大，且大小悬殊，形态各异，呈多形性改变，并可有体积巨大的瘤巨细胞，如脂肪肉瘤（如图 10-6 所示）。少数恶性肿瘤虽然分化很差或未分化，但瘤细胞小而一致，具有明显的幼稚性，如肺小细胞癌（如图 10-7 所示）。

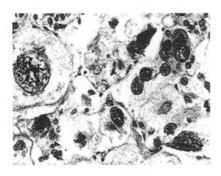

图 10-6　脂肪肉瘤

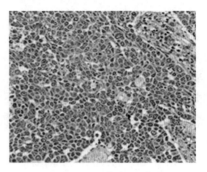

图 10-7　肺小细胞癌

（2）恶性肿瘤细胞核的多形性：恶性肿瘤细胞核的体积增大，核浆比例接近 1 : 1（正常为 1 : 4 ～ 1 : 6）；核大小不等，形状多样，可出现双核、多核、巨核、奇异形核等；核染色较深，染色质常呈粗颗粒状，堆积在核膜下而致核膜增厚；核分裂象增多，可出现不对称的二极、三级、多极或顿挫核分裂象。这些不对称的核分裂象仅出现在恶性肿瘤时，称为病理性核分裂象（如图 10-8 所示），是诊断恶性肿瘤最为重要的组织学依据。

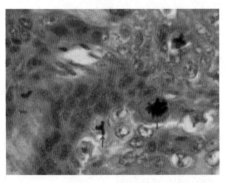

图 10-8　鳞状细胞癌病理性核分裂象

（3）恶性肿瘤细胞浆的改变：恶性肿瘤细胞的胞浆内核糖体增多，故染色时呈嗜碱性。某些肿瘤因瘤细胞产生异常分泌物或代谢产物（激素、黏液、糖原、角蛋白或色素等）而致胞浆呈现不同的染色特点，有助于对肿瘤的组织起源做出正确的判断。

（三）肿瘤的分级

根据组织结构和瘤细胞的异型性，将恶性肿瘤分为三级：Ⅰ级为高分化，属低度恶性；Ⅱ级为中等分化，属中度恶性；Ⅲ级为低分化或未分化，属高度恶性。

肿瘤分级是临床确定治疗方案和判断预后的重要依据之一。

提　示

肿瘤的异型性反映肿瘤组织的分化程度。分化程度高，肿瘤组织的成熟程度高，与起源组织的相似程度高，异型性小；分化程度低，肿瘤组织的成熟程度也低，与起源组织的相似程度小，异型性大。异型性是诊断肿瘤、区别良恶性和判断恶性程度的主要形态学依据。异型性小，说明肿瘤组织的分化程度高，恶性程度低；异型性大，说明肿瘤组织的分化程度低，恶性程度高。

三、肿瘤的生长和扩散

（一）肿瘤的生长

肿瘤生长的基础是肿瘤细胞不断分裂增殖。肿瘤的性质不同，其生长速度和生长方式也不相同，这是初步判断肿瘤性质的重要依据之一。

1. 肿瘤的生长速度　肿瘤的生长速度主要取决于肿瘤细胞的分化程度。通常分化好、异型性小的良性肿瘤生长缓慢，病程可达数年甚至数十年。若良性肿瘤的生长速度突然加快，则有恶变的可能。分化差、异型性大的恶性肿瘤生长较快，短期内即可形成明显的肿块。由于血管形成滞后，营养供应相对不足，恶性肿瘤易继发坏死、出血、感染等改变。生长速度快是恶性肿瘤的生物学特性之一。

2. 肿瘤的生长方式　肿瘤的生长方式主要有三种，与其生长部位和性质有关。

（1）膨胀性生长（expansive growth）是良性肿瘤的主要生长方式。由于瘤细胞分化较好，肿瘤生长缓慢，推挤而不侵袭周围正常组织，瘤体犹如吹气球一样逐渐膨大。肉眼观肿瘤大多呈结节状、分叶状，包膜完整，与周围组织分界清楚（如图 10-9 所示）。临床检查时肿瘤活动度好，手术易完整切除，术后一般不复发。

（2）浸润性生长（invasive growth）是恶性肿瘤的主要生长方式。由于瘤细胞分化差，肿瘤生长速度快，侵入并破坏周围组织（包括组织间隙、淋巴管或血管），犹如树根长入泥土一样。肉眼观肿瘤没有包膜（偶有假包膜），与邻近组织分界不清（如图 10-10 所示）。临床检查时肿瘤固定或欠活动，手术难以完整切除，术后常复发。

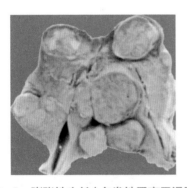

图 10-9　膨胀性生长（多发性子宫平滑肌瘤）

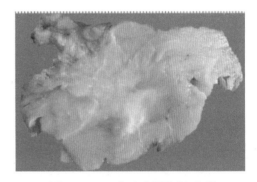

图 10-10　乳腺癌浸润性生长

（3）外生性生长（exophytic growth）发生在体表、体腔（如胸腔、腹腔）或管道器官（如消化道、呼吸道、泌尿道、生殖道）的肿瘤，常向表面生长，形成乳头状、息肉状、蕈状或菜花状的肿物。良性和恶性肿瘤均可呈外生性生长，但恶性肿瘤在向表面生长的同时，还侵及底部组织而伴有浸润性生长（如图 10-11 所示）。

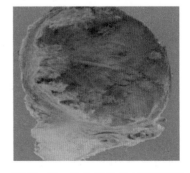

图 10-11　外生性生长（膀胱癌）

（二）肿瘤的扩散

恶性肿瘤由于呈浸润性生长，不仅在原发部位不断长大，还可累及邻近器官和组织，甚至侵入淋巴道、血道或体腔而扩散到身体其他部位继续生长，这是恶性肿瘤的生物学特征之一。肿瘤的扩散包括直接蔓延和转移两种方式。

1. 直接蔓延　恶性肿瘤细胞沿着组织间隙、神经束衣、血管、淋巴管外壁，浸润并破坏邻近组织或器官继续生长的过程，称为直接蔓延。直接蔓延导致肿瘤的病变范围扩大，周围组织或器官受浸润，增加了手术切除的难度。例如，乳腺癌的癌细胞可沿组织间隙蔓延到皮肤（如图 10–12 所示）。

2. 转移　恶性肿瘤细胞从原发部位侵入淋巴管、血管或体腔，迁徙到其他部位继续生长的过程，称为**转移（metastasis）**。原发部位的肿瘤称为原发瘤，转移所形成的肿瘤称为转移瘤或继发瘤。转移瘤与原发瘤的性质和类型相同。转移是恶性肿瘤最重要的生物学特性之一，其转移途径包括：

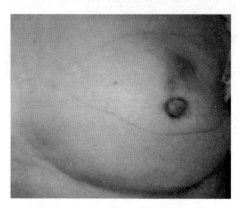

图 10–12　乳腺癌（蔓延到皮肤）

（1）淋巴道转移（lymphatic metastasis）是癌的主要转移途径。瘤细胞首先侵入淋巴管，随淋巴液到达局部淋巴结，聚集于淋巴结的边缘窦，然后再逐渐累及整个淋巴结，以后可通过输出淋巴管依次转移至远处各组淋巴结或发生逆行转移（如图 10–13 所示），最后可经胸导管进入血流，继发血道转移。肿瘤发生淋巴结转移后，常表现为淋巴结肿大、变硬，甚至相邻淋巴结相互粘连、融合成团块（如图 10–14 所示）。手术切除原发瘤时，为保证治疗效果，常需切除已有转移的相应淋巴结。

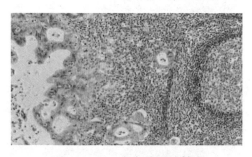

图 10–13　腺癌淋巴结转移

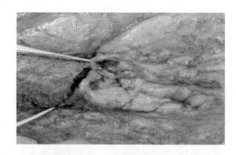

图 10–14　癌的淋巴结转移

（2）血道转移（hematogenous metastasis）为肉瘤的主要转移途径，血管丰富的癌和晚期癌也可发生血道转移。由于静脉壁较薄，血管内压力较低，瘤细胞通常侵入静脉（如图 10–15 所示），沿血流方向运行，到达其他组织或器官，继续繁殖并穿破血管壁，不断生长而形成转移瘤。转移瘤常为多发、散在分布、边界较清楚的球形结节（如图 10–16 所示）。侵入体循环静脉的瘤细胞，经右心在肺内形成转移瘤；侵入肺静脉或通过肺毛细血管进入肺静脉的瘤细胞，经左心随主动脉血流运行，可转移至全身各器官，尤以脑、骨、肾和肾上腺等处多见；消化道肿瘤常侵入门静脉而发生肝脏转移。因此，肺和肝转移最为常见。临床上对肺、肝、骨等进行影像学检查，有助于了解恶性肿瘤是否已发生血道转移。

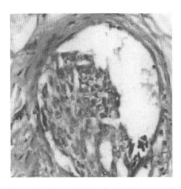

图 10-15　静脉内的肿瘤细胞

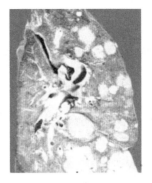

图 10-16　肺内的转移癌

（3）种植性转移（implantation metastasis）是指发生在体腔内脏器的恶性肿瘤，瘤细胞侵及脏器的浆膜面后脱落，像播种一样播撒在体腔浆膜或其他器官表面继续生长，形成无数个转移瘤的现象。例如，胃癌浸润浆膜后，可种植到大网膜、腹膜、肠浆膜面以及卵巢表面等（如图 10-17 所示）。手术也可导致种植性转移。若胃肠道黏液癌转移至卵巢，常表现为双侧卵巢结节状增大并伴腹水形成，称为 Krukenberg 瘤。种植性转移可致体腔积液，一般呈血性，可含有肿瘤细胞，穿刺做细胞学检查有助于诊断。

（三）肿瘤的分期

临床上为了制定治疗方案和判断肿瘤的预后，常需对恶性肿瘤进行分期。分期的主要依据是原发瘤的大小、浸润深度和范围、侵及邻近组织器官情况、有无淋巴道转移和血道转移等，一般分为早、中、晚三期。肿瘤不同，具体的分期标准也不完全相同。

国际上广泛采用 TNM 分期系统。T（tumor）代表原发瘤，根据肿瘤体积和浸润范围，依次用 T_1 ~ T_4 表示；N（node）代表局部淋巴结转移情况，N_0 表示无淋巴结转移，N_1 ~ N_3 表示淋巴结转移的程度和范围；M（metastasis）代表远处转移情况，通常指血道转移，M_0 表示无血道转移，M_1、M_2 表示血道转移的程度。

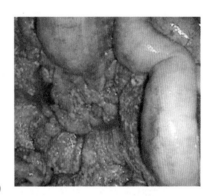

图 10-17　胃癌种植性转移

> **提　示**
>
> 　　恶性肿瘤的病理分级与临床分期是不同的。病理分级反映的是肿瘤的恶性程度，分级的依据是组织结构、异型性及核分裂象。临床分期反映的是恶性肿瘤生长扩散情况及对患者造成的危害程度，分期的依据主要是原发瘤的大小、浸润深度和范围，是否累及周围组织，有无淋巴结转移、血道转移和种植性转移。一般来说，分级和分期越高，病人的生存率越低。

MODULE 模块 3 肿瘤的命名和分类

一、肿瘤的命名

肿瘤的命名原则是应能反映肿瘤的发生部位、组织来源或形态特点、良恶性。

（一）良性肿瘤的命名

任何组织发生的良性肿瘤均称为瘤。良性肿瘤的命名原则是：发生部位＋起源组织或形态特点＋瘤。例如：发生在子宫，起源于平滑肌的良性肿瘤称为子宫平滑肌瘤；部分良性肿瘤还可以根据其形态特点进行命名，如乳头状瘤、囊腺瘤、息肉状腺瘤等。

（二）恶性肿瘤的命名

恶性肿瘤通常分为癌和肉瘤两大类，其中癌比较常见。

1. 癌（carcinoma） 起源于上皮组织的恶性肿瘤称为癌。癌的命名原则是：部位＋起源组织＋癌。例如，起源于皮肤鳞状上皮的恶性肿瘤称为皮肤鳞状细胞癌；起源于结肠腺体的恶性肿瘤称为结肠腺癌。少数癌还可以结合其形态特点来命名，如乳头状癌、囊腺癌等。

2. 肉瘤（sarcoma） 起源于间叶组织的恶性肿瘤称为肉瘤。肉瘤的命名原则是：部位＋起源组织＋肉瘤。例如，起源于脂肪组织的恶性肿瘤称为脂肪肉瘤，起源于纤维组织的恶性肿瘤称为纤维肉瘤，等等。如果恶性肿瘤的实质既有癌的成分，又有肉瘤的成分，则称为癌肉瘤。

3. 转移瘤的命名原则 转移瘤的命名原则是：转移部位＋转移性＋原发瘤的名称，如肝癌转移至肺部，肺内的肿瘤称为"肺转移性肝癌"。

（三）肿瘤的特殊命名

少数肿瘤不按上述原则命名，而用以下几种特殊的命名法。

（1）以"母细胞瘤"命名，起源于幼稚组织的肿瘤称为母细胞瘤，多数为恶性，如神经母细胞瘤、髓母细胞瘤、肾母细胞瘤等；少数为良性，如骨母细胞瘤、脂肪母细胞瘤等。

（2）在肿瘤名称前冠以"恶性"二字，如恶性淋巴瘤、恶性黑色素瘤、恶性畸胎瘤等。

（3）以"人名"或"病"命名，如白血病、霍奇金淋巴瘤、尤文瘤等。

（4）习惯命名，如精原细胞瘤、骨髓瘤、淋巴瘤等。

（5）以"瘤病"命名，用于多发性良性肿瘤，如神经纤维瘤病、脂肪瘤病等。

（6）以细胞形态命名的恶性肿瘤，如小细胞癌、大细胞癌、巨细胞癌、透明细胞癌、印戒细胞癌等。

提　示

　　肿瘤的命名是肿瘤病理诊断的重要内容，对于临床实践十分重要。护理人员必须了解肿瘤病理诊断名称的含义，正确地使用它们。在与患者的交流中，也需要适当地给患者解释这些诊断名称的含义，使他们对所患疾病有正确的认识。特别是对于那些特殊命名一定要牢记，如黑色素瘤、精原细胞瘤、淋巴瘤等，虽然被称为"瘤"，但它们绝对不是良性肿瘤，而是恶性肿瘤。

二、肿瘤的分类

　　肿瘤根据其组织来源可分为五大类，每类又按其分化成熟程度、生物学特性及对机体的影响分为良性和恶性两种（见表 10-1）。

表 10-1　常见肿瘤的分类

组织起源	良性肿瘤	恶性肿瘤
1. 上皮组织		
鳞状上皮	鳞状上皮乳头状瘤	鳞状细胞癌
基底细胞		基底细胞癌
腺上皮	腺瘤	腺癌
尿路上皮（移行细胞）	尿路上皮乳头状瘤	尿路上皮癌
2. 间叶组织		
纤维组织	纤维瘤	纤维肉瘤
脂肪	脂肪瘤	脂肪肉瘤
平滑肌	平滑肌瘤	平滑肌肉瘤
横纹肌	横纹肌瘤	横纹肌肉瘤
血管	血管瘤	血管肉瘤
淋巴管	淋巴管瘤	淋巴管肉瘤
骨	骨瘤	骨肉瘤
软骨	软骨瘤	软骨肉瘤
滑膜	滑膜瘤	滑膜肉瘤
间皮	间皮瘤	恶性间皮瘤
3. 淋巴造血组织		
淋巴组织		恶性淋巴瘤
造血组织		白血病

组织起源	良性肿瘤	恶性肿瘤
4. 神经组织		
胶质细胞	胶质瘤	恶性胶质瘤
神经细胞	节细胞神经瘤	神经母细胞，髓母细胞瘤
脑脊膜	脑膜瘤	恶性脑膜瘤
神经鞘细胞	神经鞘瘤	恶性神经鞘瘤
5. 其他肿瘤		
黑色素细胞		恶性黑色素瘤
胎盘组织	葡萄胎	恶性葡萄胎，绒毛膜上皮癌
生殖细胞		精原细胞瘤，无性细胞瘤，胚胎性癌
三个胚层组织	畸胎瘤	恶性畸胎瘤

模块 4 肿瘤对机体的影响

肿瘤对机体的影响取决于肿瘤的良恶性、生长时间长短和生长部位等。

一、良性肿瘤对机体的影响

良性肿瘤分化好，生长缓慢，不浸润，不转移，对机体的影响一般较小；但若发生部位特殊或有继发改变，也可致严重后果。

1. 局部压迫或阻塞　局部压迫或阻塞是良性肿瘤对机体的主要影响，如生长在消化道者可引起肠梗阻，发生在颅内者可压迫脑组织、阻塞脑脊液循环而致颅内高压。

2. 内分泌功能紊乱　内分泌功能紊乱发生于内分泌腺的良性肿瘤，可分泌过多的激素而产生相应的症状，如垂体生长激素腺瘤可引起巨人症或肢端肥大症，胰岛细胞瘤可引起阵发性血糖过低。

3. 继发改变　当良性肿瘤发生继发改变时，也可给机体造成相应的影响，如卵巢囊腺瘤发生蒂扭转时，可导致肿瘤出血、坏死。

二、恶性肿瘤对机体的影响

恶性肿瘤由于分化差，生长快，呈浸润性生长，常发生转移，除出现良性肿瘤的危害以外，还可有以下影响。

1. 功能异常 恶性肿瘤侵袭周围正常组织，破坏其结构，引起功能障碍，如肝细胞癌可致肝功能障碍、骨肉瘤可致病理性骨折等。

2. 出血 由于恶性肿瘤侵蚀血管，或因生长过快而发生缺血性坏死，可导致出血，如肺癌出现痰中带血、膀胱癌出现血尿、大肠癌出现便血、鼻咽癌出现鼻涕带血等。

3. 感染 由于肿瘤组织出血坏死，局部抵抗力降低，极易继发感染，局部常有大量呈恶臭的分泌物形成，如晚期宫颈癌、阴茎癌等。

4. 疼痛 恶性肿瘤晚期，肿瘤局部压迫或侵及神经，可引起顽固性疼痛，如鼻咽癌侵犯三叉神经引起头痛、胃癌引起上腹痛、肝癌引起肝区痛等。

5. 发热 肿瘤代谢产物、坏死分解产物或继发感染等毒性产物被吸收可引起发热，常表现为不规则热。

6. 副肿瘤综合征 由于肿瘤的产物（如异位激素）、异常免疫反应或其他不明原因，导致患者出现内分泌、神经、消化、造血、肾脏等系统和骨关节、皮肤的病理变化及相应的临床表现，而不能用肿瘤的侵袭或转移加以解释，其严重程度可随肿瘤病情缓解而减轻，也可随肿瘤的复发而加剧，称为副肿瘤综合征（PNS），如小细胞肺癌、肝细胞癌、卵巢癌等均可有 PNS。PNS 症状常出现在肿瘤本身症状之前，因此，有助于肿瘤的早发现、早诊治。

7. 恶病质 恶病质是指患者出现乏力、极度消瘦、严重贫血和全身衰竭的状态，可发生于多种疾病，包括恶性肿瘤、艾滋病、严重创伤、手术后、吸收不良及严重的败血症等。但以恶性肿瘤晚期最为常见。

三、良性肿瘤与恶性肿瘤的区别

良性肿瘤和恶性肿瘤在生物学特性和对机体的影响上有显著的区别。若将良性肿瘤误诊为恶性肿瘤，可能导致过度治疗，给病人带来不应有的医源性伤害。但若将恶性肿瘤误诊为良性肿瘤，则会因贻误治疗而缩短患者的生存期。因此，正确区分良性肿瘤和恶性肿瘤，对其治疗方案的制定和预后的判断具有重要意义（见表 10–2）。

表 10–2 良性肿瘤与恶性肿瘤的鉴别

	良性肿瘤	恶性肿瘤
分化程度	分化好，异型性小	分化差，异型性大
核分裂象	无或稀少，无病理性核分裂象	多，可见病理性核分裂象
生长速度	缓慢	较快
生长方式	膨胀性生长和外生性生长	浸润性生长和外生性生长
大体表现	多有包膜，界限清楚，活动度好	无包膜，边界不清，活动度差
继发改变	少见	常见，如局部出血、坏死、溃疡等
转移	不转移	可转移
复发	不复发或很少复发	易复发
对机体影响	较小，主要为局部压迫或阻塞	较大，如合并感染、出血、穿孔、器官衰竭、恶病质等

需要指出的是，良性肿瘤与恶性肿瘤的区分是相对的。例如，血管瘤虽为良性肿瘤，但呈浸润性生长，无包膜；发生在颅内等要害部位的良性肿瘤也可危及患者的生命。在恶性肿瘤中，因分化程度不同，其恶性程度也各不相同。分化较好者，恶性程度相对较低，如甲状腺滤泡癌。肿瘤类型不同，其转移情况也不尽相同，如皮肤的基底细胞癌几乎不转移、鼻咽癌早期即有转移。有的良性肿瘤如不及时治疗，可发生恶变，如结肠息肉状腺瘤可恶变为腺癌；而恶性黑色素瘤可因机体免疫力增强等原因而停止生长，甚至自行消退。

有些肿瘤的组织形态和生物学特性介于良性肿瘤和恶性肿瘤之间，称交界性肿瘤（borderline tumor）。交界性肿瘤具有潜在恶性表现，应采取相应的治疗措施，以免发生恶变。临床常见的交界性肿瘤有膀胱乳头状瘤、卵巢浆液性交界性囊腺瘤、黏液性交界性囊腺瘤等。

M_{ODULE} 模块 5　常见肿瘤举例

一、上皮组织肿瘤

（一）良性上皮组织肿瘤

1. 乳头状瘤　乳头状瘤（papiuoma）是起源于被覆上皮的良性肿瘤，呈外生性生长，形成多个乳头或指状突起。好发部位为皮肤、鼻、喉、外耳道、膀胱等处。镜下观每个乳头由两部分构成，轴心为含血管结缔组织，表面是增生的上皮样肿瘤细胞（如图 10-18 所示）。乳头状瘤的瘤组织与底部的正常组织分界清楚，故术后一般不复发，但阴茎、膀胱、外耳道的乳头状瘤易复发或者恶变。

2. 腺瘤　腺瘤（adenoma）是起源于腺上皮的良性肿瘤，全身各部位腺体均可发生。常见于甲状腺、卵巢、乳腺、涎腺和胃肠等。肉眼观黏膜腺发生的腺瘤多呈息肉状、蕈伞状；腺器官内的腺瘤多呈结节状，包膜完整，与周围正常组织分界清楚。镜下根据组成成分及形态特点，腺瘤可分为以下几种：

（1）管状腺瘤与绒毛状腺瘤：多见于结肠、直肠黏膜，呈息肉状，故也称为息肉状腺瘤，瘤组织有蒂与正常黏膜相连，镜下观肿瘤性腺上皮形成分化成熟的小管（如图 10-19 所示）或绒毛状结构。绒毛状腺瘤发展为癌的概率较高。

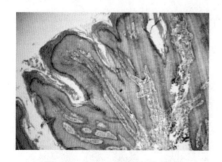

图 10-18　皮肤乳头状瘤

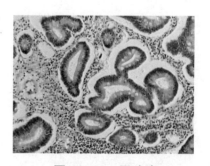

图 10-19　肠腺瘤

（2）囊腺瘤：由于腺瘤中腺体分泌物的蓄积，腺腔逐渐扩大并融合成大的囊腔，多发生于卵巢。卵巢囊腺瘤有两种主要类型：浆液性乳头状囊腺瘤和黏液性囊腺瘤。浆液性乳头状囊腺瘤为单房，腺上皮向囊腔内呈乳头状生长，并分泌浆液，镜下观乳头状结构，囊壁表面被覆立方上皮。黏液性囊腺瘤为多房，囊壁光滑分泌黏液，很少形成乳头，镜下观被覆高柱状上皮。

（二）恶性上皮组织肿瘤

癌是由上皮组织发生的恶性肿瘤，也是临床上最常见的恶性肿瘤，多见于中老年人。肉眼观癌的质地较硬，切面多为灰白色，较干燥。镜下观癌细胞（实质）呈腺管状、巢状或条索状排列，称为癌巢；实质与间质分界清楚，网状纤维只见于癌巢的周围。癌在早期一般多经淋巴道转移，到晚期才发生血道转移。癌的常见类型有以下几种。

1. 鳞状细胞癌　鳞状细胞癌简称鳞癌，常见于鳞状上皮覆盖的部位，如皮肤（如图10–20 所示）、口腔、唇、喉、食管、宫颈、外阴、阴茎等处；也可发生于肺、肾盂、膀胱等非鳞状上皮被覆的部位，是在鳞状上皮化生的基础上发生的。肉眼观肿瘤多呈菜花状或溃疡状。镜下观癌组织突破基底膜向深部组织呈浸润性生长，癌细胞形成团块状或条索状的癌细胞巢，癌巢周围为结缔组织间质。鳞癌可分为高分化、中分化、低分化三级。高分化鳞癌的癌巢中央可见同心圆状红染角化物，称为角化珠或癌珠（如图10–20 所示）；中分化鳞癌角化少见；低分化鳞癌的癌细胞有明显的异型性，可见较多的核分裂象及病理性核分裂象，无角化形成。

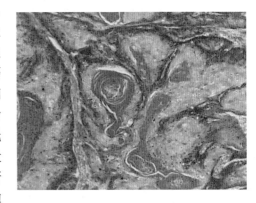

图 10–20　高分化皮肤鳞状细胞癌

2. 基底细胞癌　基底细胞癌是由基底细胞发生的恶性肿瘤。多见于老年人面部，如眼睑、颊及鼻翼等处。典型外观是在局部形成经久不愈的侵蚀性溃疡。镜下观癌巢主要由浓染的基底细胞样癌细胞构成。基底细胞癌的浸润性强，破坏局部深层组织，但生长缓慢，很少发生转移，对放射治疗很敏感，临床上呈低度恶性经过，预后较好。

3. 尿路上皮癌　尿路上皮癌又称移行上皮癌，是由移行上皮发生的恶性肿瘤。好发部位是膀胱、肾盂、输尿管。常呈乳头状、菜花状生长，可破溃形成溃疡。镜下分为高级别尿路上皮癌和低级别尿路上皮癌，或移行上皮癌Ⅰ级、Ⅱ级、Ⅲ级；级别越高，异型性越大，恶性度越高，越易复发，预后越差。

4. 腺癌　腺癌是由腺上皮发生的恶性肿瘤。多见于胃肠道、子宫内膜、乳腺、甲状腺、胆囊等器官。肿瘤常呈息肉状、菜花状、结节状及溃疡型，浸润性生长。镜下观管状腺癌的癌细胞形成大小不等、形态不一、排列不规则的腺样结构（如图10–21 所示），癌细胞异型性明显，不规则地排列成多层，核分裂象多见。乳头状腺癌的癌细胞呈乳头状增生。黏液癌有黏液聚积在癌细胞内，将核挤向一侧，癌细胞呈印戒状，故称之为印戒细胞；以后黏液堆积在腺腔内，腺体崩解并释放到间质中形成"黏液湖"（如图10–22 所示）。肉眼观黏液癌的癌组织呈灰白色，半透明如胶冻样，又称为胶样癌。实性癌恶性程度较高，癌巢以实体团块状生长为主，多数无腺腔样结构，常见于乳腺癌。

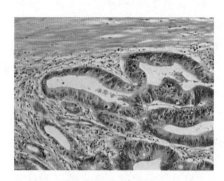

图 10-21　肠腺癌

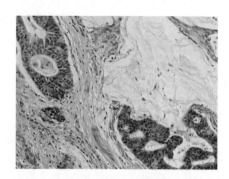

图 10-22　胃黏液癌

（三）癌前疾病

正确识别癌前疾病及其相关病变是防止肿瘤发生、发展和早期诊断的重要环节，具有十分重要的临床意义。具有明显、潜在的癌变危险，如不及时治愈即有可能转变为癌的良性病变称为**癌前疾病（precancerous disease）**。临床医生应正确加以认识和治疗，阻断其演变进程。癌前疾病并非必然转变为癌，也并非所有的癌都有明确的癌前疾病。临床常见的癌前疾病如下：

1. 黏膜白斑　黏膜白斑常发生在口腔、外阴、阴茎等处，表现为黏膜的鳞状上皮过度角化增生，有一定的异型性，肉眼观呈白色斑块，如长期不愈可发展为鳞状细胞癌。

2. 乳腺纤维囊性病　乳腺纤维囊性病好发于 40 岁左右妇女，由内分泌失调所致，主要表现为乳腺小叶与导管上皮增生，导管囊性扩张，可有大汗腺化生，导管上皮呈乳头状增生者癌变率较高。

3. 大肠腺瘤　大肠腺瘤无论单发还是多发均可发生癌变。多发者（如图 10-23 所示）常有家族史，属遗传性疾病，其癌变率较高，可达 50% ~ 75%。

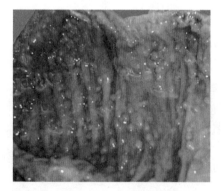

图 10-23　结肠多发性腺瘤性息肉病

4. 慢性萎缩性胃炎及胃溃疡　有肠上皮化生的慢性萎缩性胃炎若不能及时治疗，可转变为胃癌。经久不愈的胃溃疡，溃疡边缘的黏膜由于长期受刺激而异常增生，也可转变为胃癌，其癌变率小于 1%。

5. 慢性溃疡性结肠炎　由于溃疡反复发生和黏膜异常增生，慢性溃疡性结肠炎可转变为结肠癌。

6. 皮肤慢性溃疡　久治不愈的皮肤溃疡和瘘管，由于炎症的长期刺激，导致鳞状上皮异常增生，可转变为鳞状细胞癌。

7. 病毒性肝炎及肝硬化　由于肝细胞异常增生，病毒性肝炎及肝硬化可转变为肝细胞性肝癌。

（四）非典型增生、原位癌及上皮内瘤变

1. 非典型增生　**非典型增生**是指上皮细胞增生并有一定程度的异型性，但又未达到癌的诊断标准。镜下观细胞排列较乱，极向消失；细胞大小不等，形态多样，核大深染，核浆比例增大，核分裂象较多，但不见病理性核分裂象。非典型增生多发生于皮肤和黏膜表面被覆的鳞状上皮，也可发生于腺上皮。

　　根据异型性和累及范围，非典型增生分为轻、中、重度三级。①轻度：增生细胞异型性小，累及上皮层的下 1/3。②中度：增生细胞异型性增大，累及上皮层的下 1/3 以上，但未超过上皮层的下 2/3。③重度：增生细胞异型性更加明显，累积超过上皮层的下 2/3，但未累及上皮全层，表面仍有少数几层成熟的扁平细胞。轻、中度非典型增生在病因消除后可恢复正常，而重度非典型增生则很难逆转，常转变为癌。

　　2. 原位癌　　**原位癌**一般是指黏膜上皮层内或皮肤表皮内的非典型增生累及上皮的全层，但尚未突破基底膜向下浸润。鳞状上皮的原位癌多见于子宫颈、食管、皮肤等处，腺上皮亦可发生原位癌，如乳腺的小叶原位癌。原位癌是一种早期癌，常无临床症状，需依靠病理检查明确诊断。如能早期发现，积极治疗，可完全治愈。若进一步发展，则演变为早期浸润癌。早期浸润癌是指癌细胞突破基底膜，但向下浸润深度未超过 5 mm，也无局部淋巴结转移。

　　3. 上皮内瘤变　　上皮内瘤变（IN）是指上皮从非典型增生到原位癌的一系列形态变化。呼吸道、胃肠、胰腺及胆管、乳腺、前列腺、泌尿道、女性生殖道、皮肤等都可发生 IN，如子宫颈上皮内瘤变（CIN）、皮肤上皮内瘤变（SIN）、前列腺上皮内瘤变（PIN）、乳腺上皮内瘤变（MIN）、女性外阴上皮内瘤变（VIN）、胃黏膜上皮内瘤变（GIN）等。

　　IN 根据病变程度进行分级，其级别与非典型增生的分级有一定的对应关系，大多数 IN 分为三级，如 CIN Ⅰ级相当于轻度非典型增生，CIN Ⅱ级相当于中度非典型增生，CIN Ⅲ级则包括重度非典型增生和原位癌（如图 10–24 所示）。但发生于大肠的 IN 通常分为两级，即低级别上皮内瘤变（LIN）和高级别上皮内瘤变（HIN），LIN 相当于轻度和中度非典型增生，HIN 则包括重度非典型增生和原位癌。

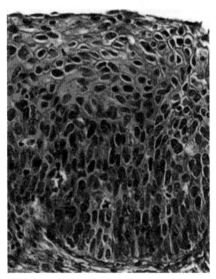

图 10–24　CIN Ⅲ级

二、间叶组织肿瘤

（一）良性间叶组织肿瘤

　　1. 脂肪瘤　　脂肪瘤是由脂肪组织发生的良性肿瘤，好发于躯干和四肢皮下。肿瘤单发或多发，呈分叶状，有包膜，质地柔软。切面淡黄色，油腻，呈脂肪样。一般无明显症状，手术易切除。镜下观瘤细胞与正常脂肪细胞相似。

　　2. 纤维瘤　　纤维瘤是来源于纤维组织的良性肿瘤，多发生于躯干及四肢皮下组织。肿瘤呈结节状，常有包膜，与周围组织分界清楚。切面灰白色，质韧，呈编织状条纹。镜下观肿瘤细胞由分化好的成纤维细胞、纤维细胞和胶原纤维呈编织状排列。此瘤生长缓慢，术后不复发。

　　3. 平滑肌瘤　　平滑肌瘤是来源于平滑肌组织的良性肿瘤，常见于子宫，其次为胃肠道。肿瘤呈结节状，单发或多发，界线清楚，多无包膜，质硬韧，切面灰白或灰红，可见编织状纹理。镜下观瘤细胞似正常平滑肌细胞，排列呈编织状。平滑肌瘤极少恶变，手术切除后一般不复发。

4. 血管瘤　　血管瘤是由血管内皮发生的良性肿瘤，较常见于儿童，可为先天性，可发生在身体任何部位，以皮肤最多见，边界不规则如地图样。皮肤或黏膜的血管瘤可呈突起的鲜红色肿块，或暗红色斑。

（二）恶性间叶组织肿瘤

由间叶组织发生的恶性肿瘤统称为肉瘤。肉瘤比癌少见，多见于青少年。

1. 纤维肉瘤　　纤维肉瘤是来源于纤维组织的恶性肿瘤，常见于四肢皮下组织。肉眼观肿物多为单发，结节状。镜下观分化好的纤维肉瘤细胞多呈梭形，异型性小，与纤维瘤有些相似；分化差的有明显异型性。

2. 横纹肌肉瘤　　横纹肌肉瘤是较为常见的高度恶性肿瘤，主要发生于 10 岁以下儿童和婴幼儿，少见于成人。常见于头颈部，泌尿生殖道和四肢。肉眼观肿物界限不清，灰白色，质软，常呈黏液样外观。镜下观肿瘤由不同分化阶段的横纹肌母细胞组成，分化较好者胞质红染，有时可见纵纹和横纹。此肿瘤早期经血道转移，预后差。

3. 脂肪肉瘤　　脂肪肉瘤为肉瘤中较常见的一种类型，多见于 40 岁以上成人。发生部位与脂肪瘤不同，多见于大腿、腹膜后等深部软组织。肉眼观肿瘤多呈结节状或分叶状，切面淡黄色，黏液样或鱼肉样外观。镜下观瘤细胞形态多种多样，以出现脂肪母细胞为特点，胞质内可见多少不等、大小不一的脂质空泡，可挤压异型的细胞核。

4. 平滑肌肉瘤　　平滑肌肉瘤是由平滑肌发生的恶性肿瘤，多见于子宫和胃肠道，患者多为中老年人。肉眼观肿瘤常为结节状肿块，部分有假包膜。镜下观分化好的肉瘤与平滑肌瘤不易区别，分化差的肉瘤细胞具有明显异型性，核分裂象多见，分化差的肿瘤恶性程度高，手术后易复发并易发生血道转移。

5. 骨肉瘤　　骨肉瘤为骨的最常见恶性肿瘤，多见于青少年，即骨骼发育生长最旺盛阶段。肉眼观好发于四肢长骨的干骺端，尤其是股骨下端和胫骨上端，即膝关节上下最多见。镜下观瘤细胞有明显的异型性，瘤细胞直接形成肿瘤性骨样组织或骨组织，是诊断骨肉瘤最重要的组织学证据。

癌和肉瘤的组织来源不同、病理特点不同、转移途径不同、临床表现不同，因此治疗方案也不相同。掌握癌和肉瘤的区别，对肿瘤的诊断和治疗具有实际意义。癌与肉瘤的区别见表 10-3。

表 10-3　癌与肉瘤的区别

	癌	肉瘤
组织来源	上皮组织	间叶组织
发病率	较常见，约为肉瘤的9倍，多见于40岁以上成人	较少见，大多见于青少年
大体特点	质较硬、色灰白、较干燥	质软、色灰红、鱼肉状
镜下特点	多形成癌巢，实质与间质分界清楚，纤维组织常有增生	肉瘤细胞多弥漫分布，实质与间质分界不清，间质内血管丰富，纤维组织少
网状纤维染色	见于癌巢周围 癌细胞间多无网状纤维	肉瘤细胞间有丰富的网状纤维
转移	多经淋巴道转移	多经血道转移
免疫组化	细胞角蛋白（Cytokeratin）常阳性	波纹蛋白（Vimentin）常阳性

三、其他组织肿瘤

（一）畸胎瘤

畸胎瘤起源于有多向分化潜能的生殖细胞，最常发生于卵巢，也可见于睾丸、纵隔、骶尾部、腹膜后等部位。畸胎瘤可分为良性畸胎瘤和恶性畸胎瘤两种类型。

（1）良性畸胎瘤多为囊性，又称为囊性畸胎瘤，多见于卵巢，常为单个大囊，囊内充满皮脂样物及毛发，有时可见牙齿、骨组织、软骨组织、甲状腺等结构。各种组织分化成熟，故称成熟型囊性畸胎瘤。此型肿瘤预后好。

（2）恶性畸胎瘤常见于睾丸，一般体积较大，多为实性，常有出血坏死。此型肿瘤恶性度越高，术后易复发或转移，预后不良。

（二）色素痣和黑色素瘤

皮肤色素痣俗称黑痣，是来源于表皮基底层的黑色素细胞的良性肿瘤。根据痣细胞在皮肤中的分布，可分为皮内痣、交界痣和混合痣三种类型，后两者易恶变。

恶性黑色素瘤又称黑色素瘤，是恶性程度较高的肿瘤，一般预后比较差。多发生于皮肤，尤其是足底部，其次为眼。是来源于黑色素细胞的恶性肿瘤，部分源于交界痣恶变。

> ### 提　示
>
> 色素痣几乎人人都有，痣可恶变为黑色素瘤，因黑色素瘤恶性程度高，易早期转移，使人们对痣有一定恐惧感。问题的关键是应让广大患者对色素痣有所了解，真正做到防患于未然。首先注意生长在掌跖、足底、指（趾）、腰部、生殖器等部位的交界痣，因这些部位易受摩擦，有转化为恶性黑色素瘤的危险。另外，如果色素痣颜色突然变深，面积变大，边界模糊，形成隆起性结节，反复破溃、出血及出现渗液等，并且患者出现局部刺痒、灼热和疼痛等症状，以上表现均是危险信号，应及早就医，手术切除后做病理检查，确定病变的性质并及早治疗，以免延误病情。

MODULE 模块 6　肿瘤的病因及发病机制

一、肿瘤病因学

肿瘤的病因及发病机制尚未完全明了，但普遍认为环境与行为对肿瘤的发生有重要影响。环境因素是导致肿瘤的主要因素，机体的内在因素如遗传、内分泌和免疫等在肿瘤的发生、发展中也起着重要作用。

（一）环境因素

约 80% 以上的恶性肿瘤与环境因素有关。

1. 化学致癌因素　化学致癌物种类繁多，如多环芳烃类、芳香胺类及氨基偶氮染料、亚硝胺类、真菌毒素等，大多数与环境污染和职业性接触有关。直接致癌物少见，化学致癌物多为间接致癌物，需在体内进行代谢、活化后才能致癌。

2. 物理致癌因素　例如，机体长期接触 X 射线易发生皮肤癌、白血病、肺癌等；机体长期过度照射紫外线，暴露部位的皮肤可发生鳞状细胞癌、基底细胞癌或恶性黑色素瘤；食管癌和一些皮肤癌的发生可能与热的长期作用有关。

3. 生物致癌因素　生物致癌因素主要是病毒。能导致肿瘤形成的病毒称为肿瘤病毒，如乙型肝炎病毒和丙型肝炎病毒与肝癌有关；人类乳头瘤病毒、单纯疱疹病毒、巨细胞病毒与子宫颈癌有关；EB 病毒与鼻咽癌和 Burkitt 淋巴瘤有关。

（二）内在因素

1. 遗传因素　在肿瘤的发生中，遗传因素的作用大多表现为对致癌因素的易感性或倾向性，仅有极少的肿瘤为直接遗传。

2. 免疫因素　当免疫机能降低或缺陷时（如艾滋病或大量使用免疫抑制剂者），由于机体不能依赖完整的免疫机制来有效地监视和排斥癌变细胞，致使癌变细胞不断增殖而形成肿瘤。

3. 年龄、性别和激素因素　年龄对肿瘤的发生有一定影响，如神经母细胞瘤、肾母细胞瘤好发于儿童；骨肉瘤、横纹肌肉瘤好发于年轻人。肿瘤的发生有一定的性别差异，可能与体内激素水平以及接触致癌物质的机会不同有关。某些激素也影响肿瘤的发生、发展，如雌激素水平过高可致乳腺癌和子宫内膜癌。

二、肿瘤发病机制

肿瘤的发病极其复杂，其机制尚未阐明。目前主要有以下几种观点：

1. 癌基因的激活　原癌基因以非激活形式存在于正常人体内，对正常细胞的生长与分化起正性调控作用。在致癌因素作用下，原癌基因可通过多种方式被激活，成为具有促进细胞转化能力的癌基因。原癌基因被激活的机制和途径主要有基因突变和基因表达调控异常两种。

2. 肿瘤抑制基因失活　存在于正常细胞内的肿瘤抑制基因是一类抑制细胞增殖、分化的基因群，也称抑癌基因。在致癌因素作用下，肿瘤抑制基因可发生突变或缺失，丧失其抑制肿瘤的功能，导致细胞分化异常和过度增生，进而发生恶变。

需要指出的是，肿瘤的发生不是单个分子事件，往往需要多个基因的改变。一个细胞要积累众多基因的改变，常需要较长的时间，如 15 ~ 20 年。若有遗传因素的作用，则可缩短基因改变的积累过程而加快肿瘤的发生，并可增加肿瘤的发生几率。

实训与拓展

病例分析问与答

根据本单元所学内容，请分析学习活动 10-1 病例所提出的问题，下面的思路供你参考：

1. 根据患者的病史、临床表现和查体情况，判断该患者的肿块为良性肿瘤。
2. 依据如下：①肿瘤组织不侵犯神经，所以无痛。②良性肿瘤生长缓慢。③良性肿瘤多呈膨胀性生长，有完整包膜，活动度好，不向周围组织浸润。④良性肿瘤不转移。⑤良性肿瘤异型性小，与起源组织相似。

自测练习

（一）单项选择题

1. 关于肿瘤细胞特点的描述下列哪一项不正确？（   ）
   A. 失去分化成熟的能力   B. 失控性生长   C. 具有异常的形态
   D. 具有异常的结构   E. 代谢完全正常

2. 下列哪一项是诊断恶性肿瘤的最可靠依据？（   ）
   A. 边界不清   B. 出血坏死   C. 出血转移
   D. 切除后复发   E. 增长速度加快

3. 肿瘤的基本结构是（   ）。
   A. 血管   B. 实质和间质   C. 瘤细胞
   D. 癌细胞巢   E. 结缔组织

4. 瘤细胞分化程度高表明（   ）。
   A. 异型性大   B. 异型性小   C. 病理性核分裂象多
   D. 恶性程度大   E. 预后差

5. 恶性肿瘤异型性主要表现在（   ）。
   A. 细胞质嗜酸性   B. 可见核分裂象   C. 细胞核的多形性
   D. 细胞分泌减少   E. 组织结构紊乱

6. 淋巴结转移性癌的确切诊断依据是（   ）。
   A. 淋巴结肿大   B. 淋巴结质地变硬   C. 淋巴结疼痛
   D. 淋巴结内出现上皮细胞   E. 淋巴结内出现癌巢

7. 恶性肿瘤最本质的表现是（   ）。
   A. 浸润性生长   B. 生长迅速   C. 无完整包膜
   D. 异型性明显   E. 有出血坏死

8. 良性肿瘤对机体的影响最主要决定于（   ）。
   A. 肿瘤的病程   B. 肿瘤大小   C. 肿瘤组织的来源
   D. 肿瘤发生的部位   E. 肿瘤出现继发性变化

9. 良性肿瘤与恶性肿瘤最根本的区别是（　　　）。

    A. 分化程度   B. 生长方式   C. 生长速度

    D. 对人体的影响   E. 复发

10. 下列哪一种是肉瘤？（　　　）

    A. 脂肪瘤   B. 血管瘤   C. 软骨瘤

    D. 尤文瘤   E. 平滑肌瘤

11. 不支持原位癌的特征是（　　　）。

    A. 发生于黏膜、表皮和腺体

    B. 癌细胞占据上皮全层，但基膜仍完整

    C. 可以治愈

    D. 癌细胞突破基膜不超过 3 mm

    E. 宫颈原位鳞癌累及腺体

12. 好发于儿童的恶性肿瘤是（　　　）。

    A. 肾母细胞瘤   B. 黑色素瘤   C. 骨髓瘤

    D. 鳞状细胞癌   E. 腺癌

13. 不符合鳞状细胞癌特点的是（　　　）。

    A. 发生于鳞状上皮的覆盖部位

    B. 呈浸润性生长

    C. 癌细胞形成角化珠和细胞间桥

    D. 肿瘤质软细腻呈鱼肉状

    E. 容易经淋巴道转移

14. 下列肿瘤与内分泌因素关系密切的是（　　　）。

    A. 肝癌   B. 肺癌   C. 乳腺癌

    D. 宫颈癌   E. 肾母细胞瘤

（二）问答题

1. 试比较良性肿瘤和恶性肿瘤的区别。

2. 简述肿瘤的转移途径。

单项选择题参考答案

1. E 2. C 3. B 4. B 5. C 6. E 7. D 8. D 9. A 10. D

11. D 12. A 13. D 14. C

（王见遐）

心血管系统疾病

▶ 导 学

　　患者，男，52 岁。高血压病史 15 年。半年前与人争吵时突然感觉心前区闷痛，同时感觉左上臂、左肩部疼痛，伴气急、肢体冷、面色苍白，出冷汗，经治疗休息后缓解。以后每当劳累后，心前区闷痛等症状时有发生。数周前上 6 层楼后，心前区剧痛，冷汗淋漓，以后出现呼吸困难、咳嗽、咳粉红色泡沫痰等症状，听诊两肺湿性啰音。

　　患者可能的诊断是什么？为什么？请你带着这些问题来学习本单元。

　　心血管疾病是严重危害人类健康的一类重要疾病。本单元重点介绍动脉粥样硬化、高血压病、风湿病及心瓣膜病的病因、病理变化及对机体的影响。建议你在学习前复习循环系统的解剖和生理知识。

▶ 学习目标

　　1．复述：动脉粥样硬化、冠心病、高血压病、心力衰竭的概念。

　　2．说明：动脉粥样硬化的病理变化；风湿病和心瓣膜病的特点。

　　3．阐述：冠心病的临床表现、并发症。

　　4．解释：高血压病的分期、特点及发病机制。

　　5．熟悉：动脉粥样硬化、高血压病的原因。

　　血管系统疾病是对人类健康和生命构成极大威胁的一类疾病。在我国和欧美等国家，心血管系统疾病死亡率占总死亡率的第一位。

M ODULE 模块 1　动脉粥样硬化

动脉粥样硬化（atherosclerosis，AS）是心血管系统中最常见的疾病，其发病率在我国呈上升趋势。AS病变主要累及大中动脉，以动脉内膜脂质沉积、灶状纤维性增厚和粥样斑块形成为特征，致使管壁变硬、管腔狭窄，引起组织、器官的缺血性病变。特别是心、脑的动脉粥样硬化，严重时常危及患者生命。AS多见于中、老年人，以40～49岁发展最快。

一、病因及发病机制

动脉粥样硬化的病因及发病机制仍未完全清楚，大量的研究表明此病是由多因素作用所致。这些因素称为危险因素，主要有以下几种：

1. 高脂血症　高脂血症是指血浆总胆固醇和甘油三酯水平的异常增高，是动脉粥样硬化发生的重要危险因素。多食动物脂肪，以及糖尿病、甲状腺功能低下、肾病综合征的人群中，动脉粥样硬化的发病率较高。

2. 高血压　高血压时，血流对血管壁的机械性压力和冲击力较大，易引起动脉内皮细胞损伤和功能障碍，使血液中脂质易于渗入内膜，促进动脉粥样硬化的发生。

3. 吸烟　吸烟能使血中一氧化碳浓度升高，造成血管内皮细胞缺氧性损伤，促进动脉粥样硬化的发生。

4. 糖尿病　糖尿病患者血中甘油三酯和极低密度脂蛋白水平明显升高，高密度脂蛋白水平较低，促进动脉粥样硬化的发生。

5. 其他　①遗传因素是动脉粥样硬化的危险因素之一。②随着年龄的增长，动脉粥样硬化的检出率升高。③女性在绝经期前动脉粥样硬化的发病率低于同龄组男性，但在绝经期后这种差异消失，与雌激素的减少有关。④肥胖者易患高脂血症、高血压病和糖尿病，间接促进动脉粥样硬化的发生。⑤规律性体育活动可减少冠心病的危险，久坐的职业人群相对危险系数增加。⑥适量饮酒可以降低冠心病的死亡率，但大量饮酒可导致高血压及脑出血的发生。

总之，AS的发病机制很复杂，血脂的升高是AS发生的物质基础，而动脉壁结构和功能的改变对AS的发生有促进作用。由于上述多种因素的综合作用，推动AS的发生和发展。

> **提　示**
>
> 良好的生活习惯及规律的运动可降低动脉粥样硬化的发生。

目前，临床采用颈动脉彩色多普勒超声来观察高血压患者颈动脉粥样硬化的变化。高血压无心脑血管病并发症时，颈动脉粥样硬化斑块病变较轻；有心脑血管病明显并发症时，颈动脉粥样硬化斑块病变较重。由此可知，心脑血管病的发生与颈动脉粥样硬化斑块严重程度相关。所以，颈动脉可作为一个良好的体表窗口，反映高血压患者心脑动脉粥样硬化的病变程度。

二、病理变化

（一）基本病变

1. 脂斑脂纹 脂斑脂纹是动脉粥样硬化肉眼可见的早期病变。肉眼观在动脉内膜表面可见不隆起或微隆起的黄色条纹或斑点（如图 11-1 所示）。镜下观病灶处的内膜中有大量泡沫细胞聚集（如图 11-2 所示）。脂纹最早可出现于儿童期，是一种可逆性变化，并非所有脂纹都必然发展为纤维斑块。

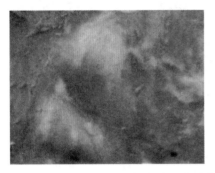

图 11-1 主动脉粥样硬化（脂斑脂纹）

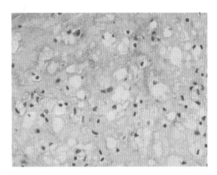

图 11-2 泡沫细胞

2. 纤维斑块 纤维斑块是由脂斑和脂纹发展而来。肉眼观早期为突出于内膜表面的灰黄色斑块。随着斑块表层的胶原纤维不断增加和玻璃样变性，脂质被埋在深层，斑块表面逐渐呈瓷白色，状如凝固的蜡滴。镜下观斑块表层为厚薄不一的纤维帽，由大量的平滑肌细胞、胶原纤维和蛋白多糖等组成。纤维帽下可见数量不等的平滑肌细胞、泡沫细胞、细胞外脂质及炎细胞。

3. 粥样斑块 粥样斑块是由纤维斑块深层细胞的坏死发展而来的。肉眼观为明显隆起于内膜表面的大小不等的灰黄色斑块（如图 11-3 所示）。切面表层为瓷白色的纤维帽，深层为灰黄色质软的粥样物质。镜下观纤维帽的胶原纤维呈玻璃样变性；深层为大量不定形的坏死崩解产物，其内富含细胞外脂质，并见胆固醇结晶和钙盐沉积（如图 11-4 所示）；斑块底部和边缘可见肉芽组织、少量泡沫细胞和淋巴细胞浸润。中膜由于斑块压迫，平滑肌萎缩，弹力纤维被破坏而变薄。

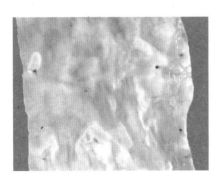

图 11-3 粥样斑块

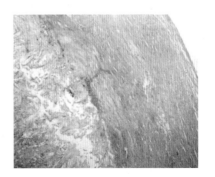

图 11-4 粥样斑块

（二）继发性病变

1. 斑块破裂　斑块表面的纤维帽破裂，粥样物质自裂口逸入血流，局部遗留粥瘤样溃疡（如图 11-5 所示）。进入血流的坏死物质和脂质形成胆固醇栓子，可引起栓塞。

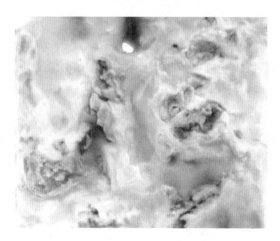

图 11-5　动脉粥样硬化（继发改变——粥瘤样溃疡）

2. 血栓形成　斑块表面的内皮损伤和粥瘤样溃疡，使内皮下胶原纤维裸露，可继发血栓形成，导致动脉管腔阻塞，进而引起器官梗死。血栓可机化，也可脱落引起栓塞。

3. 斑块内出血　斑块边缘和底部有许多薄壁的新生血管，易破裂出血，或因纤维帽破裂、血液流入斑块内形成血肿，使斑块迅速增大，可导致管腔进一步狭窄甚至完全闭塞。

4. 斑块钙化　在纤维帽和粥瘤病灶内可见钙盐沉积，致使管壁进一步变硬、变脆。

5. 动脉瘤形成　严重的粥样斑块底部的中膜平滑肌可发生不同程度的萎缩和弹性下降，在血管内压力的作用下，动脉壁局限性扩张、膨出，形成动脉瘤，动脉瘤破裂可造成致命性大出血。此外，血流可从斑块溃疡处进入动脉中膜，或中膜内血管破裂出血，致使中膜撕裂，形成夹层动脉瘤。

三、主要动脉病变

动脉粥样硬化主要累及主动脉、冠状动脉、脑动脉、肾动脉及四肢动脉等大、中动脉，但影响最严重的是心动脉和脑动脉。现分述如下：

1. 主动脉粥样硬化　主动脉粥样硬化的病变好发于主动脉后壁及其分支开口处，以腹主动脉病变最为严重，其次为胸主动脉、主动脉弓和升主动脉。因主动脉管腔较大，即使有严重粥样硬化，也可不出现明显症状。但病变严重者，易形成动脉瘤，动脉瘤破裂可造成致命性大出血。

2. 脑动脉粥样硬化　脑动脉粥样硬化的病变主要累及大脑中动脉和基底动脉，导致脑供血不足，若长期供血不足可发生脑萎缩，表现为脑回变窄，皮质变薄，脑沟变宽、变深，脑质量变轻；合并血栓形成时，可导致管腔完全阻塞而引起脑梗死（脑软化）；脑动脉粥样硬化部位血管壁由于受压变薄，弹性降低，常可形成小动脉瘤，血压突然升高时可导致小动脉瘤破裂而发生脑出血。

3. 肾动脉粥样硬化　肾动脉粥样硬化的病变最常累及肾动脉开口处及主干近侧端,亦可累及叶间动脉和弓状动脉。常因管腔狭窄而引起顽固性肾血管性高血压,亦可因斑块合并血栓形成导致肾组织梗死,引起肾区疼痛、血尿等。

4. 四肢动脉粥样硬化　四肢动脉粥样硬化的病变以下肢动脉为重。当较大的动脉管腔狭窄明显时,可因供血不足而使耗氧量增加(如行走),出现下肢疼痛而不能行走,但休息后可好转,即所谓间歇性跛行。当肢体长期慢性缺血时,可引起萎缩。当管腔完全阻塞,侧支循环又不能代偿时,可导致足趾的干性坏疽。

5. 冠状动脉粥样硬化　冠状动脉粥样硬化的病变详见本单元模块 2。

M ODULE 模块 2　冠状动脉粥样硬化性心脏病

冠状动脉粥样硬化性心脏病(coronary atherosclerotic heart disease,CAHD),简称**冠心病**,是由于冠状动脉狭窄所致心肌缺血引起的心脏病,也称缺血性心脏病。冠心病绝大多数是由冠状动脉粥样硬化引起的,极少数是由冠状动脉炎症性疾病及畸形引起的。因此,习惯上把冠心病视为冠状动脉粥样硬化性心脏病的同义词。此病患者男性多于女性,男性患者多在 40 ~ 60 岁出现症状,女性患者在绝经期后出现临床症状较多。

冠心病导致心肌缺血、缺氧的原因可有冠状动脉供血绝对不足和相对不足两种情况,前者是由冠状动脉斑块引起狭窄(如图 11-6 所示)或伴发冠状动脉痉挛的严重程度决定的,后者是在一定程度管腔狭窄的基础上,因血压升高、情绪激动、体力劳动、心动过速等心肌耗氧量增加所致。冠心病临床表现为心绞痛、心肌梗死、慢性缺血性心脏病和冠状动脉性猝死,此病亦可无明显临床症状。

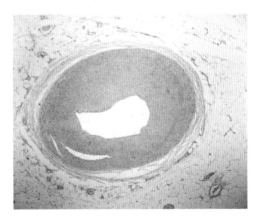

图 11-6　冠状动脉粥样硬化

(一)心绞痛

心绞痛(angina pectoris)是心肌急剧的、暂时性的缺血、缺氧所引起的一种临床综合征。其发生机制是由于心肌缺血、缺氧使酸性产物或多肽类物质堆积,刺激心脏局部的神经末梢,信号传到中枢,产生痛觉。

(二)心肌梗死

心肌梗死(myocardial infarction,MI)是指冠状动脉供血中断而引起的心肌缺血性坏死。临床表现为剧烈而持久的胸骨后疼痛,可达数小时或数天,休息及服用硝酸酯类药物多不能缓解。部分患者疼痛位于上腹部,误认为是胃穿孔或急性胰腺炎等急腹症;少数患者无疼痛,一开始即表现为休克或急性心力衰竭。

1. 心肌梗死的原因　心肌梗死绝大多数是在冠状动脉粥样硬化造成管腔狭窄的基础上伴发以下病变：①血栓形成，使管腔完全阻塞。②斑块内出血，斑块增大阻塞管腔。③冠状动脉持久性痉挛，导致管腔狭窄或闭塞。④休克、心动过速等，导致冠状动脉血流急剧减少。⑤劳累、情绪激动等，使心肌耗氧量剧增。

2. 心肌梗死的部位和范围　冠状动脉粥样硬化最常见于左冠状动脉的前降支，其次为右主干，最后为左冠状动脉的左旋支。心肌梗死发生的部位一般同受阻塞的冠状动脉供应区域一致，其中约 50% 的心肌梗死发生于左心室前壁、心尖部及室间隔前 2/3，即相当于左冠状动脉前降支的供应区；约 25% 发生于左心室后壁底部、室间隔后 1/3 及右心室大部，相当于右冠状动脉的供应区；仅少数见于左心室侧壁，相当于左冠状动脉旋支的供应区；极少累及心房。

3. 心肌梗死的病理变化　心肌梗死属于贫血性梗死，梗死区呈不规则地图状。其形态变化是一个动态的演变过程，一般在梗死后 4 ~ 6 h 内，形态变化不明显；4 ~ 6 h 后逐渐出现凝固性坏死（如图 11-7 所示），坏死周边出现中性粒细胞浸润；1 周左右肉芽组织从周边向梗死灶长入，3 周左右可完成机化并逐渐形成灰白色瘢痕组织（如图 11-8 所示）。

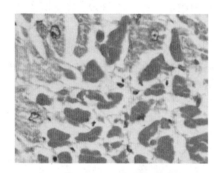

图 11-7　心肌梗死

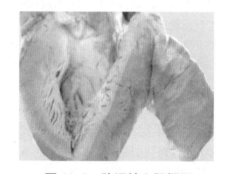

图 11-8　陈旧性心肌梗死

4. 心肌梗死的合并症及后果　心肌梗死起病急，发展迅速，若未能及时抢救，患者可很快死亡，如能存活一段时间，常可发生以下并发症。

（1）心律失常：这是心肌梗死最常见的早期并发症，由于左心室前壁和室间隔心肌梗死，常累及心传导系统左右束支及其分支，故发生房室传导阻滞、心室纤维性颤动等。

（2）心力衰竭及休克：心肌梗死后，由于心肌收缩力减弱，常引起急性心力衰竭、心源性休克。

（3）室壁瘤：室壁瘤可发生于心肌梗死的急性期，但更多见于愈合期，这是由于梗死组织或瘢痕组织在血流压力作用下使局部向外膨出所致，常见于左心室前壁近心尖处。

（4）心脏破裂：多发生于心肌梗死后 1 ~ 2 周，此时梗死灶内大量中性粒细胞浸润，使梗死心肌软化。心脏破裂后血液常流入心包腔，引起急性心包压塞而迅速死亡。

（5）附壁血栓形成：心腔内有附壁血栓形成，多见于左心室，这是由于梗死部位的心内膜受损所致。血栓形成后可以机化，也可脱落引起栓塞。

（三）慢性缺血性心脏病

慢性缺血性心脏病是由于中、重度的冠状动脉粥样硬化性狭窄引起心肌细胞持续性和

（或）反复加重的缺血、缺氧所产生的结果。镜下观广泛性、多灶性心肌纤维化，伴邻近心肌细胞萎缩和（或）肥大，常有部分心肌纤维肌浆空泡化，尤以内膜下区明显。临床上可以表现为心律失常或心力衰竭。

（四）冠状动脉性猝死

冠状动脉性猝死（sudden coronary death）多见于 40 ~ 50 岁患者，男性多于女性。可发生于某种诱因后，如饮酒、劳累、吸烟及运动后。病发时，患者突然昏倒、四肢抽搐，小便失禁，或突然发生呼吸困难、口吐白沫、迅速昏迷，可立即死亡或在 1 至数小时后死亡。有不少病例是在无人察觉的情况下死于夜间。

M^{ODULE} 模块 3　高血压病

高血压病是一种原因未明的、以体循环动脉血压升高（收缩压大于等于 140 mmHg 或舒张压大于等于 90 mmHg）为主要表现的独立性全身性疾病，又称为原发性高血压，占高血压总数的 90% ~ 95%。高血压病以全身细、小动脉硬化为基本病变，常引起心、脑、肾及眼底病变，并伴有相应的临床表现。

血压升高并不一定就是高血压病，因为很多疾病均可出现血压升高现象。例如，慢性肾小球肾炎、慢性肾盂肾炎引起的肾性高血压，垂体和肾上腺肿瘤引起的内分泌性高血压等，这类高血压是继发于这些疾病的，故称为继发性高血压。继发性高血压仅占高血压的 5% ~ 10%。

一、病因及发病机制

高血压病的病因及发病机制至今尚未明确。

1. 遗传因素　高血压病患者常有明显的家族聚集性，约 75% 的高血压病患者具有遗传素质，双亲有高血压病史的患病率更高。高血压病是一种多基因病，高血压患者常有一种以上与血压调节相关的基因或相关遗传标记物异常。已发现肾素 - 血管紧张素系统编码基因有多种缺陷和变异，可引起肾性钠、水潴留，使血压升高。另外，高血压患者的血清中有一种激素样物质，可抑制 Na^+-K^+-ATP 酶活性，使 Na^+-K^+ 泵功能降低，导致细胞内 Na^+、K^+ 浓度升高，细小动脉收缩加强，血压升高。

2. 社会心理因素　内、外环境的不良刺激易引起人体神经内分泌改变，如长期或反复处于紧张状态，使大脑皮质高级中枢功能失调，对皮质下中枢调控能力减弱以致丧失，当其中的缩血管中枢活动占优势时，可引起全身细小动脉收缩或痉挛，使血压升高；另外，肾的细小动脉收缩，肾缺血，刺激球旁细胞分泌肾素，引起肾素 - 血管紧张素 - 醛固酮系统分泌增加，其中血管紧张素 Ⅱ 可直接引起细小动脉强烈收缩，使血压升高。醛固酮增多会引起钠、水潴留，使血容量增加，血压升高。

3. 膳食电解质因素　膳食电解质因素中最重要的是钠的摄入量。日均摄盐量高的人群，其高血压的患病率比日均摄盐量低的人群明显升高。但需要指出，并非所有的人对摄盐的反应都一样，存在盐敏感和不敏感的个体差异。

此外，肥胖、吸烟、年龄增长和缺乏体力活动等，也是促使血压升高的环境因素。

二、类型和病理变化

原发性高血压分为缓进型高血压和急进型高血压两种。

（一）缓进型高血压

缓进型高血压（chronic hypertension）又称良性高血压（benign hypertension），约占高血压病的95%，一般起病隐匿、进展缓慢、病程长，多见于中老年人。按病变发展过程可分为三期：

1. 动脉功能紊乱期　动脉功能紊乱期是高血压病的早期，主要表现为间歇性全身细小动脉收缩，血压升高，但常有波动。此期细小动脉收缩时血压升高，经过适当休息和治疗后，血压可恢复正常。患者可有间歇性头痛、头晕等症状。

2. 动脉病变期　动脉病变期的病变主要有两种：

（1）细动脉玻璃样变性硬化：高血压病的主要病变特征，表现为细动脉（直径小于 1 mm）玻璃样变，致使管壁增厚变硬，管腔狭窄甚至闭塞。常累及肾入球小动脉、脾中央动脉（如图 11-9 所示）及脑和视网膜的细动脉。

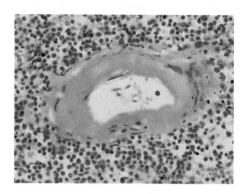

图 11-9　脾中央动脉玻璃样变

（2）小动脉增生性硬化：主要累及肌型动脉，如肾小叶间动脉、弓形动脉及脑内小动脉等。由于血压持续升高，使小动脉内膜胶原纤维、弹力纤维以及平滑肌细胞增生，最终使小动脉管壁增厚变硬，管腔狭窄。

3. 器官病变期　高血压病的后期，由于细小动脉的硬化加重，常引起脑、心、肾等器官病变。

（1）脑的病变：高血压病时，由于脑细、小动脉硬化及痉挛，常引起以下改变：

①脑出血：高血压病最常见和最严重的并发症。出血主要发生在大脑基底节和内囊（如图 11-10 所示），少数也可发生在大脑白质、脑桥和小脑。患者可出现颅内压升高和神经定位体征。关于脑出血的机理，有以下几种可能性：a. 硬化的细、小动脉因管壁脆弱，常易局部扩张形成微动脉瘤，这种动脉瘤常呈多发性，血压骤然升高时可破裂出血。

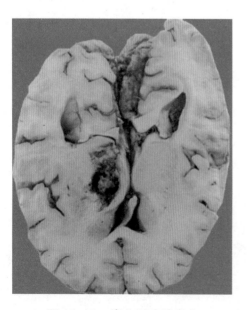

图 11-10　高血压病脑出血

b. 供应大脑基底节区域的豆纹动脉是从大脑中动脉呈直角分出的，在大脑中动脉压力较高的血流作用下，使已有病变的豆纹动脉容易发生破裂。c. 由于脑内细、小动脉长期痉挛和硬化，使局部脑组织缺血，酸性代谢产物聚集，引起血管壁通透性增加，加上血管内压力较高，也可造成漏出性或破裂性出血。

②脑梗死：高血压病引起的脑梗死常为小灶性、多发性梗死，又称为微梗死，局部脑组织因动脉硬化而引起的缺血性坏死，一般较少引起严重后果。坏死灶逐渐被小胶质细胞吞噬、吸收，最后由胶质细胞增生修复。

③高血压脑病：高血压病时，由于脑内细、小动脉发生强烈的痉挛，使毛细血管壁通透性增加，引起急性脑水肿和颅内高压。患者表现为血压显著升高、剧烈头痛、呕吐、抽搐，甚至昏迷。它可出现在高血压的各个时期。

（2）心脏的病变：由于血压长期升高，左心室心肌细胞代偿性肥大，导致左室壁增厚、左心室肥大（如图 11-11 所示）。心脏病变的早期，心室腔并不扩张而心肌收缩力明显增强，心脏肥大处于代偿阶段，称为向心性肥大。左心室的这种代偿作用可维持相当长的时间。晚期，左心室失代偿，心肌收缩力降低，逐渐出现心腔扩张，称为离心性肥大，最终导致心力衰竭。

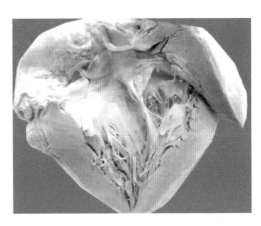

图 11-11　高血压左心室向心性肥大

（3）肾的病变：由于肾小球入球小动脉硬化，管腔狭窄，肾小球因慢性缺血发生纤维化和玻璃样变性；其相应的肾小管亦因缺血而萎缩、消失。而相对正常的肾小球则发生代偿性肥大，肾小管扩张。此外，间质纤维组织增生及淋巴细胞浸润，小叶间动脉和弓形动脉内膜增厚，管腔狭窄。由于上述病变为弥漫性，两侧肾又同时受累，故大体形态可见双侧肾对称性缩小，质量减轻，表面呈现弥漫分布的细小颗粒，称为原发性颗粒性固缩肾。临床上，早期可无明显症状，晚期可发生慢性肾功能不全。

（4）视网膜病变：高血压病时，视网膜血管亦发生改变，且与高血压病各期的变化相一致。临床上，常可通过眼底检查来判断高血压病的严重程度和预后。眼底检查可见血管迂曲，反光增强，严重者视盘水肿，视力减退，视网膜出血。

提　示

护理人员应让高血压患者了解引起高血压的危险因素，如高血压发病与精神紧张、高血压家族史、长期大量饮酒、饮食过咸、超重和肥胖、缺乏体力活动等有关。如果从高血压早期开始进行有效控制，可避免高血压性心脏病、心力衰竭，肾功能不全尿毒症，脑出血及视网膜出血，视力减退或失明的发生。

高血压病时主要器官的变化是：心大、肾小、脑出血。

（二）急进型高血压

急进型高血压（accelerated hypertension）又称为恶性高血压（malignant hypertension），较少见，仅占原发性高血压的 5% 左右，多见于青壮年，起病急，进展快。其病变特点是增生性小动脉硬化和细动脉壁纤维素样坏死。临床表现为血压显著升高，常超过 230/130 mmHg。可发生高血压脑病，常有持续性蛋白尿、血尿和管型尿。此病病程短，预后差，多数患者在一年内迅速发展成尿毒症而死亡，也可因脑出血或心力衰竭而死亡。

M ODULE 模块 4　风湿病

风湿病（rheumatism）是与 A 组乙型溶血性链球菌感染有关的变态反应性疾病。病变主要累及全身结缔组织，形成具有诊断意义的特征性风湿性肉芽肿。最常累及心脏和关节，其次为皮肤、皮下组织、脑和血管等，以心脏病变最为严重，危害最大。临床上常出现多发性关节炎、心脏炎、皮下结节、环形红斑和小舞蹈症等，并伴有发热、白细胞增高、血沉增快、血中抗链球菌溶血素 O 滴度增高等表现。多次反复发作后，常造成轻重不等的心瓣膜器质性病变，形成慢性心瓣膜病。

风湿病以 6 ~ 9 岁为发病高峰，男女患病率无差别，出现心瓣膜病常在 20 ~ 40 岁。

一、病因及发病机制

风湿病的发生与咽部 A 组乙型溶血性链球菌感染有关，但并非链球菌直接感染所致。风湿病的发病机制尚未完全明了，目前多数倾向于抗原抗体交叉反应学说，即链球菌细胞壁的 C 抗原（糖蛋白）刺激机体产生的抗体与结缔组织（心脏瓣膜及关节等）的糖蛋白之间存在交叉免疫反应，链球菌细胞壁的 M 蛋白刺激机体产生的抗体与心肌及血管平滑肌细胞的某些成分发生交叉反应，导致组织损伤。

二、基本病理变化

根据病变发展过程，风湿病大致可分为三期：

1. 变质渗出期　变质渗出期是风湿病的早期病变，病变部位的结缔组织基质发生黏液样变性和胶原纤维的纤维素样坏死，并有少量浆液渗出和炎细胞浸润。此期病变持续约 1 个月。

2. 增生期（肉芽肿期）　增生期的特征性病变是形成风湿小体，也称 Aschoff 小体，对风湿病具有诊断意义。风湿小体是一种肉芽肿性病变，多发生于心内膜下、心肌间质和皮下结缔组织内。在纤维素样坏死的基础上，出现巨噬细胞增生和聚集，巨噬细胞吞噬纤维素样坏死物质后转变为风湿细胞，即阿少夫细胞（Aschoff cell），这些细胞聚集形成风湿小体。典型风湿小体的中央常见纤维素样坏死物质，周围有大量风湿细胞，外周有少量成纤维细胞和淋巴细胞等炎细胞浸润（如图 11–12 所示）。此期病变约持续 2 ~ 3 个月。

3. 纤维化期（愈合期）　纤维化期，风湿小体中的纤维素样坏死物逐渐被吸收，风湿细胞转变为成纤维细胞，风湿小体逐渐纤维化，最终形成梭形小瘢痕。此期病变持续 2 ~ 3 个月。

发生在浆膜的风湿病病变多表现为浆液性或浆液纤维素性炎症。

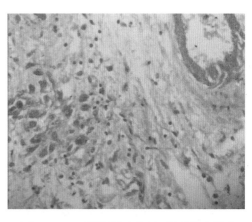

图 11–12　风湿性心肌炎（风湿小体）

三、各器官病变

（一）风湿性心脏病

风湿病常累及心内膜、心肌和心外膜，分别称为风湿性心内膜炎、风湿性心肌炎和风湿性心外膜炎，如病变累及心脏全层，则称为风湿性全心炎。

1. 风湿性心内膜炎　风湿性心内膜炎（rheumatic endocarditis）的病变主要累及心瓣膜，以二尖瓣受累最多见，其次为二尖瓣和主动脉瓣同时受累，三尖瓣和肺动脉瓣很少受累。病变早期，病变瓣膜发生黏液样变性和纤维素样坏死，浆液渗出和炎细胞浸润，偶见风湿小体，导致瓣膜肿胀增厚。瓣膜表面（特别是闭锁缘上）由于受血流冲击和瓣膜关闭的机械摩擦，使内皮细胞损伤，常形成单行排列、粟粒大小、灰白色、半透明的疣状赘生物，即白色血栓（如图 11–13 所示），且血栓小，易机化，附着牢固，不易脱落。由于风湿病常反复发作，故造成心瓣膜变形、瓣膜增厚、变硬、缩短或瓣叶彼此粘连；腱索增粗、融合、缩短，最终发展为风湿性心瓣膜病。

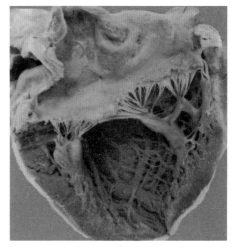

图 11–13　风湿性心内膜炎
（二尖瓣闭锁缘赘生物）

2. 风湿性心肌炎　风湿性心肌炎（rheumatic myocarditis）的病变主要累及心肌间质的结缔组织。特征是在心肌间质小血管附近形成风湿小体，晚期形成梭形小瘢痕，病变反复发作。常见于左心室、室间隔、左心房等处，患者可出现心率加快、第一心音低钝等，累及传导系统，可出现传导阻滞，严重者可引起急性心力衰竭。

3. 风湿性心外膜炎　风湿性心外膜炎（rheumatic pericarditis）的病变为浆液或浆液纤维素性炎症。心包腔内有大量浆液渗出，形成心包积液，叩诊时心界扩大，听诊时心音遥远。以纤维素渗出为主时，则称为绒毛心，听诊时可闻及心包摩擦音。恢复期多数患者渗出的浆液和纤维素被吸收，少数由于纤维素渗出较多，未被完全吸收而发生机化粘连，可形成缩窄性心包炎。

（二）心脏外其他器官的风湿病病变

1. 风湿性关节炎　约 75% 的风湿热患者在疾病的早期出现风湿性关节炎。最常侵犯膝、踝、肩、肘等大关节，由于先后受累而呈游走性疼痛，关节局部出现红、肿、热、痛和功能障碍，关节腔内有浆液及纤维素渗出。急性期后，渗出物易被完全吸收，一般不留关节变形。

2. 环形红斑　环形红斑多见于躯干和四肢皮肤，环形或半环形淡红色斑，边缘红，中央色泽正常。红斑处真皮浅层血管充血，周围水肿伴炎细胞浸润。1～2日可自行消退。

3. 皮下结节　皮下结节多见于肘、腕、膝、踝关节附近伸侧皮下，结节圆形或椭圆形，单个或多个，直径0.5～2 cm，质硬、活动、无压痛。结节中央为纤维素样坏死，外周围绕风湿细胞和成纤维细胞。病变持续数周后消退。

4. 风湿性动脉炎　风湿性动脉炎可发生于冠状动脉、肾动脉、肠系膜动脉、脑动脉及肺动脉等。急性期，动脉壁发生纤维素样坏死和炎细胞浸润，可形成风湿小体。后期管壁纤维化而形成瘢痕，致使管腔狭窄，有时并发血栓形成。

5. 风湿性脑病　风湿性脑病多见于5～12岁儿童，女孩较多，主要病变为脑的风湿性动脉炎和皮质下脑炎，主要累及大脑皮质、基底核、丘脑及小脑皮层，发生神经细胞变性，胶质细胞增生及胶质结节形成。当锥体外系受累时，患儿出现面部及肢体的不自主运动，称为小舞蹈症。

提　示

护理人员应教育患者认识风湿病的病因和发病机制。预防风湿病的发病关键在儿童，风湿病以6～9岁为发病高峰，出现心瓣膜变形一般在20～40岁。

模块5　心瓣膜病

心瓣膜病（valvular vitium of the heart）是指由于各种原因所引起的心脏瓣膜变形，表现为瓣膜口狭窄或（和）关闭不全，常导致心力衰竭，引起全身血液循环障碍。心瓣膜病常是风湿性心内膜炎反复发作的结果。此外，感染性心内膜炎也常引起心瓣膜病，其他少见的原因还有主动脉粥样硬化、梅毒性主动脉炎及心瓣膜先天发育异常等。

瓣膜狭窄是指瓣膜口在开放时不能充分敞开，造成血液通过障碍，是由相邻瓣叶之间发生粘连以及瓣膜增厚、变硬、弹性减弱，或者瓣膜环硬化、缩窄等改变引起的。瓣膜关闭不全是指瓣膜在关闭时不能密闭，造成部分血液反流，是由瓣膜缩短、卷曲以及增厚、变硬，或者腱索增粗、缩短等改变引起的。

一、二尖瓣狭窄

二尖瓣狭窄时，舒张期血液从左心房流入左心室发生障碍，以致舒张末期仍有部分血液滞留于左心房内，加上来自肺静脉的血液，使左心房的血容量比正常增多，逐渐发生代偿性扩张、肥大，失代偿时导致肺淤血。肺淤血可反射性地引起肺内小动脉收缩，使肺动脉血压升高，长期肺动脉高压可使右心室负荷加重而引起代偿性肥大、扩张，当右心室失代偿时可出现三尖瓣相对关闭不全，在心收缩期可使右心室部分血液反流入右心房，导致右心房扩张、肥大，最终引起右心功能不全，出现体循环淤血。临床上，二尖瓣狭窄患者可出现呼吸困难、发绀、咳粉红色泡沫样痰，在心尖区听到舒张期隆隆样杂音；右心衰竭时，因体循环淤血而出现颈静脉怒张、肝肿大、下肢水肿，以及体腔积液等表现。X 线检查显示左心房、右心室、右心房增大，但左心室不增大，显示为"梨形心"。

二、二尖瓣关闭不全

二尖瓣关闭不全时，在心收缩期，由于左心室部分血液反流到左心房，加上来自肺静脉的血液，使左心房的血容量较正常增多，致使左心房出现扩张、肥大；心舒张期时，左心室因接受左心房的血液亦较正常为多，负荷加重，左心室也逐渐发生肥大、扩张。最后左心房和左心室均发生代偿失调，因而发生左心衰竭，依次出现肺淤血、肺动脉高压，甚至右心衰竭，出现体循环淤血。与二尖瓣狭窄比较，还有左心室肥大和扩张；听诊时在心尖区可听到收缩期吹风样杂音。X 线显示左右心房、心室均肥大、扩张，呈"球形心"。

三、主动脉瓣狭窄

主动脉瓣狭窄时，左心室排血受阻，左心室出现代偿性肥大，主要是心室壁肥厚而心腔不扩张，称为向心性肥大；晚期，左心室代偿失调，出现肌源性扩张，依次引起左心衰竭、肺淤血、右心衰竭和体循环淤血。听诊时可在主动脉瓣听诊区听到收缩期杂音。X 线检查心脏向左下扩大，呈"靴形"。

四、主动脉瓣关闭不全

主动脉瓣关闭不全时，在心舒张期，主动脉内部分血液反流至左心室，使左心室血容量比正常增加，负荷增大，而逐渐发生代偿性肥大；最后代偿失调，即依次发生左心衰竭、肺淤血、右心衰竭和体循环淤血。听诊时在主动脉瓣区可听到心舒张期杂音。由于心舒张期主动脉内部分血液反流，使舒张压明显下降，脉压差增大，患者可出现水冲脉及毛细血管搏动等现象。

MODULE 模块 6　心脏感染性疾病

一、感染性心内膜炎

感染性心内膜炎（infective endocarditis）是由细菌直接侵袭心内膜而引起的炎症性疾病。

（一）急性感染性心内膜炎

急性感染性心内膜炎主要是由致病力强的金黄色葡萄球菌引起的。通常，病原体先在身体某部位发生感染，如化脓性骨髓炎、痈、产褥热等，当机体抵抗力降低时，细菌入血引起败血症、脓毒血症，并侵犯心内膜。

病理变化：急性感染性心内膜炎大多发生在正常的心瓣膜，主要侵犯二尖瓣和主动脉瓣，引起急性化脓性心瓣膜炎，瓣膜局部组织坏死脱落形成溃疡并继发血栓形成。血栓、坏死组织和大量细菌菌团混合在一起，在心瓣膜上形成赘生物。赘生物体积较大、质地松软、灰黄或浅绿色，破碎后形成含菌栓子，含菌栓子栓塞可引起心、脑、肾及脾等器官的败血性梗死。受累瓣膜可发生破裂、穿孔，腱索断裂，引起急性心瓣膜功能不全。临床上病人起病急、病情重，患者多在数周或数月死亡。由于抗生素的广泛应用，死亡率逐渐下降，治愈后常在心瓣膜上形成大量瘢痕组织而导致心瓣膜病。

（二）亚急性感染性心内膜炎

亚急性感染性心内膜炎比急性感染性心内膜炎多见。大多由致病力较弱的草绿色链球菌引起（约占 75%），病原菌多从机体内某一感染灶入血侵及瓣膜。

病理变化：亚急性感染性心内膜炎常侵犯病变的瓣膜（如风湿性心内膜炎、先天性心脏病）形成赘生物。病变常侵犯二尖瓣和主动脉瓣，在病变的瓣膜上形成赘生物，赘生物呈息肉状或菜花状，质松脆，易破碎、脱落。受累瓣膜易变形，发生溃疡和穿孔。镜下观疣状赘生物由血栓（血小板、纤维素）、细菌菌落、坏死组织、少量中性粒细胞组成，瓣膜溃疡底部可见肉芽组织增生。病变瓣膜呈不同程度的增厚、变形、变硬，部分可发生钙化。可至瓣膜狭窄或关闭不全。

除心脏病变外，赘生物易脱落后造成血栓栓塞，常引起脑、肾和脾的梗死。另外，因微栓塞的发生，患者可并发局灶性肾小球肾炎或弥漫性肾小球肾炎。皮肤出现红色、微隆起、有压痛的小结节，称为 Osler 结节。有人提出肾脏和皮肤的病变与变态反应有关。脱落的栓子内含有细菌，侵入血流，并在血流中大量繁殖而引起败血症，病人可出现长期发热，脾脏肿大，白细胞增多，在皮肤、黏膜和眼底有小出血点。

结局：亚急性感染性心内膜炎 89% 可治愈，但由于愈复过程中瘢痕形成，极易造成瓣膜的变形，形成慢性心瓣膜病。少数病例可因瓣膜穿孔或腱索断裂导致急性瓣膜功能不全而猝死。

二、病毒性心肌炎

病毒性心肌炎又称为"特发性"心肌炎或"淋巴细胞性"心肌炎，比较常见，是由亲心肌病毒引起的原发性心肌炎。引起心肌炎的常见病毒有柯萨奇病毒、埃可病毒、风疹病毒、流行性感冒病毒等。

亲心肌病毒可直接导致心肌细胞损伤，也可通过 T 细胞介导的免疫反应间接地损伤心肌细胞。以心肌细胞损伤为主，镜下可见心肌细胞水肿及肌质溶解和坏死；以间质损伤为主，镜下可见心肌间质内淋巴细胞和单核细胞浸润。晚期出现明显的间质纤维化，伴有代偿性心肌肥大及心腔扩张。

病毒性心肌炎多数预后较好，但病重者及婴幼儿可引起心力衰竭。

MODULE
模块 7　心力衰竭

心力衰竭（heart failure）是指由于心脏泵功能障碍，使心输出量减少，以致不能满足机体组织代谢需要的病理过程。心功能不全与心力衰竭在本质上是相同的，只是有程度上的差别。心功能不全常指心功能受损后从代偿阶段到失代偿阶段的全过程，而心力衰竭一般是指心功能不全的失代偿阶段，表现出明显的临床症状和体征。临床上心力衰竭和心功能不全这两个概念往往是通用的。

> **学习活动 11-1**：结合下面所学内容，试分析病例中的问题
>
> 　　病例：患者女，38 岁。4 年前开始于劳累时自觉心悸气短，近半年症状加重，同时出现下肢浮肿。1 个月前，经常被迫采取端坐位，并时常于夜间睡眠时惊醒，气喘不止。近 3 周出现恶寒发热，咳嗽，心悸气短加重入院。患者儿时曾因患咽喉肿痛而做扁桃体摘除术，后时有膝关节肿痛史。查体：体温 38.6℃，血压 100/70 mmHg，脉搏 132 次 /min，呼吸 32 次 /min。重病容，口唇发绀，半卧位，嗜睡，颈静脉怒张；心界向两侧扩大，心尖区可听到明显收缩期杂音，两肺可闻及广泛湿性啰音；腹膨隆，有移动性浊音；肝于肋下 6 cm，有压痛；脾于肋下 3 cm；下肢明显凹陷性水肿。实验室检查：白细胞 $18×10^9/L$。
>
> 　　**问题：**
>
> 　　给出该患者最可能的诊断并分析其诊断依据。

一、心力衰竭概述

（一）病因

引起心力衰竭的病因很多，但基本病因包括两类，即原发性心肌舒缩功能障碍和心脏负荷过度。常见的有：

1. 心肌舒缩功能障碍　心肌舒缩功能障碍由心肌本身结构性和代谢性损害所致。结构异常如心肌炎、心肌梗死及心肌病时，心肌细胞变性坏死和心肌组织纤维化；代谢异常如冠状动脉粥样硬化、严重贫血、心肌缺血、维生素 B_1 缺乏时心肌缺氧和能量代谢障碍，导致心肌舒缩功能降低。

2. 心脏负荷过度

（1）容量负荷（前负荷）过度：心脏在收缩前承受的负荷称前负荷，相当于心室舒张末期容量，又称容量负荷。左心室容量负荷过度常见于主动脉瓣和二尖瓣关闭不全；右心室容量负荷过度常见于室间隔缺损、肺动脉瓣和三尖瓣关闭不全。甲状腺功能亢进和严重贫血等高动力循环状态时，左、右心室都受累。

（2）压力负荷（后负荷）过度：心脏在收缩时承受的负荷称后负荷，相当于心室射血所要克服的阻力，又称压力负荷。左心室压力负荷过度常见于高血压、主动脉瓣狭窄等；右心室压力负荷过度常见于肺动脉高压、肺动脉瓣膜狭窄等。

（二）诱因

在临床上，约有90%的心力衰竭的发病存在明显的诱发因素。常见的诱因有：①感染，特别是呼吸道感染。②心律失常，包括心率过快（>150次/min）或过缓（<40次/min）、频繁的早搏和严重的房室传导阻滞等。③水、电解质代谢和酸碱平衡紊乱，如酸中毒、高钾血症、低钾血症等。④妊娠和分娩，通过加重心脏的前、后负荷和心肌耗氧量，从而诱发心力衰竭。此外，劳累、情绪激动、过量、过快输液、气温变化、洋地黄中毒、创伤和手术等均可加重心脏负荷，或进一步使心肌缺血、缺氧而诱发心力衰竭。

（三）分类

按心力衰竭发生的部位分为左心衰竭、右心衰竭和全心衰竭；按心力衰竭发生的速度分为急性心力衰竭和慢性心力衰竭；按心力衰竭时心排血量的高低分为低排血量性心力衰竭和高排血量性心力衰竭；按心力衰竭时心肌收缩与舒张功能的障碍分为收缩性心力衰竭和舒张性心力衰竭。

二、心力衰竭时机体的代偿反应

当心脏泵血功能降低导致心排血量下降、组织器官供血不足时，机体首先会出现神经-体液的适应性变化以调节血液动力学稳态的改变。以此为基础，机体通过心脏本身及心脏以外的多种代偿方式进行代偿以满足机体对心排血量的需求（如图11-14所示）。

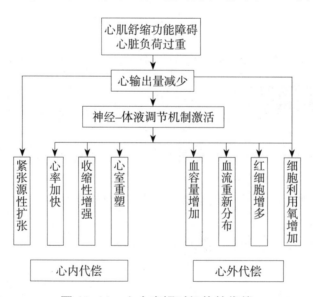

图11-14　心力衰竭时机体的代偿

（一）心脏代偿反应

1. 心率加快　心率加快是一种快速的代偿反应，在一定范围内的心率加快可提高心输出量，这对维持动脉血压、保证心脑血管的灌流量具有积极的代偿意义。但是，如果心率过快（成人 >180 次 /min），可因心肌耗氧量增加、心室舒张期过短、冠脉灌流量减少及心室充盈不足，反而使心输出量降低，失去代偿意义。

2. 心肌紧张源性扩张　在一定范围内，心肌收缩的强度与前负荷成正比。紧张源性扩张是指伴有心肌收缩力增强的心腔扩张，具有积极的代偿作用；若心室舒张末期容积过大，心腔过度扩张，心肌过度拉长超过最适初长度时，心肌收缩力反而降低，这种无代偿意义的心腔扩张称为肌源性扩张。

3. 心肌肥大　心肌肥大主要表现为：心肌细胞体积增大，质量增加。心肌肥大主要分为向心性肥大和离心性肥大两种形式。如果长期压力负荷过重，如高血压、主动脉狭窄等，由于收缩期室壁张力增加引起心肌纤维增粗，室壁增厚，心腔无明显扩大，称为心肌向心性肥大；如果长期容量负荷过重，如主动脉瓣关闭不全，由于舒张期室壁张力增加引起心肌纤维长度增加，心腔明显扩大，称为心肌离心性肥大。

心肌肥大可增加心肌的总收缩力，有助于维持心输出量。但心肌过度肥大时，因能量代谢及兴奋 - 收缩耦联障碍，心肌收缩力反而会下降，心输出量减少，使心功能由代偿转为失代偿。

（二）心外代偿反应

1. 血容量增加　血容量增加是慢性心功能不全的主要代偿方式。血容量增加有利于心室的充盈，对提高心输出量、维持动脉血压具有积极的代偿意义；但也同时增加了心脏的前、后负荷，使心输出量减少而加重心衰。

2. 血流重新分布　心力衰竭时，由于交感 - 肾上腺髓质系统兴奋，可出现血流重新分布。表现为皮肤、肾脏及内脏器官的血流量减少，其中以肾血流减少最显著，而心、脑血流量不变或略增加。这样，既能防止血压下降，又能保证心、脑有足够的血液供应。但同时外周血管收缩可引起心脏后负荷增大，促使心力衰竭发生。

3. 红细胞增多　心力衰竭时的缺氧可刺激肾脏合成、释放促红细胞生成素增多，促进骨髓造血功能，使红细胞生成增多，血液携氧能力增强，改善机体缺氧。但红细胞过多可引起血液黏滞性增大，加重心脏后负荷。

4. 组织细胞利用氧的能力增加　心力衰竭时，为了克服供氧不足引起的不利影响，机体可通过细胞内线粒体增多、氧离曲线右移等使组织对氧的储存和利用能力增强。

三、心力衰竭的发病机制

目前认为，心力衰竭的发生和发展是多种机制共同作用的结果。但各种病因都是通过引起心肌的舒缩功能障碍而导致心力衰竭的发生。

（一）心肌收缩功能降低

心肌收缩力降低是造成心脏泵血功能减退的主要原因，可由心肌收缩相关蛋白改变、心肌能量代谢障碍和心肌兴奋 - 收缩耦联障碍引起。

1. 心肌收缩相关蛋白改变　心肌收缩相关蛋白改变包括心肌细胞数量减少和心肌结构改变。心肌细胞数量减少主要是心肌细胞死亡（坏死与凋亡）而使有效收缩的心肌细胞数量减少；心肌结构改变，主要指病理性心肌细胞肥大、细胞外基质过度纤维化等所造成的心脏的不均一性，导致心室收缩功能降低。

2. 心肌能量代谢障碍　心肌收缩是一个主动耗能过程，Ca^{2+} 的转运和肌丝的滑动都需要 ATP。因此，凡是干扰心肌能量生成、储存或利用的因素，都可影响到心肌的收缩性，如严重贫血、冠心病、休克、心肌过度肥大及维生素 B_1 缺乏，都可引起心肌能量生成障碍。各种引起心肌长期负荷过重的疾病导致心肌过度肥大时，可引起心肌能量利用障碍。

3. 心肌兴奋 – 收缩耦联障碍　在心肌兴奋 – 收缩耦联过程中，Ca^{2+} 发挥了关键性的中介作用。任何影响 Ca^{2+} 转运和分布的因素都会影响心肌兴奋 – 收缩耦联而引起心力衰竭。

过度肥大的心肌、酸中毒及高钾血症时，会导致细胞外 Ca^{2+} 内流障碍；在衰竭和过度肥大的心肌中，肌浆网摄取、储存和释放 Ca^{2+} 障碍，从而导致心肌收缩性下降。

（二）心室舒张功能异常

心脏的射血功能不仅取决于心脏的收缩性，还取决于心室的舒张功能和顺应性。临床上约有 30% 的心力衰竭与心室舒张功能异常有关。心室舒张功能异常的发生，可能与下列因素有关：

1. 钙离子复位延缓　心力衰竭时，由于 ATP 供应减少和肌浆网或心肌细胞膜上 Ca^{2+}-ATP 酶泵活性降低，使 Ca^{2+} 的复位（移至细胞外或被重新摄入肌浆网）延缓，胞浆中 Ca^{2+} 浓度不能迅速降至正常水平，以致 Ca^{2+} 难以与肌钙蛋白脱离，导致心肌舒张延缓和不完全。

2. 肌球 – 肌动蛋白复合体解离障碍　心力衰竭时，由于 ATP 不足或肌钙蛋白与 Ca^{2+} 的亲和力增加，Ca^{2+} 难以脱离，使肌球 – 肌动蛋白复合体解离困难，影响心室的舒张和充盈。

3. 心室舒张势能减少　心室舒张的势能来自心室的收缩。心室收缩越好，越能促进心室的舒张，任何造成心肌收缩性下降的原因，都可引起心室舒张障碍。

4. 心室顺应性降低　心室顺应性是指心室在单位压力变化下，所引起的容积改变（dv/dp）。其倒数 dp/dv 即为心室僵硬度。当顺应性下降（僵硬度增大）时，心室的扩张充盈受到限制，导致心排出量减少。心室顺应性降低常见于心肌肥大引起的室壁增厚、心肌炎、水肿及纤维化等。

（三）心脏各部分舒缩活动不协调

为保持心功能的稳定，心房、室各区域，房、室之间的舒缩活动处于高度协调的工作状态。如果心房、室舒缩活动的协调性被破坏，将因心泵功能紊乱而导致心排出量下降。最常见原因是各种类型的心律失常。

总之，心力衰竭的发生发展，往往是多种机制共同作用的结果（如图 11–15 所示）。心肌的收缩性、心室舒张功能及顺应性是密切相关的，但由于引起心力衰竭的原因、发展阶段和程度不同，心力衰竭发生的基本机制也有所不同。

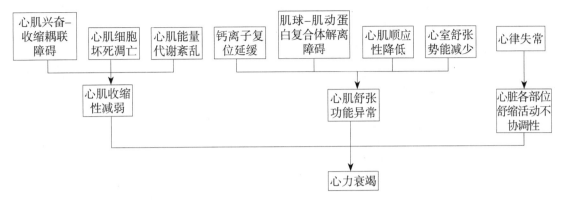

图 11-15　心力衰竭的发病机制

四、心力衰竭对机体的影响

心力衰竭时，机体发生各种变化，其中最根本的环节在于心排血量减少，器官供血不足，以致肺循环、体循环淤血，引起一系列的临床表现（如图 11-16 所示）。

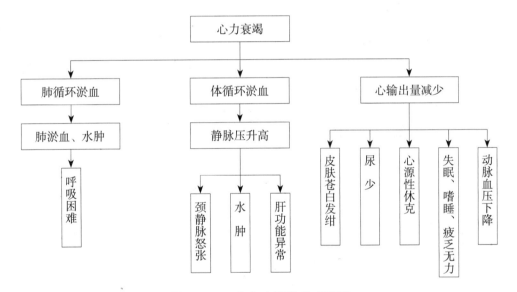

图 11-16　心力衰竭的临床表现

（一）低排出量综合征

心输出量减少在临床上表现为低排出量综合征，又称前向衰竭。有以下临床改变：①心脏泵血功能降低，具体表现为心输出量减少及心脏指数降低，射血分数降低，心室充盈受损造成心室充盈压升高、心率增快。②心输出量不足，具体表现为动脉血压下降，甚至可以发生心源性休克，皮肤苍白或发绀，尿量减少，失眠、嗜睡、疲乏无力等。

（二）体循环淤血

体循环淤血是全心衰和右心衰的结果，主要表现为体循环静脉系统过度充盈，压力升高，相应器官淤血、水肿。临床可见颈静脉怒张、臂-肺循环时间延长、肝-颈静脉反流征阳性，肝大、肝区压痛，胃肠道淤血及水肿引起食欲不振、消化不良等。

（三）肺循环淤血

左心衰竭时，因心室舒张末期容积增加，压力升高，肺静脉血液回流受阻，引起肺淤血、肺水肿。临床上主要表现为各种形式的呼吸困难。

1. 劳力性呼吸困难　劳力性呼吸困难是指伴随体力活动发生的呼吸困难，休息后可缓解。其发生与活动时血液循环速度加快、回心血量增加及心率加快、耗氧量增加引起肺淤血和缺氧加重有关。

2. 端坐呼吸　左心衰病人因平卧可加重呼吸困难而被迫采取半卧位或坐位，以减轻呼吸困难的状态称为端坐呼吸。其原因主要是由于平卧时机体下半身血液回流增加，加重肺淤血。当患者被迫采取端坐位时，部分血液因重力关系转移到身体的下半部，使肺淤血减轻；另外，端坐时膈肌位置相对下移，胸廓容积增大，有利于呼吸；端坐体位可减少下肢水肿液的吸收，降低血容量以减轻肺淤血。

3. 夜间阵发性呼吸困难　患者夜间入睡后因突感气闷而惊醒，在坐起咳嗽和喘息后缓解，称为夜间阵发性呼吸困难，是左心衰严重肺淤血的典型表现。若发作时伴有哮鸣音，则称为心性哮喘。其发生机制为：①因平卧位使膈肌上移，肺扩张受限；静脉回心血量增多，肺淤血加重。②入睡后迷走神经兴奋性升高，支气管平滑肌收缩，气道阻力增大。③睡眠时中枢神经系统敏感性降低，对刺激的敏感性降低，只有当 PaO_2 降到一定水平时，才能刺激呼吸中枢，使病人突感呼吸困难而憋醒。急性重症左心衰时，肺毛细血管通透性升高，引发急性肺水肿。患者可出现发绀、气促、端坐呼吸和咳粉红色泡沫痰等表现。

五、心力衰竭防治和护理的病理生理基础

1. 防治原发病、消除诱因　防治原发病、消除诱因是心力衰竭防治和护理的重要原则。一方面，要积极防治引起心力衰竭的各种原发病；另一方面，应严格控制诱发心力衰竭的各种因素，如过劳、感染、过度紧张、补液过多过快等。

2. 改善心脏的舒缩功能　因心肌收缩性减弱引起的心衰可适当选用正性肌力药物，如洋地黄类、非洋地黄类及拟交感胺类药物，提高心肌收缩性。另外，可选用改善心肌舒张不良的药物，如钙拮抗剂、β受体阻断剂、硝酸酯类等。

3. 调整心肌的负荷　一方面选择适当的扩血管药物，降低心脏的后负荷，提高心脏的搏出量；另一方面调整心脏前负荷，使其处于适当水平，以减轻心脏负担，维持一定的心输出量。

4. 其他　①控制水肿，纠正水、电解质和酸碱平衡紊乱，使用利尿剂、适当限制钠的摄入量、适当补钾。②改善组织的供氧，吸氧是临床对心力衰竭病人的常规治疗措施。③防治感染，心衰常易合并肺感染，应积极防治。长期卧床者，还应注意预防褥疮的发生。

实训与拓展

病例分析问与答

结合本章内容，请你分析学习活动 11-1 病例中所给出的问题，下面的思路供你参考：

上述病例，根据患者的病史、临床表现和实验室检查，判断该患者发生了全心衰竭。依据有：患者颈静脉怒张、心界扩大、腹腔积液明显、下肢浮肿、肝脾肿大压痛，说明出现了右心衰竭；两肺广泛湿性啰音、呼吸困难、端坐呼吸等，说明出现了左心衰竭。患者表现出典型的低排血量综合征和静脉淤血综合征。前者表现为：嗜睡、重病容、口唇发绀、肝功能损害等；后者表现为肺淤血时，出现呼吸困难、端坐呼吸等，体循环淤血时，出现颈静脉怒张、全身水肿、肝脾肿大压痛。患者体温高、白细胞高，说明有感染，上呼吸道感染和发热是本次心力衰竭加重的诱因。分析病史可发现，该患者可能患风湿性心瓣膜病。

自测练习

（一）单项选择题

1. 风湿性心内膜炎最常累及的心瓣膜是（　　　）。
   A. 二尖瓣　　　　　　　　　B. 三尖瓣　　　　　　　　C. 主动脉瓣
   D. 肺动脉瓣　　　　　　　　E. 二尖瓣，主动脉瓣联合受累

2. 缓进型高血压病的病变主要累及（　　　）。
   A. 全身大、中型动脉　　　　B. 全身细、小动脉　　　　C. 全身毛细血管
   D. 全身细、小静脉　　　　　E. 大脑中动脉

3. 高血压病时心脏的向心性肥大是指（　　　）。
   A. 左室心肌肥厚而心腔不扩张
   B. 左室心肌肥厚而心腔扩张
   C. 左室壁厚正常而心腔明显扩张
   D. 左室、左房心肌明显肥厚
   E. 左室及右室心肌均肥厚

4. 动脉粥样硬化好发部位是（　　　）。
   A. 全身大、中型动脉　　　　B. 全身毛细血管　　　　　C. 全身细小动脉
   D. 肾脏入球小动脉　　　　　E. 脾小结中央动脉

5. 冠状动脉粥样硬化最常累及的动脉是（　　　）。
   A. 左冠状动脉前降支　　　　B. 右冠状动脉主干　　　　C. 左冠状动脉主干
   D. 左冠状动脉回旋支　　　　E. 右冠状动脉后降支

6. 高血压并发脑出血最常见的部位是（　　　）。
   A. 大脑皮质　　　　　　　　B. 侧脑室　　　　　　　　C. 蛛网膜下腔
   D. 基底节和内囊部　　　　　E. 豆状核和丘脑

7. 致动脉粥样硬化危险因素不包括（　　　）。
    A. 血浆高密度脂蛋白水平持续升高
    B. 血浆低密度脂蛋白水平持续升高
    C. 大量吸烟
    D. 高血压病
    E. 糖尿病

8. 风湿病心内膜炎二尖瓣上的赘生物是（　　　）。
    A. 红色血栓　　　　　B. 混合血栓　　　　　C. 透明血栓
    D. 凝血块　　　　　　E. 白色血栓

9. 高血压病常见出血的脑血管是（　　　）。
    A. 小脑后动脉　　　　B. 脊髓前动脉　　　　C. 大脑前动脉
    D. 豆纹动脉　　　　　E. 大脑后动脉

10. 冠心病的主要原因是（　　　）。
    A. 冠状动脉痉挛　　　　　B. 冠状动脉玻璃样变
    C. 冠状动脉粥样硬化　　　D. 冠状动脉血栓形成
    E. 冠状动脉中层钙化

11. 风湿病的病变性质是（　　　）。
    A. 渗出性炎　　　　　B. 变质性炎　　　　　C. 化脓性炎
    D. 肉芽肿性炎　　　　E. 纤维蛋白性炎

12. 心肌梗死的形状常呈（　　　）。
    A. 圆形　　　　　　　B. 三角形　　　　　　C. 扇形
    D. 条索形　　　　　　E. 不规则形

13. 心力衰竭最具特征性的血流动力学变化是（　　　）。
    A. 心排出量降低　　　B. 动脉血压下降　　　C. 肺动脉充血
    D. 毛细血管前阻力增大　E. 体循环静脉淤血

14. 失去代偿意义的是（　　　）。
    A. 心率加快　　　　　B. 心肌肥大　　　　　C. 肌源性扩张
    D. 红细胞增多　　　　E. 血流重分布

15. 下列哪一种疾病可引起左心室后负荷增大？（　　　）
    A. 甲亢　　　　　　　B. 严重贫血　　　　　C. 心肌炎
    D. 心肌梗死　　　　　E. 高血压

16. 下列哪一种情况可引起右心室前负荷增大？（　　　）
    A. 肺动脉高压　　　　B. 肺动脉栓塞　　　　C. 室间隔缺损
    D. 肺动脉瓣狭窄　　　E. 心肌炎

17. 下列哪一项因素与心室舒张功能障碍无关？（　　　）
    A. 钙离子复位延缓
    B. 心室舒张势能减弱
    C. 心室顺应性降低

D.　肌球－肌动蛋白复合体解离障碍

E.　肌浆网 Ca^{2+} 释放能力下降

18.　下列哪一种情况可引起心肌向心性肥大？（　　）

　　A.　心肌梗死　　　　　　　B.　主动脉瓣闭锁不全　　　C.　脚气病

　　D.　高血压病　　　　　　　E.　严重贫血

19.　下列哪一项不是心衰时心输出量减少的征象？（　　）

　　A.　皮肤苍白　　　　　　　B.　脉压变小　　　　　　　C.　端坐呼吸

　　D.　尿少　　　　　　　　　E.　嗜睡

20.　下列哪一项属于心衰时肺循环淤血的表现？（　　）

　　A.　肝颈静脉反流征阳性　　B.　夜间阵发性呼吸困难　　C.　下肢水肿

　　D.　肝大压痛　　　　　　　E.　颈静脉怒张

（二）问答题

1.　简述心肌梗死的并发症。

2.　简述良性高血压病内脏病变期心、脑、肾、视网膜的主要病变特点。

3.　简述左心衰竭时呼吸功能的变化。

4.　简述心力衰竭时心脏的代偿反应。

选择题参考答案

1. A　2. B　3. A　4. A　5. A　6. D　7. A　8. E　9. D　10. C　11. D

12. E　13. A　14. C　15. E　16. C　17. E　18. D　19. C　20. B

（章景义　甘　萍）

12

呼吸系统疾病

　　患者，男，65岁。吸烟（20～30支/天），伴咳嗽30余年，每年冬天咳嗽加剧，时有畏寒发热，反复发作至今未愈。近年来，劳动后气促，1个月前发现双足水肿，最近几天出现尿少。检查发现肝脾肿大，颈静脉怒张。

　　病人患的是什么病？病变是如何发展的？请你带着这些问题来学习本单元内容。

　　本单元重点介绍肺炎、慢性支气管炎、肺气肿、慢性肺源性心脏病、肺硅沉着症和肺癌、呼吸衰竭的概念、病因及发病机制、病理改变以及机体的功能和代谢变化等。建议你在学习过程中复习呼吸系统的解剖和生理学知识。

　　1．复述：大叶性肺炎、小叶性肺炎、慢性阻塞性肺疾病、肺气肿、慢性肺源性心脏病、肺癌、呼吸衰竭的概念。

　　2．描述：大叶性肺炎、小叶性肺炎、慢性支气管炎病变特点及临床病理联系。

　　3．说明：呼吸衰竭的发病机制及对机体的影响。

　　4．知道：肺炎、慢性支气管炎、慢性肺源性心脏病的原因和发病机制。

　　人体的呼吸系统与外界直接相通，环境中的有害物质如粉尘、有害气体以及病原微生物等，容易随空气进入呼吸道和肺，从而引起疾病。正常生理情况下，呼吸道具有自净和防御功能。当机体抵抗力和免疫功能下降，或者呼吸道的自净和防御功能削弱时，即可导致呼吸系统疾病的发生。

M ODULE 模块 1 肺 炎

肺炎（pneumonia）是指肺的急性渗出性炎症，是呼吸系统的常见病、多发病。由于致病因素和机体反应性不同，肺炎的病变特点和累及范围也不一致，从而形成各种不同类型的肺炎。根据病因不同，肺炎可分为细菌性肺炎、病毒性肺炎、支原体肺炎和霉菌性肺炎等；根据炎症累及的部位和范围不同，可分为大叶性肺炎、小叶性肺炎和间质性肺炎等。本节主要介绍细菌性肺炎、支原体肺炎和病毒性肺炎。

> **学习活动 12-1：结合下面所学的内容，试分析病例中的问题**
>
> 病例：患者，男，35 岁。3 天前受凉后感头痛、畏寒，继而高热、咳嗽、咳铁锈色痰，左侧胸痛，气急不能平卧。体检左肺可闻及湿啰音，叩诊为浊音；X 线检查左肺可见大片阴影。
>
> **问题：**
>
> 1. 该患者可能的临床诊断是什么？
> 2. 试分析其发生的原因。

一、细菌性肺炎

（一）大叶性肺炎

大叶性肺炎（lobar pneumonia）是以肺泡内纤维素渗出为主要病变特征的急性炎症。病变始于局部肺泡，迅速扩展到一个肺段乃至整个肺大叶并使其实变。此病多见于青壮年，临床起病急骤，以寒战、高热开始，继而胸痛、咳嗽、咳铁锈色痰，严重者可有呼吸困难及发绀，伴有白细胞增多。一般经过 7 ~ 10 天，患者体温下降，症状消失。

1. 病因及发病机制 大叶性肺炎 90% 是由肺炎链球菌感染引起的；其他病原菌如肺炎杆菌、溶血性链球菌、流感嗜血杆菌、金黄色葡萄球菌等也可引起，但均较少见。正常情况下，肺炎链球菌可少量存在于鼻咽部黏膜中，当过度疲劳、受寒、麻醉、酗酒时，呼吸道防御功能减弱，细菌侵入肺泡并迅速生长繁殖，引起肺组织的急性变态反应。

2. 病理变化与临床病理联系 大叶性肺炎多见于左肺下叶，也可同时或先后发生于两个以上肺叶。在未使用抗生素治疗的情况下，病变可呈现典型的自然发展过程，分为充血水肿期、红色肝样变期、灰色肝样变期和溶解消散期。

（1）充血水肿期：发病第 1 ~ 2 天，病变肺叶充血、水肿，颜色暗红。镜下观肺泡壁毛细血管扩张充血，肺泡腔内大量浆液渗出，其中可有少数红细胞、中性粒细胞和巨噬细胞。临床上，患者因毒血症而表现为寒战、高热和外周血白细胞计数增高，咳嗽、咳粉红色泡沫样痰。肺部 X 线检查呈片状模糊阴影，渗出物中常可检出肺炎链球菌。

（2）红色肝样变期：发病第 3 ~ 4 天，病变肺叶肿胀，呈暗红色，质实如肝（如图 12-1）。镜下观肺泡壁毛细血管扩张充血显著，肺泡腔内充满大量纤维素及红细胞，夹杂少量中性粒细胞和巨噬细胞。纤维素连接成网，可穿过肺泡间孔与相邻肺泡中的纤维素网相连。

此时肺泡腔内的红细胞被巨噬细胞吞噬，形成含铁血黄素混入痰中，患者咳出铁锈色痰。当病变波及胸膜时可引起纤维素性胸膜炎，患者出现胸痛，随呼吸和咳嗽而加重。X 线检查可见大片致密阴影。

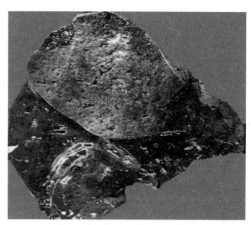

图 12-1　大叶性肺炎红色肝样变期

（3）灰色肝样变期：发病第 5 ~ 6 天，病变肺叶仍肿大，但充血消退，呈灰白色，质实如肝（如图 12-2）。镜下观随着纤维素的继续渗出，肺泡腔内的纤维素网更加致密，大量中性粒细胞渗出到肺泡腔（如图 12-3）。

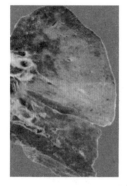

图 12-2　大叶性肺炎灰色肝样变期

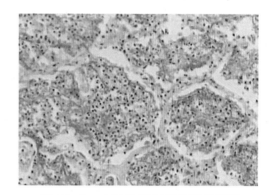

图 12-3　大叶性肺炎灰色肝样变期

此时肺泡虽不能充气，但由于病变肺泡壁毛细血管受压，流经病变肺组织的血流量显著减少，故缺氧症状有所缓解。痰液逐渐转为黏液脓性痰。

（4）溶解消散期：发病 1 周左右，机体的特异性免疫增强。肺泡腔内中性粒细胞变性坏死，释放出大量蛋白溶解酶，溶解渗出的纤维素。溶解物由呼吸道咳出或经淋巴管、血管吸收。肺组织的结构及功能逐渐恢复正常。病人临床症状和体征逐渐减轻、消失。胸部 X 线检查阴影变淡并逐渐恢复正常。此期约历时 1 ~ 3 周。

提　示

　　大叶性肺炎的上述病理变化是一个连续的过程，病变各期无绝对的界限，即使在同一肺叶，不同部位的病变也可呈现为不同阶段。由于抗生素的有效治疗，干预了此病的自然经过，使病程缩短，临床表现亦不典型，大叶性肺炎完整的四期病变经过在临床的病例中已很少见。

3. 并发症 大叶性肺炎的并发症目前临床上已很少见，举例如下。

（1）肺肉质变：由于中性粒细胞渗出过少，蛋白溶解酶不足，致肺泡内纤维素性渗出物不能完全溶解吸收而由肉芽组织予以机化（如图12-4所示），肉眼观呈红褐色肉样，称肺肉质变。

（2）肺脓肿或脓胸：如果治疗不及时、病原菌毒力强或机体反应性过高，则可发生肺脓肿或脓胸等并发症。

（3）胸膜粘连：病变累及胸膜导致纤维素性胸膜炎，可发生胸膜粘连。

（4）感染性休克：见于重症病例，是大叶性肺炎的严重并发症，主要表现为严重的全身中毒症状和微循环衰竭。

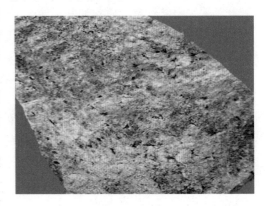

图12-4 肺肉质变

（二）小叶性肺炎

小叶性肺炎（lobular pneumonia）是以肺小叶为病变单位的肺组织的急性化脓性炎症。病变常以细支气管为中心，故又称为支气管肺炎。此病多发生于小儿、年老体弱及久病卧床者。临床主要表现为发热、咳嗽、咳痰等症状。

1. 病因及发病机制 小叶性肺炎主要由细菌感染所致。最常见的病原菌为致病力较弱的肺炎球菌，其次为葡萄球菌、链球菌、嗜血流感杆菌、绿脓杆菌和大肠杆菌等。病原菌多经呼吸道侵入肺组织，也有极少数在败血症时经血道感染引起；此病常常是多种病原菌混合感染所致。当机体抵抗力下降，呼吸道的防御机能受损时，细菌侵入细支气管及末梢肺组织，引起小叶性肺炎。

长期卧床患者，由于肺下叶或背侧的坠积淤血，侵入肺内的致病菌易于生长繁殖而引起小叶性肺炎，称坠积性肺炎；全身麻醉或昏迷病人，误将上呼吸道分泌物、呕吐物及异物等吸入肺内，引起吸入性肺炎，亦属于小叶性肺炎。

2. 病理变化 小叶性肺炎的病变特征是以细支气管为中心的肺组织化脓性炎症，通常两肺同时受累，以下叶及背侧较为严重。肺内出现许多散在的实变病灶，病灶直径多为0.5～1 cm，色暗红或带黄色。病变严重者，常见病灶融合成片状，形成融合性支气管肺炎（如图12-5所示）。镜下观病灶内细支气管黏膜充血、水肿；管腔内充满中性粒细胞和脓细胞、崩解的上皮细胞及渗出的浆液。其周围肺泡腔内充满脓性渗出物，纤维素一般较少。病灶附近的肺组织充血，肺泡扩张呈代偿性肺气肿（如图12-6）。由于病变发展的阶段不同，各病灶的病变表现和严重程度亦不相同。有一些病灶完全化脓，支气管和肺组织被破坏，而另有一些病灶则仅见浆液渗出。

3. 临床病理联系 由于小叶性肺炎的炎性渗出物刺激支气管黏膜，患者常有咳嗽及咳痰，痰液常因支气管黏液分泌亢进而为黏液脓性。因病灶一般较小且散在分布，除融合性支气管肺炎外，肺实变的体征一般不明显。因病变细支气管及其所属肺泡内含有渗出物，故听诊可闻及湿性啰音。X线检查可见散在的、不规则斑点状或片状阴影。若及时治疗，大多数小叶性肺炎能够治愈。但在幼儿和年老体弱者，特别是并发于其他严重疾病时，预后不良。

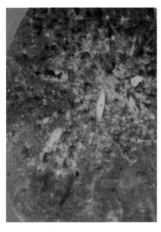
图 12-5　小叶性肺炎

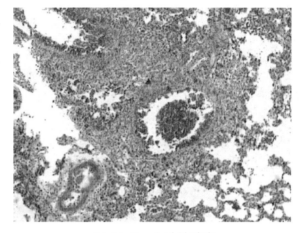
图 12-6　小叶性肺炎

4. 并发症　小叶性肺炎较大叶性肺炎而言，并发症多见且危险性大（见表 12-1），常并发心力衰竭、呼吸衰竭、肺脓肿、脓胸、脓气胸、脓毒败血症等。支气管破坏严重者，可导致支气管扩张症。

表 12-1　大叶性肺炎与小叶性肺炎的主要区别

	大叶性肺炎	小叶性肺炎
病原菌	以致病力强的肺炎链球菌为主	多种细菌，常为致病力弱的肺炎球菌
发病年龄	青壮年	小儿、老年人、久病体弱者
病变性质	急性纤维蛋白性炎	急性化脓性炎
病变范围	以肺叶或肺段为病变单位	以肺小叶为病变单位，病变大小不一，呈多发性病灶，散在于两肺
临床表现	起病急，高热、寒战、胸痛、咳嗽、咳铁锈色痰	发热、咳嗽、咳黏液脓痰，常为其他疾病的并发症
结　局	绝大多数痊愈	多数痊愈，少数体弱者预后差
并发症	肺肉质变、肺脓肿、脓胸、感染性休克等	败血症、肺脓肿、脓胸、呼吸衰竭、心力衰竭等

二、支原体肺炎

支原体肺炎（mycoplasma pneumonia）是由肺炎支原体引起的一种间质性肺炎，约占各种肺炎的 5% ~ 10%。肺炎支原体存在于患者呼吸道分泌物中，主要经飞沫传播，通常为散发，偶呈流行。支原体肺炎多发生于儿童和青少年，发病率随年龄增长而减少。

1. 病理变化　肺炎支原体可侵犯整个呼吸道黏膜而引起气管炎、支气管炎和肺炎。支原体肺炎的病变呈灶状分布，常累及单侧肺组织，且以下叶多见。病变主要发生在肺间质，病灶呈节段性分布，暗红色。镜下观肺泡间隔明显增宽，充血、水肿，有大量淋巴细胞、单核细胞浸润。肺泡腔内无渗出物或仅有少量混有单核细胞的浆液渗出。小支气管和细支气管的管壁及其周围组织也常有淋巴细胞及单核细胞浸润，重症病例上皮亦可坏死、脱落，肺泡腔内也可有大量蛋白性渗出物。

2. 临床病理联系　临床上，支原体肺炎起病较急，多有发热、咽痛、咳嗽、全身不适等症状。突出的表现是支气管和细支气管的急性炎症而引起的剧烈咳嗽，初为干咳，以后咳黏液痰。由于肺泡内渗出物较少，故很少有湿啰音及实变体征。支原体肺炎预后良好，患者可自然痊愈。

三、病毒性肺炎

病毒性肺炎（viral pneumonia）常是上呼吸道病毒感染向下蔓延所致，引起肺炎的病毒主要有流感病毒、呼吸道合胞病毒、腺病毒及麻疹病毒等，其中以流感病毒多见。除流感病毒外，其余病毒所致肺炎均多见于儿童。一般为散发，偶酿成流行。

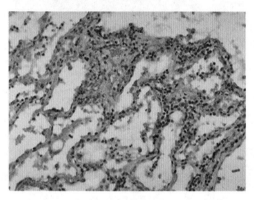

图 12-7　病毒性肺炎

1. 病理变化　病毒性肺炎主要表现为肺间质炎症。病变肺组织因充血、水肿而肿大。镜下观细支气管管壁、小叶间隔和肺泡壁充血、水肿，淋巴细胞、单核细胞浸润；肺泡壁明显增宽，肺泡腔内无渗出物或仅有少量浆液渗出（如图 12-7 所示）。

严重病例，炎症进一步发展波及肺泡，渗出的浆液浓缩及受空气的挤压，在肺泡腔面形成一层红染的膜状物，称为透明膜。在病毒性肺炎中，具有诊断意义的是找到病毒包涵体。这种包涵体可见于细胞核内（如腺病毒）或胞质中（如呼吸道合胞病毒），或两者均有（如麻疹病毒）。

2. 临床病理联系　病毒血症可引起发热及全身中毒症状。支气管、细支气管炎症刺激可出现剧烈咳嗽、但无痰。病毒性肺炎早期，由于肺泡腔内渗出物少，故肺部啰音及实变体征不明显。严重病例患者会出现全身中毒症状和缺氧症状明显，甚至可导致心力衰竭，预后不良。

Ｍ ODULE
模块 2　慢性阻塞性肺疾病

慢性阻塞性肺疾病（chronic obstructive pulmonary disease，COPD）是一组以慢性气道阻塞、呼气阻力增加和肺功能不全为共同特征的肺疾病总称，主要包括慢性支气管炎、支气管扩张症、支气管哮喘及肺气肿等疾病。

一、慢性支气管炎

慢性支气管炎（chronic bronchitis）是一种常见病、多发病，以老年人多见。临床上以反复发作的咳嗽、咳痰、喘息为主要症状。凡是上述症状每年持续至少 3 个月，连续 2 年以上即可诊断为慢性支气管炎。此病常于冬季或感冒后加重。晚期常并发阻塞性肺气肿和慢性肺源性心脏病。

（一）病因及发病机制

慢性支气管炎是多种因素长期综合作用所致。

1. 感染因素　呼吸道感染是慢性支气管炎发病和加重的重要原因。病毒感染导致支气管黏膜损伤和防御功能削弱，为寄生在呼吸道内的细菌继发感染创造了条件。凡能引起上呼吸道感染的病毒和细菌均能引起慢性支气管炎的发病和复发。

2. 理化因素　理化因素是慢性支气管炎的常见原因，如①吸烟：吸烟者比不吸烟者的患病率高 2 ~ 10 倍，吸烟时间愈久、日吸烟量愈大，患病率愈高。②空气污染：大气污染与慢性支气管炎之间存在明显的因果关系，环境中的烟尘和粉尘的反复刺激可引起支气管黏膜损伤。③气候因素：此病常在秋冬寒冷季节复发或加重，主要是寒冷空气能使呼吸道防御功能下降。

3. 过敏因素　喘息型患者多有过敏史，以脱敏为主的综合治疗可取得较好的治疗效果。

4. 其他因素　机体抵抗力降低、呼吸系统防御功能减弱以及内分泌功能失调等也与此病的发生有关。

（二）病理变化

慢性支气管炎是气道的慢性炎症，各级支气管均可受累，主要病变为：

1. 上皮的损伤与修复　慢性支气管炎早期累及较大的支气管，随着病情进展，可累及较小的支气管。由于炎性渗出和黏液分泌增多，使纤毛粘连、倒伏乃至脱落，纤毛上皮发生变性、坏死，但通过上皮的再生可进行修复，若持续时间过久可伴有鳞状上皮化生（如图 12-8 所示）。

2. 腺体增生、肥大、黏液化和退变　慢性支气管炎时，大气道黏液腺出现增生、肥大，浆液腺可发生黏液化，小气道黏膜上皮杯状细胞增多。炎症后期，分泌亢进的细胞逐渐转向衰竭，黏膜变薄，腺泡萎缩、消失。

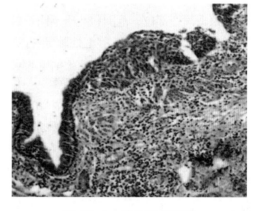

图 12-8　慢性支气管炎

3. 支气管壁的其他病变　慢性支气管炎早期，支气管壁充血、水肿，淋巴细胞和浆细胞浸润。晚期，支气管壁平滑肌、弹力纤维萎缩，软骨可变性、萎缩甚至骨化。

（三）临床病理联系

慢性支气管炎时，因支气管黏膜的炎症、黏液腺增生、功能亢进而出现咳嗽、咳痰症状，一般为白色黏液泡沫痰，较黏稠而不易咳出。继发感染时痰量增多，转变为黏液脓性痰。支气管痉挛狭窄及黏液和渗出物阻塞，可引起喘息。双肺听诊时出现哮鸣音，干、湿性啰音。长期小气道狭窄及阻塞可引起阻塞性通气障碍，呼气阻力增加，久之可并发阻塞性肺气肿，进而发展成慢性肺源性心脏病。

二、肺气肿

肺气肿（pulmonary emphysema）是指末梢肺组织（包括呼吸性细支气管、肺泡管、肺泡囊和肺泡）因持续性含气量过多且伴有肺泡间隔破坏，肺组织弹性减弱，使肺体积膨大、功能降低的一种疾病状态，是支气管和肺疾病的常见合并症。

（一）病因及发病机制

肺气肿多继发于慢性支气管炎、支气管哮喘等支气管疾病。此外，吸烟、空气污染、各种有害气体及粉尘的吸入等也是其发病的重要原因。

1. 阻塞性通气障碍　由于慢性细支气管炎症改变，使小气道管壁破坏、塌陷或管腔内黏液阻塞，吸气时，细支气管扩张，空气进入肺泡；呼气时，管腔缩小、肺泡间孔关闭，加之黏液栓阻塞，使空气不能充分排出。

2. 呼吸性细支气管壁和肺泡壁弹性降低　长期的慢性炎症破坏了大量的弹力纤维，使细支气管和肺泡的回缩力减弱，而阻塞性通气障碍使细支气管和肺泡长期处于高张力状态，弹性下降，使残气量进一步增多。

3. α_1-抗胰蛋白酶水平降低　α_1-抗胰蛋白酶（α_1-AT）是存在于血清、组织液及巨噬细胞中的多种蛋白水解酶的抑制物，特别能抑制炎症时中性粒细胞、巨噬细胞分泌的弹性蛋白酶。而中性粒细胞、巨噬细胞释放的氧自由基能使 α_1-AT 氧化失活，导致弹性蛋白酶浓度增加、活性增强，肺泡壁受到破坏、肺泡融合而发生肺气肿。

（二）病理变化

根据病变部位、范围和性质不同，将肺气肿分为下列类型：

1. 肺泡性肺气肿　肺泡性肺气肿的病变发生在肺腺泡内，常合并有小气道的阻塞性通气障碍，故也称为阻塞性肺气肿（obstructive emphysema）。按部位和范围可分为：

（1）腺泡中央型肺气肿：最常见，位于腺泡中央区的呼吸性细支气管呈囊状扩张，肺泡管、肺泡囊变化不明显。

（2）腺泡周围型肺气肿：腺泡远侧端肺泡管和肺泡囊扩张，呼吸性细支气管基本正常。

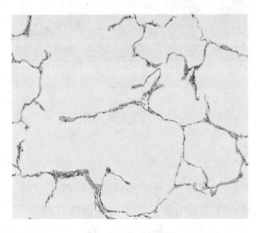

图 12-9　肺气肿

（3）全腺泡型肺气肿：肺腺泡的各个部位均受累。如果肺泡间隔破坏严重，气肿囊腔融合成直径超过 1 cm 的较大囊泡，称为囊泡性肺气肿（如图 12-9 所示）。

2. 间质性肺气肿　间质性肺气肿系因肺泡间隔破裂，使空气进入肺间质所致。在肋骨骨折、胸壁穿透伤、哮喘，或因剧烈咳喘使肺泡内压急骤升高时发生。气体在肺小叶间隔、胸膜下形成囊状小气泡，也可沿着细支气管壁和血管周围的组织间隙扩散至肺门、纵隔形成气泡，呈串珠状排列，甚至可达颈、胸部皮下组织形成皮下气肿，触诊有捻发感。

（三）临床病理联系

肺气肿病程进展缓慢，主要表现为肺活量减少、残气量增加及肺功能降低。随着肺气肿程度加重，可出现胸闷、气短、发绀等缺氧症状以及呼吸困难。严重肺气肿患者，由于肺内残气量明显增多，肺体积增大，使患者胸廓前后径加大，肋间隙增宽，横膈下降，形成桶状胸。叩诊呈过清音，心浊音界缩小或消失，肝浊音界下降。触诊语音震颤减弱。听诊时呼吸音减弱，呼气延长。X 线检查显示两侧肺野透明度增加。后期由于肺泡间隔毛细血管床受压及数量减少，使肺循环阻力增加，肺动脉压增高，最终导致慢性肺源性心脏病。

MODULE 模块 3　肺硅沉着症

肺硅沉着症简称硅肺（silicosis），是因长期吸入大量含游离二氧化硅（SiO_2）的粉尘微粒而引起的一种职业病。此病本质是一种慢性肉芽肿性炎。病变特征是硅结节形成和弥漫性肺间质纤维化。约有 70% 的岩石含有 SiO_2，石英中 SiO_2 的含量亦高达 97% ~ 99%。因此，长期从事采石、开矿、坑道作业，以及在石英粉厂、玻璃厂、陶瓷厂和耐火材料厂等生产作业的工人易患此病，一般在接触硅尘 10 ~ 15 年发病。

一、病因及发病机制

吸入空气中游离的二氧化硅粉尘是硅肺发病的主要原因。发病与吸入的 SiO_2 的数量、粒子的大小、作用时间等有密切关系。

二、病理变化

硅肺的基本病变是肺组织内硅结节形成和弥漫性肺间质纤维化。硅结节为直径 3 ~ 5 mm 的圆形或椭圆形结节，边界清楚，色灰白，质硬，触之有沙砾感。

硅结节形成过程大致可分为三个阶段：①细胞性结节：由吞噬硅尘的巨噬细胞局灶性聚集而成；②纤维性结节：细胞性结节发生纤维化，由成纤维细胞、纤维细胞和胶原纤维构成并呈同心圆状排列；③玻璃样结节：纤维性结节发生玻璃样变。典型的硅结节是由呈同心圆状或旋涡状排列，且已发生玻璃样变的胶原纤维构成的（如图 12–10 所示）。

除硅结节形成外，肺间质还有范围不等的纤维结缔组织弥散性增生，纤维化的范围甚至可累及 2/3 以上的肺组织。此外，胸膜也因纤维组织增

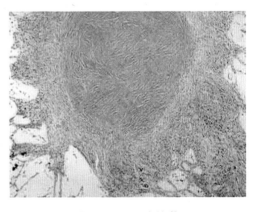

图 12–10　硅结节

生而广泛增厚，严重时可达 1 ~ 2 cm。肺门淋巴结内也可有硅结节形成，使淋巴结肿大变硬。

三、主要并发症

1. 肺结核　硅肺易并发肺结核病，越是晚期肺结核发病率越高，可能是由于机体抵抗力下降，病变组织对结核杆菌的防御功能降低所致。

2. 慢性肺源性心脏病　大约 60% ~ 75% 晚期肺硅沉着症患者并发慢性肺源性心脏病，主要为弥散性肺间质纤维化等病变引起的肺动脉高压所致，严重者可因右心衰竭而死亡。

3. 自发性气胸　硅肺患者晚期常并发阻塞性肺气肿，有肺大泡形成，可发生自发性气胸。

MODULE 模块4　慢性肺源性心脏病

慢性肺源性心脏病（chronic cor pulmonale）是因慢性肺疾病、肺血管及胸廓的病变引起肺循环阻力增加，导致以肺动脉压力升高和右心室肥厚、扩张为特征的心脏病，简称肺心病。我国肺心病的发病率较高，北方地区更为常见，多在寒冷季节发病，严重地危害人类健康。

一、病因及发病机制

1. 原发性肺疾病　肺阻塞性疾病、硅肺、慢性纤维空洞型肺结核以及肺广泛性纤维化等肺疾病，都是引起肺心病的原因，其中以慢性支气管炎并发阻塞性肺气肿最常见，约占80% ~ 90%。这些疾病一方面因肺毛细血管床减少，使肺动脉血流受阻，肺循环阻力增加，引起肺动脉高压；另一方面则因肺阻塞性通气障碍而导致动脉血氧分压下降和二氧化碳分压升高，引起肺小动脉反射性痉挛，使肺循环阻力进一步增大，加重肺动脉高压，造成右心室后负荷加重，并逐渐肥大、扩张。

2. 胸廓运动障碍性疾病　胸膜纤维化、胸廓和脊柱畸形及胸廓成形术后等，不仅能导致肺的伸展或胸廓运动受限而引起限制性通气障碍，同时又使支气管和肺血管发生扭曲，导致肺循环阻力增加，引起肺动脉高压而导致肺心病。

3. 肺血管疾病　肺血管疾病甚少见，主要是原因不明的原发性肺动脉高压症，由于肺小动脉硬化，使肺循环阻力增加，进而导致肺心病。

二、病理变化

1. 肺组织病变　慢性肺心病多是各种慢性肺疾病的晚期并发症，这些肺疾病均以弥散性肺纤维化或肺气肿为共同结局，形成不可逆性肺部病变。

2. 肺血管病变　肺血管病变主要表现为肺泡间隔毛细血管数目显著减少，肺小动脉硬化，管壁增厚、管腔狭窄，还可发生肺小动脉炎，有时可见肺动脉分支内血栓形成和机化，这些病变都能使肺循环阻力增加而引起肺动脉压升高。

3. 心脏病变　右心室因肺动脉压升高而发生代偿性肥厚，这是肺心病最主要的病理形态标志。心脏体积明显增大，肺动脉圆锥显著膨隆，心尖钝圆（如图 12-11 所示）；右心室明显肥厚，后期右心室腔扩张。通常，以肺动脉瓣下 2 cm 处右心室壁厚度超过 5 mm（正常约为 3～4 mm）作为诊断肺心病的病理形态标准。镜下主要表现为右心室壁心肌肥大。

三、临床病理联系

慢性肺源性心脏病的临床经过比较缓慢，可持续数年，除原有肺疾病的临床表现外，患者主要逐渐出现气急、呼吸困难、发绀、心悸，以及颈静脉怒张、肝大、下肢水肿等右心衰竭的症状和体征。如伴有严重呼吸道感染，可并发呼吸衰竭，引起肺性脑病。肺性脑病是肺心病的首要死因。

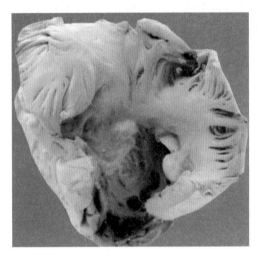

图 12-11　慢性肺源性心脏病

MODULE 模块 5　肺　癌

肺癌（lung cancer）是最常见的恶性肿瘤之一，也是我国大城市居民发病率和死亡率居第一位和第二位的恶性肿瘤。肺癌多发生于 40 岁以后，男女之比约为 4∶1。但近年来，随着女性吸烟人数增多，女性肺癌的患病率呈较快的上升趋势，男女之比上升为 1.5∶1。

一、病因及发病机制

1. 吸烟　现世界公认，吸烟是肺癌致病的最危险因素之一。
2. 空气污染　大城市因受工业废气、汽车尾气和粉尘等污染，肺癌发病率远高于农村。
3. 职业因素　长期吸入含有石棉、镍和砷等有害物质的粉尘或长期接触放射性物质的工人，肺癌发病率明显增高。

二、病理变化

1. 大体类型　根据肺癌的发生部位及大体形态特点，将其分为三个主要类型：中央型、周围型和弥漫型。这种分型与临床 X 线分型是一致的。

（1）中央型（肺门型）：肺癌发生于主支气管或叶支气管，在肺门部形成肿块。此型最多见，约占肺癌的 60%～70%。癌组织常破坏支气管向周围浸润，以致在肺门或其附近逐渐形成形态不规则的灰白色巨大肿块（如图 12-12 所示）。

（2）周围型：起源于肺段及肺段以下支气管，肿块位于肺叶的周边部，呈境界不甚清楚的结节状或球形，无包膜，直径多在 2 ~ 8 cm（如图 12-13 所示）。癌组织可侵犯胸膜。其发生率仅次于中央型，约占肺癌的 30% ~ 40%。手术切除效果较好。

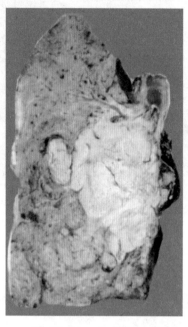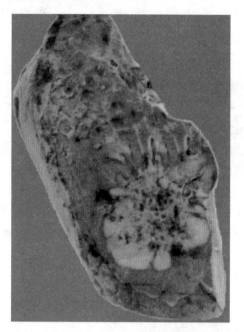

图 12-12　中央型肺癌　　　　　　　图 12-13　周围型肺癌

（3）弥漫型：少见，约占肺癌的 2% ~ 5%。癌组织起源于末梢肺组织，沿肺泡呈弥散性、浸润性生长，很快侵犯肺大叶的一部分或整个肺大叶，甚至一侧肺，形成多数粟粒大小结节，容易与肺转移癌混淆。

2. 组织学类型　根据 2003 年 WHO 关于肺癌的分类，肺癌可分为鳞状细胞癌、腺癌、腺鳞癌、小细胞癌、大细胞癌、肉瘤样癌、类癌和唾液腺癌 8 种基本类型。以下是四种常见的肺癌。

（1）鳞状细胞癌：肺癌中最常见的类型，约占手术切除病例的 60%，多属中央型。在致癌因子长期作用下，支气管黏膜经鳞状上皮化生、不典型增生和原位癌等阶段发展成浸润癌。患者以老年男性居多，多有吸烟史。癌肿生长缓慢、转移较晚。依据癌组织的分化程度可将其分为高分化鳞癌、中分化鳞癌和低分化鳞癌。

（2）腺癌：发病率仅次于中央型，多数为周围型，肺腺癌亦可分为高分化、中分化和低分化。肺原位腺癌即原来的单纯型细支气管肺泡癌，肉眼观可为弥漫型或多结节型。镜下观肺泡管及肺泡异常扩张，内壁被覆单层或多层柱状癌细胞，形成腺样结构，其中肺泡间隔仍保存。

（3）小细胞癌：又称小细胞神经内分泌癌，约占肺癌的 10% ~ 20%，多为中央型。好发于中年男性，与吸烟密切相关。癌细胞小呈短梭形或小圆形，核浓染，胞浆稀少形似裸核。有的癌细胞一端稍尖，形如燕麦，称为燕麦细胞癌。

（4）大细胞癌：肺大细胞癌属于未分化癌，约占肺癌的 15% ~ 20%。半数大细胞癌发生于大支气管，肿块较大，镜下观主要特点为癌细胞体积大，胞质丰富，癌细胞具有高度异型性，有时可见多量瘤巨细胞。

此外，腺鳞癌、肉瘤样癌、类癌和唾液腺癌等类型少见。

三、扩散途径

1. 直接蔓延　中央型肺癌常直接侵入纵隔、心包及周围血管，或沿支气管蔓延。周围型肺癌可直接侵犯胸膜并长入胸壁。

2. 转移　肺癌发生转移较快、较多见。沿淋巴道转移时，首先到达支气管旁、肺门淋巴结，再扩散至纵隔淋巴结、锁骨上淋巴结及颈淋巴结。血道转移常见于脑、肾上腺、骨，以及肝、肾、胰、甲状腺和皮肤等处。临床上常有患者先被发现有转移癌，之后才诊断出肺癌。

四、临床病理联系

肺癌早期因症状不明显而易被忽视。患者可有咳嗽、咳痰带血及胸痛等症状，咯血是最易引起注意而就医的症状，但此时大多已进入疾病的中晚期。患者的症状和体征一般与肿瘤的部位、大小、扩散范围有关。中央型肺癌临床症状出现较早，由于肿瘤起始于大支气管内而造成对气管的刺激、阻塞或压迫，侵犯周围组织患者表现为呛咳、痰中带血和胸痛等。肺尖部肿块易侵犯交感神经，引起病侧眼睑下垂、瞳孔缩小和胸壁皮肤无汗等交感神经麻痹综合征（Horner 综合征）。

肺癌患者大多数预后不良，早发现、早诊断、早治疗对于提高患者治愈率和生存率尤为重要。可根据临床早期表现、X 线检查、痰细胞学检查及纤维支气管镜检查等确立诊断；对 40 岁以上的人群，特别是长期吸烟者，应采取 X 线或痰脱落细胞学等检查手段，定期进行检查，以便早期发现，提高治疗效果。

MODULE 模块 6　呼吸衰竭

呼吸衰竭（respiratory failure）是指静息状态下，外呼吸功能严重障碍，导致动脉血氧分压（PaO_2）降低，伴有或不伴有动脉血二氧化碳分压（$PaCO_2$）增高的病理过程。正常人在静息时的 PaO_2 因年龄、运动及所处海拔高度而异。一般以 PaO_2 低于 60 mmHg，$PaCO_2$ 高于 50 mmHg 作为判断呼吸衰竭的标准。

呼吸衰竭必定有 PaO_2 降低。根据 $PaCO_2$ 是否升高，将呼吸衰竭分为 Ⅰ 型呼吸衰竭（低氧血症型）和 Ⅱ 型呼吸衰竭（低氧血症合并高碳酸血症）；根据发病机制不同，分为通气性呼吸衰竭和换气性呼吸衰竭；根据原发病变部位不同，分为中枢性呼吸衰竭和外周性呼吸衰竭；根据发病的缓急，分为急性呼吸衰竭和慢性呼吸衰竭。

学习活动 12-2：结合下面所学内容，试分析病例中的问题

病例：患者，男，65 岁，反复咳嗽、咳痰 16 年，冬春季节或感冒后加重。近一周因着凉感冒引起症状加重，伴发热、咳脓痰而入院。查体：体温 38.7℃，血压 100/60 mmHg，脉搏 102 次/min，呼吸 32 次/min。神志清楚，呼气性呼吸困难。口唇发绀，桶状胸，肋间隙增宽。叩诊双肺过清音，两肺呼吸音较弱。实验室检查：白细胞 $11×10^9$/L，中性粒细胞 82%，淋巴细胞 18%。PaO_2 55 mmHg，$PaCO_2$ 58 mmHg。胸部 X 线片：两肺透亮度增加，肺纹理增多，肋间隙增宽。

问题：

给出该患者最可能的诊断并分析其诊断依据。

一、病因及发病机制

外呼吸包括肺通气和肺换气两个过程，因此，凡能引起肺通气或（和）肺换气功能严重障碍的疾病均可导致呼吸衰竭。

（一）肺通气功能障碍

肺通气是指外界气体与肺泡气交换的过程。正常成人在静息时，肺泡通气量约为 4 L/min。当肺通气功能障碍使肺泡通气不足时可发生呼吸衰竭。根据其原因和发病机制不同，肺通气功能障碍可分为限制性通气不足和阻塞性通气不足。

1. 限制性通气不足　限制性通气不足是指吸气时肺泡扩张受限所引起的肺泡通气不足。其原因主要有：①呼吸肌活动障碍：呼吸中枢损害和抑制、外周神经受损、呼吸肌受损和疲劳均可使呼吸运动减弱，导致肺泡通气不足。②胸廓顺应性降低：胸廓和胸膜的病变可限制胸廓的扩张。③肺的顺应性降低：严重的肺纤维化和肺泡表面活性物质减少可降低肺的顺应性，使肺泡扩张的弹性阻力增大，导致限制性通气不足。

2. 阻塞性通气不足　由于呼吸道狭窄或阻塞，使气道阻力增加所致的肺泡通气不足称为阻塞性通气不足。在呼吸过程中，气体分子之间、气体分子与气道内壁之间的摩擦形成气道阻力。影响气道阻力的因素有气道内径、长度和形态、气流速度和形式等，其中最主要的是气道内径。管壁痉挛、肿胀或纤维化，管腔被黏液、渗出物、异物等阻塞，肺组织弹性降低对气管管壁的牵引力减弱，均可使气道内径变窄或不规则而增加气流阻力，从而引起阻塞性通气不足。气道阻塞可分为：①中央性气道阻塞：气管分叉处以上的气道阻塞。胸外和胸内的中央气道阻塞在吸气与呼气时变化特征是不同的。阻塞若位于胸外（喉头水肿、炎症、异物、肿瘤压迫等），吸气时气道内压低于大气压，导致气道阻塞加重；呼气时则因气道内压大于大气压而使阻塞减轻，故患者表现为吸气性呼吸困难。若阻塞位于胸内部位，吸气时由于胸内压降低，气道内压大于胸内压，使阻塞减轻；呼气时由于胸内压升高而压迫气道，使气道狭窄加重，患者表现为呼气性呼吸困难。②外周性气道阻塞：常发生于内径小于 2 mm 的细支气管，又称为小气道阻塞。慢性阻塞性肺疾患主要侵犯小气道，不仅可使管壁增厚或管壁顺应性降低，还会使管腔分泌物潴留而发生狭窄阻塞，加之肺泡壁损伤可减弱对细支气管壁的弹性牵引力，因此气道阻力大大增加，患者常发生呼气性呼吸困难。

无论是限制性通气不足或阻塞性通气不足，肺泡通气量均减少。由于肺泡内气体不能进行充分交换，导致 PaO_2 降低和 $PaCO_2$ 升高，发生 II 型呼吸衰竭。

（二）肺换气功能障碍

肺换气是指肺泡与肺泡毛细血管内血液之间进行气体交换的过程。肺换气功能障碍包括弥散障碍、肺泡通气与血流比例失调以及解剖分流增加。

1. 弥散障碍　弥散障碍是指由于肺泡膜面积减少、肺泡膜异常增厚或弥散时间明显缩短所引起的气体交换障碍。其原因有：①肺泡膜面积减少：常见于肺叶切除、肺气肿、肺实变、肺不张等。正常成人肺泡总面积约为 $80 \, m^2$，静息时参与换气的肺泡表面积为 $35 \sim 40 \, m^2$，运动时可增加至约 $60 \, m^2$。由于储备量大，只有当肺泡膜面积减少一半以上时，才会发生换气功能障碍。②肺泡膜厚度增加：肺泡膜由肺泡上皮、毛细血管内皮及两者共有的基膜构成，其厚度不到 $1 \, \mu m$。当发生肺水肿、肺泡透明膜形成、间质性肺炎、肺纤维化等病理变化时，可因弥散距离加大而使弥散速度减慢，导致弥散障碍。③血液与肺泡的接触时间过短：正常静息时，血液流经肺泡毛细血管的时间约为 $0.75 \, s$，而血液氧分压只需要 $0.25 \, s$ 就可升至肺泡气氧分压水平。肺泡面积减少或膜增厚时，虽然弥散速度减慢，但在静息时气体交换仍可在正常的接触时间（$0.75 \, s$）内达到血气和肺泡气的平衡，而不至于发生血气的异常。但在体力负荷增大时，会因为血流加快、血液和肺泡接触时间缩短而引起低氧血症。

由于 CO_2 的弥散能力比 O_2 大 20 倍，故单纯的弥散障碍引起的换气功能障碍表现为仅有低氧血症的 I 型呼吸衰竭。

2. 肺泡通气与血流比例失调　血液流经肺泡时能否获得足够的氧并充分地排出二氧化碳，使血液动脉化，还取决于肺泡通气量与血流量的比例（VA/Q 比值）。

肺泡通气与血流比例失调主要分为两种情况：①部分肺泡通气不足：发生支气管哮喘、慢性支气管炎、慢性阻塞性肺气肿等病变时，肺泡通气明显减少，而血流未相应减少，使 VA/Q 比值降低，以致流经这部分肺泡的静脉血未经充分氧合便掺入动脉血内，导致低氧血症，这种情况称功能性分流，又称静脉血掺杂。②部分肺泡血流不足：发生肺动脉栓塞、DIC、肺动脉炎、肺血管收缩等病变时，可使部分肺泡血流减少，而通气基本正常，导致 VA/Q 比值升高，此时该部分肺泡血流量较少而通气量较多，使部分肺泡通气未被充分利用，其通气效应类似死腔，故称为死腔样通气。

无论是功能性分流还是死腔样通气，均可导致 PaO_2 降低，而 $PaCO_2$ 可正常、降低或升高，这取决于 PaO_2 降低时反射性地引起肺组织代偿通气的程度。若代偿性通气过度，可使 $PaCO_2$ 低于正常；如通气障碍范围较大，代偿性通气不足，则 $PaCO_2$ 高于正常。

3. 解剖分流增加　生理情况下，肺内有一小部分静脉血经支气管静脉和肺内动 – 静脉吻合支直接流入肺静脉，称解剖分流。这些解剖分流的血流量正常时约占心输出量的 $2\% \sim 3\%$。在支气管扩张症发生时，可伴有支气管血管扩张和肺内动 – 静脉短路开放，使解剖分流增加，静脉血掺杂增多；而在肺的严重病变时，如肺实变、肺不张时，病变肺泡完全失去通气功能，但仍有血流，流经该病变部位的血液完全未进行气体交换而掺入动脉血，类似解剖分流。这些均可导致 PaO_2 明显降低，引起呼吸衰竭。

因解剖分流增加主要引起换气障碍，故仅有 PaO_2 降低，而 $PaCO_2$ 可正常。解剖分流者，

吸入纯氧时 PaO_2 无明显提高；而功能性分流者，吸入纯氧时能明显提高 PaO_2。这是鉴别功能性分流与解剖分流的一种方法。

在呼吸衰竭的发病机制中，常常是几个因素同时或相继发生作用。例如急性呼吸窘迫综合征（ARDS），是由急性肺损伤引起的一种急性呼吸衰竭，既有由肺不张引起的肺内分流，微血栓形成和肺血管收缩引起的死腔样通气，还有肺水肿引起的气体弥散障碍。其特征是进行性呼吸困难和顽固性低氧血症。

二、呼吸衰竭对机体的影响

呼吸衰竭时，导致机体各系统、器官功能和代谢的变化最重要的原因就是低氧血症和高碳酸血症。首先是引起一系列代偿反应，通过改善组织的供氧，调节酸碱平衡和改善组织器官功能、代谢，以适应新的内环境。严重时机体代偿不全，则出现严重的功能、代谢紊乱。

（一）酸碱平衡及电解质代谢紊乱

呼吸衰竭时常见以下几种酸碱平衡紊乱。

（1）呼吸性酸中毒：Ⅱ型呼吸衰竭时，由于通气功能障碍，导致 CO_2 潴留，血浆 HCO_3^- 原发性增高，引起呼吸性酸中毒。

（2）代谢性酸中毒：呼吸衰竭时，由于缺氧使糖无氧酵解增强，导致乳酸等酸性产物增多，可发生代谢性酸中毒。若患者合并肾功能不全，则可因肾小管排酸保碱功能降低而加重代谢性酸中毒。

（3）呼吸性碱中毒：Ⅰ型呼吸衰竭的病人因缺氧引起代偿性过度通气，CO_2 排出过多，使血浆 H_2CO_3 浓度原发性减少而导致呼吸性碱中毒。

两种酸中毒均伴有血钾升高，而呼吸性酸中毒还伴有血氯下降；呼吸性碱中毒则表现为血钾降低和血氯升高。

（二）呼吸系统变化

呼吸衰竭造成的低氧血症和高碳酸血症必然影响呼吸功能。轻度 PaO_2 降低，$PaCO_2$ 及 H^+ 增多作用于颈动脉体和主动脉体外周化学感受器，反射性地使呼吸中枢兴奋；中枢神经系统 H^+ 增多通过刺激中枢化学感受器，使呼吸中枢兴奋，引起呼吸加深、加快，增加肺通气量。严重缺氧（PaO_2 低于 30 mmHg）和严重 CO_2 潴留（$PaCO_2$ 超过 80 mmHg）则抑制呼吸中枢。

（三）循环系统变化

一定程度的 PaO_2 降低和 $PaCO_2$ 升高可兴奋心血管运动中枢，使心率加快，心肌收缩力增强。外周血管收缩，加之呼吸运动增强使静脉回流增加，导致心输出量增加，利于机体抵御缺氧和 CO_2 潴留所引起的损伤。严重的缺氧和 CO_2 潴留可直接抑制心血管中枢，导致血压下降、心肌收缩力下降和心律失常等。

呼吸衰竭可累及心脏，主要引起右心肥大与衰竭，即肺源性心脏病。其发病机制主要与肺动脉高压和心肌受损有关。①肺动脉高压：缺氧和 CO_2 潴留所致肺小动脉长期收缩，使其血管壁平滑肌和成纤维细胞肥大和增生，血管壁增厚，管腔狭窄；长期缺氧引起的血液黏度增加，会增加肺血流的阻力和加重右心的负荷，加之肺部病变导致的肺动脉栓塞，均使肺动脉压升高。②心肌受损：缺氧、酸中毒与电解质代谢紊乱可直接损害心肌，降低心肌舒缩功能；长期肺动脉高压使右心负荷加重，可引起右心室肥大及损伤。

（四）中枢神经系统变化

中枢神经系统对缺氧最敏感。呼吸衰竭时，会引起一系列神经精神症状，早期可出现精神恍惚、神情淡漠、记忆力下降和性格改变等。随着病情加重，可出现烦躁不安、精神错乱、定向障碍、嗜睡，甚至抽搐和昏迷。CO_2 潴留对脑功能也有明显影响，当 $PaCO_2$ 超过 80 mmHg 时，可引起头痛、烦躁不安、扑翼样震颤、精神错乱、昏迷、抽搐和呼吸抑制等，称为二氧化碳麻醉。

呼吸衰竭时，以由 CO_2 潴留和缺氧引起的脑功能障碍为主要表现的神经 – 精神综合征称为肺性脑病。其发病机制为：①低氧血症：缺氧可导致神经细胞能量代谢障碍，形成脑细胞水肿；缺氧也使脑血管扩张及无氧酵解增强，导致代谢性酸中毒，形成恶性循环，严重时可导致脑疝形成。②高碳酸血症及酸碱平衡紊乱：CO_2 潴留可直接抑制中枢神经系统功能，导致或加重脑水肿，造成细胞内酸中毒，导致中枢抑制和神经细胞的损伤。

（五）肾功能变化

呼吸衰竭时常伴有肾功能损害，轻者尿中出现蛋白质、红细胞、白细胞及管型等，严重时可发生急性肾功能衰竭，出现少尿、氮质血症和代谢性酸中毒。此时肾结构往往无明显变化，为功能性肾功能衰竭。

（六）胃肠道变化

呼吸衰竭时，因缺氧和 CO_2 潴留可降低胃黏膜的屏障，而出现胃黏膜糜烂、坏死、出血与溃疡形成等病变。

三、呼吸衰竭防治和护理的病理生理基础

（一）防治和消除原发疾病

针对引起呼吸衰竭的原发病采取防治措施。例如，对气道异物物理阻塞应尽快去除，对炎症应积极抗感染治疗，对慢性阻塞性肺疾患病人应预防呼吸道感染等。

（二）纠正缺氧，提高 PaO_2

呼吸衰竭必定存在低张性缺氧，应尽快纠正缺氧，将 PaO_2 提高到 50 mmHg 以上。Ⅰ型呼吸衰竭的患者可吸入较高浓度的氧（一般不超过 50%）；Ⅱ型呼吸衰竭患者宜低流量（1 ~ 2 L/min）、低浓度（30%）持续给氧，使 PaO_2 上升到 50 ~ 60 mmHg 即可。

（三）改善肺通气，降低 $PaCO_2$

解除呼吸道分泌物，解除支气管痉挛，控制呼吸道感染。必要时使用呼吸中枢兴奋剂，建立人工气道和给予机械通气等。

（四）改善内环境，保护重要器官功能

及时纠正酸碱平衡紊乱及电解质紊乱，预防与治疗肺源性心脏病、肺性脑病、肾功能衰竭等。

实训与拓展

病例分析问与答

根据本单元所学内容，请你分析学习活动 12-1 和 12-2 病例中所提出的问题，下面思路供你参考：

（一）12-1 病例分析

1. 根据患者的病史、临床表现和体检，结合上述所学内容，该患者的临床诊断是大叶性肺炎。

2. 患者由于受凉，导致全身抵抗力下降；呼吸道局部防御功能降低，导致局部细菌繁殖，并沿着呼吸道向下侵入肺泡，引起肺部病变。由于肺泡腔内的红细胞被巨噬细胞吞噬，形成含铁血黄素混入痰中，患者咳出铁锈色痰；由于病变波及胸膜时可引起纤维素性胸膜炎，患者出现胸痛，呼吸受限；由于肺泡腔中大量纤维素及红细胞渗出，X 线检查可见大片致密阴影；细菌及毒素入血，引起发热。

（二）12-2 病例分析

根据患者的病史、临床表现和实验室检查，结合上述所学内容，判断该患者在慢性支气管炎和肺气肿的基础上，发生了 Ⅱ 型呼吸衰竭。患者反复咳嗽、咳痰 16 年，冬春季节或感冒后加重，符合慢性支气管炎诊断。呼气性呼吸困难、桶状胸、肋间隙增宽、双肺过清音，X 线检查两肺透亮度增加，符合肺气肿表现。在慢性支气管炎和肺气肿的基础上，出现口唇发绀，PaO_2 低于 60 mmHg，$PaCO_2$ 高于 50 mmHg，说明发生了 Ⅱ 型呼吸衰竭。近一周着凉感冒，可诱发或加重呼吸衰竭。

自测练习

（一）单项选择题

1. 慢性支气管炎咳痰的病变基础是（   ）。

    A. 支气管壁充血、水肿和黏膜上皮细胞变性、坏死

    B. 支气管壁腺体肥大、增生，浆液腺的黏液化

    C. 软骨萎缩、钙化或骨化

    D. 支气管黏膜上皮细胞变性、坏死

    E. 支气管壁瘢痕形成

2. 大叶性肺炎主要由下列哪一种病原微生物感染引起？（   ）

    A. 腺病毒　　　　　　　B. 肺炎支原体　　　　　C. 大肠杆菌

    D. 肺炎杆菌　　　　　　E. 肺炎链球菌

3. 关于小叶性肺炎的描述，下列哪一项是不正确的？（   ）

    A. 多种致病菌可引起小叶性肺炎

    B. 病变多为浆液纤维素性炎

    C. 病变呈灶状分布

  D. 常在患传染病后发病

  E. 可导致支气管扩张

4. 病毒性肺炎常为（　　　）。

  A. 大叶性实质性炎　　　　B. 小叶性实质性炎　　　　C. 肺间质性炎

  D. 肺泡性炎　　　　　　　E. 胸膜增厚

5. 引起阻塞性肺气肿的病因中最主要的因素是（　　　）。

  A. 吸烟　　　　　　　　　B. 大气污染

  C. 副交感神经功能亢进　　D. 过敏反应

  E. 感染

6. 慢性阻塞性肺疾病最常见于（　　　）。

  A. 支气管哮喘　　　　　　B. 支气管扩张　　　　　　C. 肺脓肿

  D. 肺结核球　　　　　　　E. 慢性支气管炎

7. 肺气肿的病变可发生于（　　　）。

  A. 叶支气管　　　　　　　B. 管径 <2 mm 的小支气管

  C. 终末细支气管　　　　　D. 肺泡

  E. 段支气管

8. 肺硅沉着症的特征性病变是（　　　）。

  A. 肺门淋巴结肿大　　　　B. 肺质地变硬　　　　　　C. 胸膜纤维化

  D. 肺气肿　　　　　　　　E. 硅结节

9. 下列哪一项属于肺癌的临床表现？（　　　）

  A. 长期咳嗽，咳白色泡沫样痰

  B. 咯血，咳脓痰

  C. 咳铁锈色痰

  D. 刺激性呛咳，痰中带血

  E. 咳黏液脓痰

10. 肺癌的淋巴道转移最先发生于（　　　）。

  A. 支气管肺门淋巴结　　　B. 纵隔淋巴结

  C. 锁骨上淋巴结　　　　　D. 颈部淋巴结

  E. 腋窝淋巴结

11. 呼吸衰竭最常见的原因是（　　　）。

  A. 上呼吸道急性感染　　　B. 肺栓塞

  C. 炎症使中央气道狭窄　　D. 慢性阻塞性肺疾病

  E. 过量麻醉剂、镇静药使用

12. 下列引起Ⅱ型呼吸衰竭的是（　　　）。

  A. 阻塞性通气不足　　　　B. 功能性分流增加

  C. 肺泡膜厚度增加　　　　D. 解剖分流增加

  E. 肺泡膜面积减小

13. 肺动脉栓塞引起的呼吸衰竭是由于（　　　）。

  A. 限制性通气不足　　　　B. 阻塞性通气不足　　　　C. 死腔样通气

D. 解剖分流增加　　　　　　E. 功能性分流增加

14. 限制性通气不足主要见于（　　　）。

    A. 肺泡膜厚度增加　　　　　B. 肺泡膜面积减小

    C. 肺泡通气和血流比例失调　D. 气道狭窄、阻塞

    E. 肺顺应性下降

15. 阻塞性通气不足主要见于（　　　）。

    A. 肺顺应性下降　　　　　　B. 气道阻力增大

    C. 功能性分流增加　　　　　D. 死腔样通气

    E. 通气动力下降

16. 呼吸衰竭时的缺氧属于（　　　）。

    A. 低张性缺氧　　　　B. 血液性缺氧　　　　C. 循环性缺氧

    D. 组织性缺氧　　　　E. 混合性缺氧

（二）问答题

1. 比较大叶性肺炎与小叶性肺炎的区别。

2. 简述慢性支气管炎的病因及主要病变特点。

3. 简述慢性阻塞性肺疾病引起呼吸衰竭的机制。

单项选择题参考答案

1. B　2. E　3. B　4. C　5. A　6. E　7. D　8. E　9. D　10. A

11. D　12. A　13. C　14. E　15. B　16. A

（张　薇　甘　萍）

UNIT 单 元

消化系统疾病

13

▶ 导　学

　　患者1，男，30岁。4年来上腹部节律性疼痛，进食后可缓解，伴反酸。3天前出现柏油样便。胃镜检查：十二指肠球部前壁见一直径2 cm溃疡。

　　患者1可能的诊断是什么？

　　患者2，男，50岁，20年前曾患"乙肝"，近几年来，面、胸部常出现蜘蛛状血管痣，1月前发现黄疸，肝脏明显肿大，表面高低不平，质较硬，X线摄片发现肺内多个球形阴影，AFP阳性。

　　患者2最可能的诊断是什么？请你带着这些问题学习本单元。

　　本单元重点介绍临床上常见的消化系统疾病，包括慢性胃炎、消化性溃疡病、病毒性肝炎、肝硬化、食管癌、胃癌、大肠癌、原发性肝癌、肝性脑病。建议你在学习中复习消化系统的解剖学和生理学知识。

▶ 学习目标

　　1．复述：慢性胃炎、消化性溃疡病、病毒性肝炎、肝硬化、早期胃癌、原发性肝癌、肝性脑病的概念。

　　2．描述：慢性萎缩性胃炎、消化性溃疡病、病毒性肝炎、肝硬化的基本病理变化。

　　3．说明：肝性脑病的原因。

　　4．解释：肝性脑病的发病机制。

　　5．叙述：消化性溃疡病、肝硬化的临床病理联系。

　　6．知道：肝性脑病的诱发因素和护理的病理生理基础。

　　消化系统的常见病、多发病有胃炎、消化性溃疡病、病毒性肝炎、肝硬化等。肝癌、胃癌、食管癌和大肠癌均列在危害国人最严重的十大恶性肿瘤之中。

MODULE 模块 1　慢性胃炎

慢性胃炎（chronic gastritis）是胃黏膜的慢性非特异性炎症，其发病率居胃病之首。病因目前尚未完全明了，可能与下列因素有关：①幽门螺杆菌（HP）感染；②自身免疫性损伤，部分患者血中抗壁细胞抗体和抗内因子抗体呈阳性；③长期慢性刺激，如长期吸烟、酗酒，喜食辛辣、热烫及刺激性食物，滥用水杨酸类药物，急性胃炎反复发作等；④反流的十二指肠液或胆汁对胃黏膜的破坏。

根据病理变化，慢性胃炎可分为三种：慢性浅表性胃炎、慢性萎缩性胃炎、慢性肥厚性胃炎。本单元重点讲解慢性浅表性胃炎和慢性萎缩性胃炎。

一、慢性浅表性胃炎

慢性浅表性胃炎又称慢性单纯性胃炎，是胃黏膜最常见的疾病。胃窦部最常受累，病变黏膜充血、水肿，呈淡红色，可伴有点状出血或糜烂，表面覆盖灰黄或灰白色黏液性渗出物。镜下观病变主要位于黏膜浅层（黏膜上 1/3），组织充血、水肿，点状出血，浅表上皮坏死脱落。固有层可见淋巴细胞、浆细胞浸润，胃腺体无异常。

二、慢性萎缩性胃炎

慢性萎缩性胃炎的特征是黏膜腺体萎缩，淋巴细胞浸润，伴肠上皮化生（如图 13-1 所示）。胃镜下，病变部胃黏膜失去正常的橘红色而呈灰色，黏膜变薄，皱襞变浅甚至消失，黏膜下血管清晰可见。慢性萎缩性胃炎分为 A、B 两型（见表 13-1），我国 B 型多见。

表 13-1　A、B 型慢性萎缩性胃炎的比较

	A　型	B　型
病因	不明	幽门螺杆菌
发病机制	自身免疫	细菌侵袭力等
病变好发部位	胃体和胃底部	胃窦部
血中自身抗体	+	−
恶性贫血	有	无
与癌变关系	无	密切

注：A型患者血中抗体包括抗内因子抗体和抗壁细胞抗体，并导致维生素B_{12}吸收障碍，引起难以纠正的贫血。

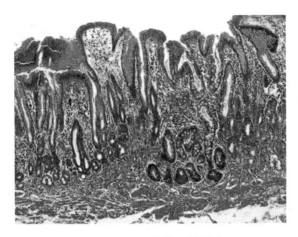

图 13-1 慢性萎缩性胃炎

慢性萎缩性胃炎因胃腺体萎缩，壁细胞和主细胞减少或消失，导致胃酸和胃蛋白酶分泌减少，患者可出现食欲不振、上腹部不适、腹胀和疼痛等症状。

M^{ODULE} 模块 2 消化性溃疡病

消化性溃疡病（peptic ulcer）简称溃疡病，是指以胃或十二指肠黏膜被胃液消化而形成慢性溃疡为特征的一种常见病、多发病，认为其发生与胃液的自我消化作用有关，所以称为消化性溃疡。多见于青壮年，男多于女。临床呈慢性经过，易反复发作。患者有节律性上腹部疼痛、反酸、嗳气等典型的临床特征。临床上，十二指肠溃疡比胃溃疡多见，前者约占溃疡病的 70%，后者约占 25%；胃和十二指肠溃疡同时存在，称为复合性溃疡，约占 5%。

一、病因及发病机制

消化性溃疡病的发病机制目前尚未完全阐明，可能与下列因素有关：

1. 幽门螺杆菌感染 多数溃疡病的发生与幽门螺杆菌（HP）感染有关。HP 能降低黏膜的防御功能，引起炎症，促使黏膜毛细血管内血栓形成，导致胃和十二指肠黏膜缺血、坏死等，从而促进溃疡形成。

2. 胃液的自我消化作用 部分溃疡的形成是胃或十二指肠黏膜被胃酸和胃蛋白酶自我消化的结果。临床上，胃酸分泌增加的患者易发生溃疡病。

3. 神经、内分泌功能失调 溃疡病患者常伴有精神过度紧张、忧虑、迷走神经功能紊乱等现象。精神因素可以引起大脑皮层和皮层下中枢功能紊乱，使胃酸分泌增多，引起溃疡形成。十二指肠溃疡患者迷走神经兴奋性往往增高，促使胃酸分泌增多，增加了胃液的消化作用。而胃溃疡患者由于迷走神经兴奋性降低，胃蠕动减弱，食物潴留在胃内刺激胃窦部，释放胃泌素，刺激胃酸分泌增多。此外，各种原因使肾上腺皮质激素释放增多，引起胃酸分泌增加、黏液分泌减少。

二、病理变化

肉眼观胃溃疡好发于胃小弯近幽门处，尤其是胃窦部，在胃底或大弯侧较少见。溃疡通常只有一个，少数可达 2 ~ 3 个；呈圆形或椭圆形；直径多在 2 cm 以内；边缘整齐，底部平坦；溃疡深达肌层甚至浆膜层；溃疡周围的黏膜皱襞呈放射状向溃疡集中（如图 13-2 所示）。十二指肠溃疡多发生于球部的前、后壁，溃疡一般较胃溃疡小而浅，直径多在 1.0 cm 以内。

镜下观溃疡底由内向外大致分为四层（如图 13-3 所示）：①渗出层：由少量炎性渗出物（纤维素和中性粒细胞等）组成；②坏死层：由红染、无结构的坏死组织构成；③肉芽组织层：为新生的肉芽组织；④瘢痕层：由肉芽组织转化而来的陈旧瘢痕组织构成。

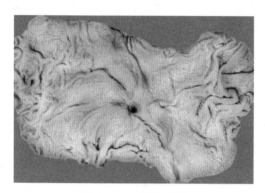

图 13-2　胃溃疡病

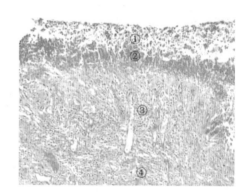

图 13-3　胃溃疡病
①渗出层；②坏死层；
③肉芽组织层；④瘢痕层

三、临床病理联系

1. 节律性上腹部疼痛　节律性上腹部疼痛是溃疡病患者的主要临床表现。疼痛与进食有密切关系。十二指肠溃疡的疼痛多出现在空腹或午夜饥饿时，又称饥饿痛，系空腹或饥饿时，迷走神经兴奋性增高，胃酸分泌增多，胃酸刺激溃疡面暴露的神经纤维末梢所致。进食后，胃酸被食物中和，疼痛即可缓解。胃溃疡的疼痛一般在餐后半小时出现，胃排空后缓解，至下次进食前消失。这是因为食物的刺激，引起胃泌素分泌亢进，胃酸分泌增加，刺激溃疡面，引起胃平滑肌痉挛、蠕动增加所致。

2. 反酸、呕吐、嗳气　反酸、呕吐是由于胃幽门括约肌痉挛及胃逆蠕动，使酸性胃内容物向上反流所致。胃内容物排空受阻，滞留在胃内的食物发酵产气，则出现嗳气和上腹部饱胀感。

四、结局及合并症

（一）愈合

当溃疡不再发展，底部渗出物及坏死组织逐渐被吸收、排除，肉芽组织增生填补缺损，进而逐渐纤维化形成瘢痕；同时，周围黏膜上皮再生覆盖溃疡面而愈合。

（二）合并症

1. 出血　出血为溃疡病患者最常见的并发症，约 1/3 的患者有出血，轻者大便潜血试验阳性，重者可大出血，引起呕血、柏油样便，甚至休克。

2. 穿孔　穿孔约占溃疡病患者的 5%，由溃疡穿透浆膜所引起，多见于肠壁较薄的十二指肠溃疡。发生穿孔后，胃肠内容物漏入腹腔而引起急性弥漫性腹膜炎或慢性局限性腹膜炎。

3. 幽门狭窄　幽门狭窄约占溃疡病患者的 3%。反复发作的溃疡形成大量瘢痕，发生瘢痕挛缩引起幽门狭窄，或溃疡时刺激幽门括约肌发生痉挛收缩，导致幽门梗阻。此时，胃排空障碍、胃胀、反复呕吐，可引起水、电解质、酸碱平衡紊乱和营养不良。

4. 癌变　经久不愈的胃溃疡可产生癌变，癌变率不超过 1%。十二指肠溃疡几乎不发生癌变。

MODULE 模块 3　病毒性肝炎

病毒性肝炎（viral hepatitis）是由肝炎病毒引起的以肝细胞变性坏死为主要病变的一种常见的传染病。已知的肝炎病毒类型有甲型（HAV）、乙型（HBV）、丙型（HCV）、丁型（HDV）、戊型（HEV）和庚型（HGV）6 种。我国乙型肝炎最多见，其次是丙型和甲型。甲型肝炎为急性病变，乙型肝炎、丙型肝炎则与肝硬化、肝癌的发生有密切的关系。

一、病因及发病机制

各型肝炎病毒的传播途径和危害不尽相同（见表 13–2），引起肝细胞损伤的机制也有所不同。

表 13–2　各型肝炎病毒的特点

病毒类型	病毒性质	传播途径	潜伏期/周	转成慢性肝炎
甲型肝炎病毒（HAV）	RNA	肠道	2～6	无
乙型肝炎病毒（HBV）	DNA	输血、密切接触	4～26	5%～10%
丙型肝炎病毒（HCV）	RNA	输血、密切接触	2～26	＞70%
丁型肝炎病毒（HDV）	RNA	输血、密切接触	4～7	共同感染＜5%
戊型肝炎病毒（HEV）	RNA	消化道	2～8	无
庚型肝炎病毒（HGV）	RNA	输血、注射	不详	无

注：共同感染是指 HDV 与 HBV 同时感染。

一般认为，HAV 和 HDV 是在肝内繁殖直接引起肝细胞损伤。HBV 是通过细胞免疫反应而引起损伤。HBV 侵入人体，在肝细胞内复制后释放入血，在肝细胞表面留下病毒抗原成分，并与肝细胞膜结合，使肝细胞表面的抗原性发生改变。进入血液的病毒刺激机体免疫系统，致敏的淋巴细胞释放淋巴毒素或经抗体依赖性细胞毒性作用杀伤病毒，同时亦损伤含有病毒抗原信息的肝细胞。

由于个体的免疫反应和感染病毒的数量与毒力不同，引起肝细胞损伤的程度也不相同，从而表现出不同的临床病理类型：①当免疫功能正常，感染的数量较少，毒力较弱时，引起急性（普通型）肝炎；②如免疫功能过强，感染病毒数量多，毒力强时，则发生重型肝炎；③免疫功能不足，部分病毒未被杀灭，在肝细胞内反复复制，则造成慢性肝炎；④当免疫功能缺陷或耐受时，病毒与宿主共存，受感染的肝细胞不受损伤，宿主成为无症状病毒携带者。

二、基本病理变化

各型病毒性肝炎均属于变质性炎症，以肝细胞变性、坏死为主，伴有不同程度的炎细胞浸润、肝细胞再生和纤维组织增生。

（一）肝细胞变性、坏死

1. 肝细胞变性

（1）细胞水肿：肝细胞明显肿大，胞质疏松呈网状、半透明，称胞质疏松化；严重者，称为气球样变。

（2）嗜酸性变：单个肝细胞胞质水分脱失、浓缩，肝细胞体积缩小，部分胞质红染（嗜酸性增强）。

2. 肝细胞坏死

（1）溶解性坏死：由高度气球样变发展而来，肝细胞崩解、消失。按坏死的范围和程度不同，溶解性坏死可分为：①点状坏死，指肝小叶内单个或几个肝细胞的坏死，常见于急性普通型肝炎。②碎片状坏死，指肝小叶周边界板的肝细胞灶性坏死和崩解，常见于慢性肝炎。③桥接坏死，指连接中央静脉与汇管区之间、两个汇管区之间或两个中央静脉之间的条带状坏死，常见于中度与重度慢性肝炎。④大片坏死，是波及几乎整个肝小叶的大片状融合性溶解、坏死，由于坏死范围广，正常肝组织结构塌陷而很难辨认，常出现汇管区集中现象及大量炎细胞浸润，见于急性重型肝炎。

（2）嗜酸性坏死：嗜酸性变继续发展，胞质进一步浓缩，核固缩或消失，最后形成浓染的深红色球形小体，称为嗜酸性小体。

（二）炎细胞浸润

在肝小叶内坏死灶或汇管区常有炎细胞浸润，主要为淋巴细胞和单核细胞，坏死灶内可见中性粒细胞。

（三）纤维组织增生

1. 肝细胞再生　在坏死的肝细胞周围常出现肝细胞再生。再生的肝细胞体积较大，可呈双核。肝脏是否能够恢复原有正常结构，取决于网状支架是否完整，如果坏死较重或反复坏死，网状支架塌陷，再生的肝细胞则形成排列紊乱的细胞团，称为结节状再生。

2. 间质反应性增生　间质反应性增生有：① Kupffer 细胞增生，突出于窦壁并可脱入肝窦内，成为游走的巨噬细胞；②间叶细胞和成纤维细胞增生，参与损伤的修复。

3. 小胆管增生　慢性或坏死较严重的病例，在汇管区或大片坏死灶内可见小胆管增生。

三、临床病理类型及病理变化

（一）急性（普通型）肝炎

急性（普通型）肝炎临床最常见，根据患者是否出现黄疸，可分为黄疸型和无黄疸型两种。我国以无黄疸型肝炎多见，且主要为乙型病毒性肝炎，一部分为丙型。黄疸型肝炎病变略重，多见于甲型肝炎、丁型肝炎和戊型肝炎。

1. 病理变化　急性肝炎肉眼观肝脏肿大，质地较软，表面光滑。镜下观肝小叶结构完好，肝细胞广泛变性，主要为胞质疏松化和气球样变，肝窦受压变窄，肝细胞内有淤胆现象；肝细胞坏死轻微，可见散在点状坏死和嗜酸性小体；坏死区与汇管区可见轻度炎细胞浸润（如图 13-4 所示）。黄疸型肝炎坏死稍重，毛细胆管内常有淤胆和胆栓形成。

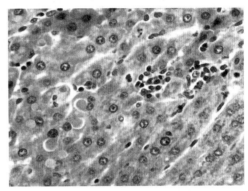

图 13-4　急性病毒性肝炎

2. 临床病理联系　发生急性肝炎的肝脏体积增大，包膜紧张，牵拉刺激神经末梢，引起肝区疼痛。肝细胞坏死，细胞内酶释放入血，血清谷丙转氨酶（SGPT）升高，肝功能异常。病变较重者，胆红素代谢障碍，可出现肝细胞性黄疸。

3. 结局　多数急性肝炎患者在 6 个月内可治愈。但乙型肝炎、丙型肝炎往往恢复较慢，其中乙型急性肝炎有 5%～10%、丙型急性肝炎约 70% 可转变为慢性肝炎。

（二）慢性肝炎

病毒性肝炎病程持续半年以上即为慢性肝炎。

1. 病理变化　根据肝细胞坏死、炎症、纤维化程度，慢性肝炎可分为轻度、中度、重度三种（见表 13-3）。

表 13-3　三种慢性肝炎病变比较

	轻度	中度	重度
肝细胞坏死	点状坏死，偶见轻度碎片状坏死	碎片状坏死，桥接坏死	碎片状坏死，有明显桥接坏死
炎细胞浸润	有	明显	明显
纤维化程度	轻度	纤维间隔形成	纤维间隔分割肝小叶
肝小叶结构	保存	大部分保存	破坏

2. 临床病理联系　慢性肝炎的常见临床表现为肝大及肝区疼痛，重者还可伴有脾大。实验室检查结果是诊断慢性肝炎的重要依据，如患者血清谷丙转氨酶、胆红素可有不同程度升高，凝血酶原活性下降，白蛋白降低或白蛋白与球蛋白比值下降甚至倒置。

3. 结局 轻度慢性肝炎可以痊愈或病变相对静止。重度慢性肝炎晚期肝小叶结构紊乱，形成假小叶，逐渐转变为肝硬化。

（三）重型肝炎

重型肝炎病情严重，较少见，根据其发病缓急和病变程度的不同，分为急性重型肝炎和亚急性重型肝炎。

1. 急性重型肝炎 急性重型肝炎起病急，病程短，病情重，死亡率高，故临床上有爆发型肝炎之称。

（1）病理变化：肝脏体积明显缩小，重量减轻。其病变特点是：肝细胞弥漫性大片坏死，坏死面积超过肝实质的 2/3；残存的肝细胞无明显再生现象。肝窦明显扩张充血，甚至出血；Kupffer 细胞增生肥大，吞噬活跃；坏死灶及汇管区大量炎细胞浸润。

（2）临床病理联系：由于大量肝细胞溶解坏死，可导致患者重度黄疸、出血倾向、肝功能衰竭，甚至引起肝性脑病。此外，由于毒血症和出血等因素，使肾脏血管强烈持续收缩，肾血液供应严重不足，可诱发急性肾功能衰竭，称为肝肾综合征。

（3）结局：急性重型肝炎预后极差，大多数在短期内死于肝性脑病、消化道大出血、肝肾综合征、DIC 等，少数可迁延为亚急性重型肝炎。

2. 亚急性重型肝炎 亚急性重型肝炎多数由急性重型肝炎迁延而来，少数由急性（普通型）肝炎恶化发展而来。

（1）病理变化：肝脏体积缩小，重量减轻，肝脏变形，左叶萎缩明显，表面可见大小不等的结节，质地略硬。其病变特点是：既有肝细胞大片坏死，又有肝细胞结节状再生。小叶内外可见明显炎细胞浸润，小叶周边有小胆管增生；较陈旧的病变区有明显的纤维组织增生。

（2）结局：亚急性重型肝炎若治疗及时得当，病变有停止进展的可能，但多数发展为坏死后性肝硬化。

M<small>ODULE</small> 模块 4 肝硬化

肝硬化（liver cirrhosis）是指多种原因引起的肝细胞弥漫性变性、坏死，继而出现纤维组织增生和肝细胞结节状再生，三种病变反复交替进行，使肝小叶结构被破坏和肝内血液循环被改建，导致肝脏变形、变硬，是临床上常见的肝脏疾病。

目前，我国常用病因、病变特点和临床表现结合的分类法，将肝硬化分为门脉性、坏死后性、胆汁性、淤血性、寄生虫性等类型，其中以门脉性肝硬化最常见。

一、门脉性肝硬化

门脉性肝硬化（portal cirrhosis）是最常见的一种肝硬化，发病年龄多在 20 ~ 50 岁。早期可无明显症状，后期出现门静脉高压和肝功能障碍。

（一）病因及发病机制

1. 病毒性肝炎 慢性病毒性肝炎是我国肝硬化最常见的病因，尤其是乙型病毒性肝炎和丙型病毒性肝炎。

2. 慢性酒精中毒 长期酗酒是引起门脉性肝硬化的另一个常见病因。

3. 肝毒性物质 许多毒性物质（四氯化碳、二甲基氨基偶氮苯、二乙基亚硝胺、磷、砷等）和一些药物对肝脏有破坏作用，长期作用可引起肝硬化。

以上因素可引起肝细胞变性、坏死及炎症反应，继发肝内广泛纤维化和肝细胞结节状再生。增生的胶原纤维形成纤维间隔，不断分割肝小叶或再生的肝细胞团，形成假小叶，使肝脏结构和血液循环途径被改建，肝脏变形、变硬而形成肝硬化。

（二）病理变化

门脉性肝硬化早中期，肝脏体积和重量正常或稍增大，质地正常或稍硬。

后期，肝体积明显缩小，重量减轻，硬度增加；表面呈结节状，结节大小较为一致，直径多在 0.1 ~ 0.5 cm，一般不超过 1 cm，弥漫分布（如图 13-5 所示）。切面布满圆形或类圆形岛屿状结节，其大小与表面结节一致，结节间被灰白色纤维组织包绕，形成窄而均匀的纤维间隔。镜下观正常肝小叶结构被破坏，由广泛增生的纤维组织将肝小叶分割成圆形或类圆形的肝细胞团，称为假小叶（如图 13-6 所示）。假小叶特征：①肝细胞团内常无中央静脉或偏位，也可见两个以上中央静脉。②假小叶内肝细胞索排列紊乱，可有不同程度的变性、坏死及再生。③包绕肝细胞团的纤维间隔较窄。有时汇管区也被包绕在假小叶内。小叶内常有淤胆现象。假小叶之间的纤维间隔中可见小胆管增生和淋巴细胞、浆细胞浸润。假小叶是肝硬化重要的形态学标志。

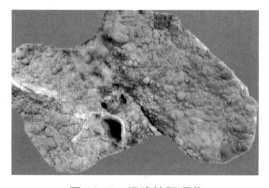

图 13-5 门脉性肝硬化

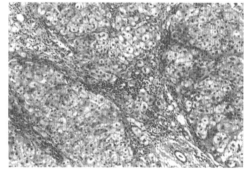

图 13-6 门脉性肝硬化假小叶

（三）临床病理联系

肝硬化早期，由于肝功能的代偿，患者可无或仅有较轻的临床症状，表现为乏力、食欲减退、轻度肝大。随病变发展，由于肝脏正常结构被破坏和肝内血液循环途径被改建，肝脏代偿功能逐渐丧失，患者出现门静脉高压和肝功能障碍。

1. 门静脉高压

（1）脾大：肝硬化时，脾静脉回流受阻，引起淤血性脾肿大，导致脾功能亢进，患者可出现贫血、出血和白细胞减少。

（2）胃肠道淤血、水肿：因门静脉高压，胃肠静脉回流受阻，导致胃肠壁淤血、水肿，从而造成消化吸收功能障碍，患者出现食欲减退、腹胀、腹泻、消化不良等症状。

（3）腹水：腹水多发生于肝硬化晚期，为淡黄色、澄清透明的漏出液。腹水形成的机制为：①门静脉压升高，门静脉系统淤血，毛细血管流体静压升高，液体漏入腹腔；②肝合成白蛋白减少，致使血浆胶体渗透压下降；③小叶中央静脉被改建或小叶下静脉受压，使肝窦内压升高，液体经肝被膜漏入腹腔；④肝脏对醛固酮和抗利尿激素的灭活功能减弱，使其在血中水平升高，导致钠、水潴留。同时，腹水使血流减少，肾素－血管紧张素－醛固酮系统分泌增加。

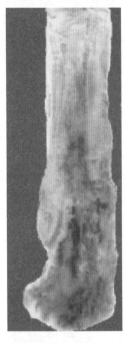

图13-7　食管下段静脉丛曲张

（4）侧支循环形成：门静脉压升高后，门静脉和腔静脉间的吻合支逐渐扩张形成侧支循环，使门静脉血流经侧支循环进入上下腔静脉流回心脏。①食管下段静脉丛曲张：门静脉血经胃冠状静脉、食管下段静脉丛、奇静脉入上腔静脉回右心。曲张的食管下段静脉明显扩张（如图13-7所示），食入粗糙食物，极易损伤扩张的静脉而破裂，引起致命性上消化道大出血，是肝硬化病人常见死因之一。②直肠静脉丛曲张：门静脉血经肠系膜下静脉、直肠静脉丛、髂内静脉流入下腔静脉回右心，引起直肠静脉丛曲张，形成痔，破裂可出现便血。③脐周静脉丛曲张：门静脉血经副脐静脉、脐周静脉网，分别流向上、下腔静脉，引起脐周静脉丛曲张，形成"海蛇头"现象。

2. 肝功能障碍

（1）蛋白质合成障碍：因肝脏合成白蛋白减少，血浆白蛋白与球蛋白的比值下降。

（2）出血倾向：肝脏合成凝血因子减少，以及脾功能亢进血小板破坏增多，患者常出现牙龈、鼻及皮下出血。

（3）黄疸：肝细胞受损和胆汁淤积等，使肝细胞对胆红素的摄取和排泄障碍，患者可出现肝细胞性黄疸。

（4）雌激素灭活障碍：肝功能不全时对雌激素的灭活作用减弱，男性可出现乳腺发育、睾丸萎缩；女性可表现为月经紊乱。雌激素使小血管扩张，患者常在面、颈、胸和前臂出现"蜘蛛痣"和手掌潮红（俗称"肝掌"）。

（5）肝性脑病（肝昏迷）：肝性脑病是肝硬化最严重的后果，也是引起死亡的重要原因之一。因肝功能极度衰竭，肠内含氮的物质不能在肝内解毒，引起氨中毒。

（四）结局及合并症

门脉性肝硬化早期，如能消除病因和积极治疗，病情可相对稳定甚至逐渐减轻，肝功能有所改善；但若病变继续发展，晚期预后不良，造成死亡的主要原因有肝性脑病、食管静脉曲张破裂性大出血、严重感染及癌变。

二、坏死后性肝硬化

坏死后性肝硬化（postnecrotic cirrhosis）是在肝实质发生广泛坏死的基础上形成的肝硬化。病毒性肝炎、药物及化学物质中毒等因素可引起肝细胞广泛坏死，继而肝细胞结节状再生和纤维组织增生，从而发展为坏死后性肝硬化。

病理变化：肉眼观肝变形、变硬更为显著，体积明显缩小，尤以左叶为重。与门脉性肝硬化不同的是，坏死后性肝硬化的肝表面和切面见结节较大，且大小悬殊、形状不规则，结节直径多超过 1 cm，最大直径可达 5 ~ 6 cm。结节间的纤维间隔较宽，且宽窄不一。镜下观假小叶形状大小不一，小叶间的纤维间隔较宽，肝细胞变性坏死明显（如图 13-8 所示），炎细胞浸润和小胆管再生均较门脉性肝硬化显著。

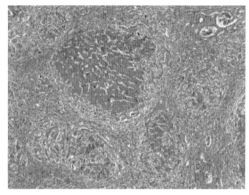

图 13-8　坏死后性肝硬化

模块 5　消化系统常见恶性肿瘤

一、食管癌

食管癌（carcinoma of esophagus）是起源于食管黏膜上皮或腺体的恶性肿瘤，是我国常见恶性肿瘤之一。其临床典型症状为进行性吞咽困难。

（一）病因

食管癌的病因尚未阐明，据流行病学调查发现，可能与以下因素有关。

1. 饮食习惯　长期食用过热、过硬及粗糙的食物，以及过量饮酒、吸烟等。

2. 化学因素　在食管癌高发区，某些食物中亚硝酸盐含量较高，另外还发现高发区的居民食物常被真菌（如白色念珠菌）污染，这些化学因素成为食管癌发生的主要原因之一。

3. 微量元素缺乏　高发区土壤中缺乏钼、锌、铜等微量元素，可能是引起食管癌的间接原因，特别是钼的缺乏，可使硝酸盐在植物体内蓄积。

4. 遗传因素　食管癌发生有明显的地域性，并有家族聚集现象，提示食管癌可能与遗传易感性有一定关系。

（二）病理变化

食管癌常发生在食管的三个生理狭窄处，中段最多见（约占 50%），下段次之（约占 30%），上段最少（约占 20%）。

根据癌组织浸润的范围，结合临床表现和影像学检查，将食管癌分为早期和中晚期。

1. 早期食管癌 早期食管癌的病变局限，多为原位癌或黏膜内癌，未侵犯肌层，无淋巴结转移。病变黏膜粗糙或轻度糜烂，或呈细颗粒状、微小乳头状。镜检几乎均为鳞癌。

2. 中晚期食管癌 中晚期食管癌又称进展期癌。组织学类型大部分为不同分化程度的鳞状细胞癌，腺癌少见。肉眼观形态分为髓质型、蕈伞型、溃疡型和缩窄型。

（1）髓质型：最多见。癌组织向食管壁内浸润生长，使食管壁均匀增厚，管腔狭窄。切面癌组织呈灰白色，质地较软且似脑髓组织，故称为髓质型食管癌（如图 13-9 所示）。

（2）蕈伞型：圆形或卵圆形扁平肿块，如蘑菇状突入食管腔内，呈外生性生长（如图 13-10 所示）。

（3）溃疡型：肿瘤表面形成溃疡，溃疡外形不整，边缘隆起，底部凹凸不平，深达肌层。

（4）缩窄型：癌组织在食管壁内呈浸润型生长，累及食管全周，使食管管腔明显狭窄。镜下观食管癌患者中组织学类型绝大多数为鳞状细胞癌图（如图 13-11 所示），腺癌少见。

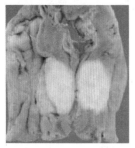
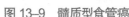
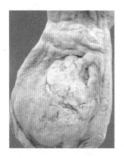
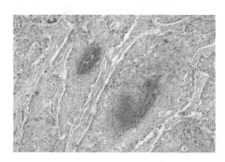

图 13-9　髓质型食管癌　　图 13-10　蕈伞型食管癌　　　图 13-11　食管癌镜下高分化鳞状细胞癌

（三）扩散

1. 直接蔓延 癌组织穿透管壁可侵犯邻近器官，上段癌侵犯气管、喉和颈部软组织；中段癌侵犯支气管、肺、胸导管；下段癌侵犯贲门、心包、膈等处。

2. 淋巴道转移 淋巴道转移主要经食管淋巴引流方向，转移到颈及上纵隔淋巴结、食管旁及肺门淋巴结和贲门旁、腹腔上部淋巴结。晚期各段癌均可转移到左锁骨上淋巴结。

3. 血道转移 晚期食管癌可经血道转移，转移至肝和肺。

（四）临床病理联系

食管癌早期无明显症状，随后可出现哽噎感或异物感，中晚期食管癌常表现为不同程度进行性加重的吞咽困难。晚期患者因进食受阻，加上肿瘤的侵蚀消耗，出现恶病质，最后因全身衰竭而死亡。

二、胃　癌

胃癌（carcinoma of stomach）是由胃黏膜上皮或腺体发生的恶性肿瘤，为消化道最常见的恶性肿瘤之一。在我国不少地区，特别是农村，其发病率和病死率居恶性肿瘤的首位。胃癌的好发年龄为 40 ~ 60 岁，男性多于女性。

（一）病因

胃癌可能与下面因素有关：

1. 饮食 大量食用一些过期或熏烤食品，所含二级胺及亚硝酸盐在胃酸的作用下变成具有致癌作用的亚硝胺。

2. 环境因素 胃癌的发生有一定的地理分布特点，如日本、拉美部分国家以及我国部分地区的发病率高于美国和西欧 4 ~ 6 倍，提示胃癌的发生与环境因素有关。

3. HP 感染 流行病学调查提示，HP 感染与胃癌发生密切相关。胃溃疡、慢性萎缩性胃炎伴有肠上皮化生的患者容易发生胃癌。

（二）病理变化

胃癌好发于胃窦部，尤其是胃小弯侧多见（约占 75%），胃体和胃底部较少见。根据癌组织浸润范围，分为早期胃癌和进展期胃癌两大类。

1. 早期胃癌 **早期胃癌**是指癌组织浸润局限于黏膜层及黏膜下层，未达肌层。胃镜下肉眼观形态可分为：①隆起型（Ⅰ型），癌肿明显高出周围黏膜。②表浅型（Ⅱ型），较平坦，较周围黏膜有轻度隆起或凹陷。③凹陷型（Ⅲ型），又名溃疡周边部糜烂，为溃疡周边部黏膜早期癌。

2. 进展期胃癌 进展期胃癌又称中晚期胃癌。癌组织浸润深度超过黏膜下层，深达肌层甚至浆膜层。大体形态可分为三型：①息肉或蕈伞型；②溃疡型（如图 13-12 所示），需注意与胃溃疡鉴别（见表 13-4）；③浸润型（又称革囊胃）。

表 13-4 胃溃疡与溃疡型胃癌的肉眼形态鉴别

特 征	胃溃疡	溃疡型胃癌
外形	圆形或椭圆形	不规则形，皿状或火山口状
大小	直径一般 < 2 cm	直径一般 > 2 cm
深度	较深	较浅
边缘	整齐，不隆起	不整齐，隆起
底部	较平坦	凹凸不平，有出血坏死
周围黏膜	皱襞向溃疡集中	黏膜皱襞中断，呈结节状肥厚

WHO 将胃癌的组织学类型分为乳头状腺癌、管状腺癌（如图 13-13 所示）、黏液腺癌、印戒细胞癌和未分化癌。

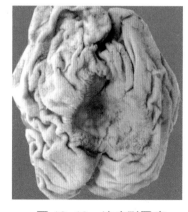

图 13-12 溃疡型胃癌

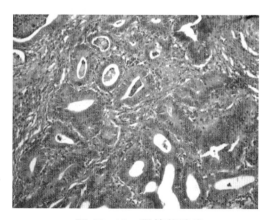

图 13-13 胃管状腺癌

（三）扩散

1. 直接蔓延　癌组织可穿透胃壁，直接扩散至邻近器官和组织，如肝、胰腺及大网膜等。

2. 淋巴道转移　淋巴道转移是胃癌的主要转移途径。癌组织先可转移至幽门下及胃小弯淋巴结，以后转移至腹主动脉旁、肝门及肠系膜根部等处的淋巴结；晚期可转移至左锁骨上淋巴结。

3. 血道转移　血道转移多见于胃癌晚期。胃癌常转移至肝，也可远处转移至肺、骨及脑等器官。

4. 种植转移　胃癌浸润至浆膜后，可脱落至腹腔，种植于腹壁及盆腔器官浆膜上。例如，在卵巢形成转移性黏液癌，称 Krukenberg 瘤。

（四）临床病理联系

早期胃癌患者症状不明显。随病变进展及继发出血坏死，可出现上腹部不适、疼痛、食欲不振、消化不良、呕血、便血、消瘦等一系列临床表现。位于贲门及幽门等部位的肿块可引起梗阻，出现呕吐或吞咽困难。癌组织侵蚀胃壁大血管可引起上消化道大出血。癌细胞种植于腹壁时可出现血性腹水。胃癌晚期，上腹部可触及肿块，出现恶病质。

三、大肠癌

大肠癌（carcinoma of large intestine）是来源于大肠黏膜上皮或腺体的恶性肿瘤。发病率在消化系统肿瘤中仅次于胃癌和食管癌，居第三位，目前我国大肠癌的发病率呈上升趋势。发病年龄范围较大，其发病高峰在 40 ~ 50 岁，男性多于女性。

（一）病因

一般认为，大肠癌的发生是环境和遗传因素相互作用的结果。

1. 饮食因素　在高营养低纤维饮食的人群中，大肠癌发病率较高。这可能是此类高营养而少残渣的食物不利于有规律的排便，延长了肠黏膜与食物中可能含有的致癌物的接触时间所致。

2. 遗传因素　调查发现，家族性腺瘤性结肠息肉病患者大肠癌的发生率极高。在该患者的基因中，发现有一种单基因（抑癌基因 APC）突变体，后者对息肉的恶变有易感性，因而说明大肠癌的发生与遗传有关。

此外，一些发生在大肠的疾病或病变，如大肠息肉，特别是绒毛状腺瘤、慢性溃疡性结肠炎及结肠血吸虫病，经久不愈可发生癌变。

（二）病理变化

大肠癌好发于直肠（50%），其次为乙状结肠（20%），此后依次为盲肠、升结肠、横结肠和降结肠。组织学类型主要以高分化管状腺癌及乳头状腺癌多见，其次有黏液腺癌、印戒细胞癌和未分化癌等。肛门附近可发生鳞状细胞癌和腺鳞癌。根据大体形态特点，大肠癌一般分为以下 4 种类型：

1. 隆起型　隆起型又称息肉型或蕈伞型，好发于右侧结肠。肿瘤向肠腔内突起呈菜花状、息肉状或蕈伞状，可伴浅表溃疡形成（如图 13-14 所示）。此型向肠壁内浸润较浅，生长较慢，转移较晚。

2. 溃疡型 溃疡型大肠癌最常见，以肿瘤组织坏死形成溃疡为特征。溃疡直径多在 2 cm 以上，溃疡较深呈火山口状，边界较清楚；有的溃疡底部较大，与周围组织分界不清。

3. 缩窄型 缩窄型又称侵袭型，多发生在左侧结肠。癌组织向肠壁深层弥漫性浸润，常累及肠壁全周，使局部肠壁增厚、变硬，同时伴有纤维组织增生，使肠管形成环状狭窄。

4. 胶样型 胶样型大肠癌少见。肿瘤外观及切面均呈半透明胶冻状。预后差。

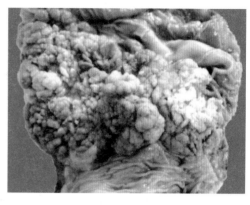

图 13-14 隆起型肠癌（菜花状）

（三）扩散

1. 直接蔓延 当癌组织已浸润到浆膜层后，可直接蔓延到邻近器官，如前列腺、膀胱、腹后壁、腹膜等。

2. 淋巴道转移 随着癌组织在肠壁浸润深度的加深，淋巴道转移率明显升高。一般先转移至局部淋巴结，再沿淋巴引流方向到达远处淋巴结，偶尔经胸导管转移至左锁骨上淋巴结。

3. 血道转移 晚期癌组织可经血道转移至肝、肺、骨等处。

4. 种植转移 癌组织穿破浆膜后，癌细胞脱落播散到膀胱直肠陷凹和子宫直肠陷凹等部位。

（四）临床病理联系

大肠癌根据其发生的部位和累及的范围不同，临床表现亦不同。早期症状不明显，逐步出现便血、大便次数增多或变形、腹胀、腹痛、消瘦、贫血等。肿瘤破溃出血时，轻者大便潜血阳性，较严重者大便可带鲜血。右半结肠癌很少引起肠梗阻，常在右下腹触及肿块；左半结肠癌易发生肠梗阻。

四、原发性肝癌

原发性肝癌（primary carcinoma of liver）是来源于肝细胞或肝内胆管上皮细胞的恶性肿瘤，简称肝癌。肝癌在我国发病率极高，东南沿海一带为高发区。发病年龄多在中年以后，在高发区有发病年龄提前的趋势，男性多于女性。

（一）病因

原发性肝癌的发病原因尚未阐明，目前认为与以下因素有关。

1. 肝硬化 据统计，肝硬化合并肝癌的发生率为 84.6%，经 7 年左右肝硬化可发生癌变，而又以坏死后性肝硬化癌变多见。

2. 病毒性肝炎 乙肝病毒感染、丙型肝炎是引起肝癌的重要原因。

3. 致癌物质的作用 亚硝胺类化合物与肝癌的密切关系已从高发区调查资料中得到了证实；用黄曲霉毒素污染的食物喂养动物能诱发动物肝癌。

4. 寄生虫感染 华支睾吸虫感染可引起胆管细胞癌，慢性血吸虫病患者易发生肝细胞癌。

（二）病理变化

原发性肝癌分为早期肝癌和中晚期肝癌。

1. 早期肝癌　早期肝癌是指单个癌结节最大直径小于 3 cm 或 2 个癌结节直径总和小于 3 cm 的原发性肝癌，瘤结节呈球形，与周围组织分界清楚，无出血、坏死，又称小肝癌。

2. 中晚期肝癌　中晚期肝癌的肝脏明显肿大，质量增加，黄绿色或棕褐色。肉眼观分三型：①巨块型：肝硬化背景者相对较少。②结节型：最多见（如图 13-15 所示），此型通常有肝硬化背景。③弥漫型：少见。

原发性肝癌的组织学类型分为三型：①肝细胞癌，最常见，由肝细胞发生，癌的分化程度差异较大；分化好者，癌细胞在形态上类似正常的肝细胞，并可分泌胆汁。癌细胞排列呈巢状，血管多（似肝血窦），间质少（如图 13-16 所示）。②胆管细胞癌，较少见；由肝内胆管上皮细胞发生。癌细胞呈腺管状排列，可分泌黏液。③混合细胞性肝癌，最少见。具有肝细胞癌和胆管细胞癌两种结构。

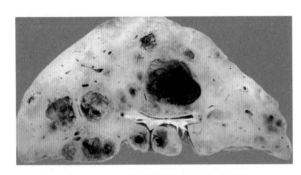

图 13-15　原发性肝癌（结节型）

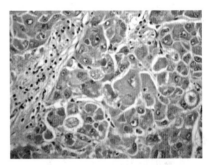

图 13-16　肝细胞癌

（三）扩散

1. 肝内蔓延或转移　癌细胞先在肝内蔓延，沿门静脉扩散，在肝内形成多个转移癌结节。

2. 淋巴道转移　癌细胞侵入淋巴道转移至肝门、上腹部及腹膜后淋巴结。

3. 血道转移　肝癌晚期，癌细胞通过肝静脉转移至肺、肾上腺、脑及肾等处。

4. 种植转移　癌细胞浸润到肝包膜后，可脱落至腹膜、大网膜、腹腔和盆腔脏器表面，形成种植性转移。

（四）临床病理联系

早期肝癌无明显临床症状和体征，当患者就诊时，多数已到晚期。患者常出现肝大、肝区疼痛、黄疸、腹水、消瘦等症状。临床上检测血清甲胎蛋白（AFP）的含量，对肝癌诊断具有重要意义。

MODULE 模块 6 肝性脑病

各种原因使肝脏细胞发生严重损害，引起其代谢、分泌、合成、解毒、免疫等功能严重障碍，机体出现黄疸、出血、继发性感染、肾功能障碍及肝性脑病等临床综合征，称为**肝功能不全**。肝功能不全晚期称为肝功能衰竭，主要临床表现为肝性脑病及肝肾综合征。**肝性脑病**（hepatic encephalopathy，HE）是继发于严重肝病的神经精神综合征。临床又称肝性昏迷。轻症患者多只有神经、精神症状，主要表现为性格和行为异常；重症者主要表现为精神错乱、睡眠障碍、行为失常及神经体征，仅在最后阶段才会出现昏迷。

> **学习活动 13-1：结合下面所学的内容，试分析病例中的问题**
>
> 病例：患者，男，58 岁，因右肋痛、乏力 4 年，呕血、便血、昏迷 15 h 急诊入院。患者 5 年前诊断为"肝炎"，治疗半年，症状、体征好转而恢复工作。1 年半前因工作劳累疲乏感加重，右肋区经常疼痛，食欲不振、常有头昏而停止工作。半年前上述症状加重，身体日渐消瘦。1 个月前继续少量呕血、黑便。入院前一晚，同事发现该患者勉强站立状，衣服凌乱、裤子坠地，意识欠清晰，烦躁不安，地面有一摊黑色大便。晚 11 时送至医院已昏迷。给予止血，输液输血后送入病房。
>
> 查体：脉搏 140 次 /min，血压 90/56 mmHg，呼吸 32 次 /min，深度昏迷。手背、颈部有多数蜘蛛痣，肝掌。瞳孔稍散大，角膜反射消失，腹壁反射、提睾反射消失，膝反射减弱，巴宾斯基征阳性。有特殊肝臭味。实验室检查：白细胞 $20.6×10^9$/L，中性分叶核粒细胞 92%；丙氨酸氨基转移酶 220 U，血氨 1403 μmol/L。
>
> **问题**：
>
> 1．该患者是否发生肝性脑病？根据是什么？
>
> 2．该患者肝性脑病的发病机制是什么？
>
> 3．诱发该患者肝性脑病的诱因可能有哪些？根据是什么？

一、病因与分类

根据病因及发病机制，肝性脑病分为内源性和外源性两种。前者多为急性发病，见于重型病毒性肝炎或严重急性肝中毒（如四氯化碳中毒）等伴有广泛肝细胞坏死的严重肝脏疾病，此类肝脏解毒功能下降，毒物入肝不能被有效清除；后者多为慢性发病，见于各种类型的晚期肝硬化和门 – 体静脉分流术后，患者多因门静脉高压而建立侧支循环，以致从肠道吸收来的毒性物质绕过肝脏未经解毒直接进入体循环，引起肝性脑病。

根据病情的轻重，可将肝性脑病分为 4 期：一期（前驱期）仅轻微的性格和行为改变，表现为欣快感、反应淡漠、注意力不集中，有轻度扑翼样震颤；二期（昏迷前期）以精神错乱、嗜睡、行为失常为主，经常出现扑翼样震颤；三期（昏睡期）以昏睡为主；四期（昏迷期）病人意识完全丧失，进入昏迷状态。

二、发病机制

肝性脑病的发病机制尚未完全阐明。目前认为，肝性脑病的发生是脑组织功能和代谢障碍所致。

（一）氨中毒学说

临床上，肝性脑病患者 80%～90% 有血氨升高，用降血氨治疗措施有效，由此提示肝性脑病的发生与血氨升高有密切的关系。

1. 血氨升高的原因

（1）氨清除不足：尿素合成障碍，使氨合成尿素显著减少，血氨升高；门-体静脉侧支循环的形成，使来自肠道的氨未经肝脏代谢直接进入体循环，导致血氨升高。

（2）氨生成增多：血氨主要来源于肠道产氨，少部分来自肾、肌肉及脑。①肝脏疾病致胃肠功能减弱，肠内食物滞留时间变长，肠道菌生长活跃，分解食物蛋白产氨增多；②肝硬化晚期常合并肾功能不全，血中尿素弥散入肠腔增多，尿素分解，产氨增多；③若合并上消化道大出血（如食管静脉丛破裂），血液中的蛋白质被肠道菌分解产氨增多；④肝性脑病患者昏迷前常出现躁动不安、肌肉震颤等，肌肉的腺苷酸分解代谢增强，也可增加产氨。

（3）肠腔内 pH 可影响肠道氨的吸收：临床上常应用乳果糖，其在肠道内被细菌分解产生乳酸、醋酸，降低了肠腔的 pH，以减少氨的吸收，从而达到降低血氨的作用。

2. 氨对脑的毒性作用

（1）干扰脑细胞的能量代谢：主要是干扰葡萄糖生物氧化的正常进行，使 ATP 的产生减少并消耗过多，从而不能维持中枢神经系统的兴奋活动而导致昏迷。

（2）使脑内神经递质发生改变：脑内氨增多可使兴奋性递质（谷氨酸、乙酰胆碱）减少而抑制性递质（γ-氨基丁酸、谷氨酰胺）增多，破坏了递质间的平衡，造成中枢神经系统功能紊乱。

（3）干扰神经细胞膜的离子转运，影响神经细胞的电兴奋活动：氨在细胞膜的钠泵中可与钾离子竞争进入细胞内，造成细胞内缺钾；氨还可以干扰神经细胞膜上的 Na^+-K^+-ATP 酶的活性，进而直接影响膜电位、细胞的兴奋及传导等活动。

（二）假性神经递质学说

脑干网状结构中的神经递质种类较多，其中主要是去甲肾上腺素和多巴胺。这两种神经递质在维持上行激动系统的唤醒功能上具有重要作用。

正常时，食物中的蛋白质在胃肠道内分解成氨基酸，其中芳香族氨基酸如苯丙氨酸和酪氨酸，在肠道细菌释放的氨基酸脱羧酶的作用下，可生成苯乙胺和酪胺，经肠系膜入肝后，在肝脏的单胺氧化酶作用下被氧化分解而解毒。肝功能衰竭时，其解毒功能下降，或经侧支循环绕过肝脏直接进入体循环，引起血中苯乙胺和酪胺升高。苯乙胺和酪胺通过血脑屏障进入脑组织，在脑细胞内 β-羟化酶作用下，生成苯乙醇胺和羟苯乙醇胺。

苯乙醇胺和羟苯乙醇胺的化学结构与正常神经递质去甲肾上腺素和多巴胺极其相似，但不能完成真性神经递质的功能，故称之为假性神经递质。假性神经递质增多时，可竞争性地取代脑干网状结构内的去甲肾上腺素和多巴胺，导致脑干网状结构上行激动系统的唤醒功能不能维持，从而发生昏迷。脑内的多巴胺主要由黑质产生，是调节肢体精细运动的锥体外系的主要神经递质，当假性神经递质取代多巴胺时，肢体运动出现协调性障碍，表现为扑翼性震颤。

（三）血浆氨基酸失衡学说

肝功能严重障碍时，血浆氨基酸间的比值发生改变，表现为支链氨基酸（缬氨酸、亮氨酸和异亮氨酸等）减少而芳香族氨基酸（苯丙氨酸、酪氨酸和色氨酸等）增多。当脑内苯丙氨酸、酪氨酸和色氨酸增多时，经过酶的作用，分别生成苯乙醇胺、羟苯乙醇胺和 5- 羟色胺。苯乙醇胺、羟苯乙醇胺是假性神经递质。氨基酸失衡学说实际上是假性神经递质学说的补充和发展。

三、诱发因素

凡能增加毒性物质来源、潴留与蓄积，提高脑对毒性物质的敏感性和使血 - 脑屏障通透性增高的因素，均可成为肝性脑病的诱因。

1. 氮的负荷增加　氮的负荷增加是诱发肝性脑病的最常见原因。肝硬化患者的上消化道出血、摄入过量的蛋白质、输血等可由于血氨增高而诱发肝性脑病。而感染、碱中毒、氮质血症、便秘等内源性氮负荷过重，也可以诱发肝性脑病。

2. 血 - 脑屏障通透性增强　正常情况下一些神经毒质不能通过血 - 脑屏障，TNF-α、IL-6 可改变血 - 脑屏障通透性，增强氨的弥散效果，而诱发肝性脑病的发生。严重肝功能障碍患者合并的高碳酸血症以及饮酒等，亦可增强血 - 脑屏障通透性。

3. 脑敏感性增高　严重肝脏疾病时，由于体内毒性物质的作用，脑对药物或氨等毒性物质的敏感性增高。因此，使用麻醉剂、镇静剂不当，以及感染、低血容量、缺氧等情况下，均可诱发肝性脑病。

此外，严重创伤、手术、利尿剂使用不当和抽放腹水均可作为肝性脑病的诱因。

四、肝性脑病防治和护理的病理生理基础

（一）积极治疗原发病

肝性脑病通常是由严重肝功能障碍引起的，首先应针对原发病如肝炎、肝硬化等进行治疗。

（二）预防诱因

（1）减少氮负荷：严格控制蛋白质的摄入量，昏迷期应禁食蛋白质，神志清醒后每天摄入量不宜超过 40 g；同时，以葡萄糖作为主要供能物质，补充足够的维生素和能量合剂；也可使用小剂量胰岛素以减少蛋白质降解。

（2）避免进食粗糙、质硬的食物，预防上消化道大出血。

（3）保持大便通畅，以减少肠道有毒物质的吸收。

（4）慎用止痛药、镇静药和麻醉剂等药物，警惕药物蓄积。

（5）慎重利尿、放腹水，正确记录出入液体量，注意水、电解质和酸碱平衡。

（三）降低血氨

（1）口服新霉素，抑制肠道菌群，减少氨的产生。

（2）口服乳果糖等药物，以降低肠道 pH，可抑制肠道细菌，使氨的生成和吸收减少。

（3）应用谷氨酸和精氨酸等药物降低血氨。

（四）促使神经递质恢复正常

左旋多巴可转变为多巴胺，临床上常用其补充正常神经递质，并与假性神经递质竞争，从而恢复正常神经冲动的传导，促进患者的意识清醒。

实训与拓展

病例分析问与答

根据本单元所学内容，请你分析学习活动13-1病例中提出的问题，下面的思路供参考：

1. 该患者发生了肝性脑病。根据是：①5年前诊断为"肝炎"，肝功能严重不正常；②有明显诱发肝性脑病的诱因——消化道出血；③在上述症状的基础上发生神经、精神症状和体征。

2. 鉴于该患者血氨增高，推测该患者肝性脑病的可能发病机制之一是：血氨增高导致脑中氨增高，通过干扰脑组织的能量代谢、使脑内神经递质发生改变、抑制神经细胞膜等方式导致神经、精神症状和体征。

3. 该患者肝性脑病的诱因可能有：①消化道出血，根据是呕血、便血；②细菌感染，根据是白细胞计数及中性粒细胞均增高。

自测练习

（一）单项选择题

1. 慢性萎缩性胃炎的病变特点是（   ）。

    A. 黏膜固有腺体萎缩，常伴有肠上皮化生

    B. 黏膜上皮变性坏死

    C. 黏膜有出血糜烂

    D. 黏膜大量中性粒细胞浸润

    E. 黏膜腺体增生，分泌亢进

2. 近年来发现与溃疡病发生有密切关系的微生物是（   ）。

    A. 黄曲霉菌   B. 溶血性链球菌   C. 金黄色葡萄球菌

    D. 幽门螺杆菌   E. 大肠杆菌

3. 消化性溃疡的好发部位是（   ）。

    A. 十二指肠下段   B. 胃小弯近幽门部   C. 十二指肠球部

    D. 胃底部   E. 胃小弯近贲门部

4. 慢性胃溃疡最常见的合发症是（　　　）。

    A. 粘连　　　　　　　　　　B. 出血　　　　　　　　　　C. 癌变

    D. 穿孔　　　　　　　　　　E. 幽门狭窄

5. 关于病毒性肝炎的肝细胞基本病变，下列哪一项是错误的？（　　　）

    A. 气球样变　　　　　　　　B. 脂肪样性　　　　　　　　C. 肝细胞再生

    D. 嗜酸性变　　　　　　　　E. 纤维素样坏死

6. 我国肝硬化最常见的病因是（　　　）。

    A. 病毒性肝炎　　　　　　　B. 慢性酒精中毒　　　　　　C. 营养缺乏

    D. 化学毒物中毒　　　　　　E. 亚硝胺类化合物

7. 肝硬化侧支循环形成，可造成严重的上消化道出血是指（　　　）。

    A. 脐周静脉丛曲张　　　　　B. 食管上段静脉丛曲张

    C. 食管下段静脉丛曲张　　　D. 痔静脉丛曲张

    E. 腹壁静脉曲张

8. 下列哪一项不是肝硬化肝功能不全的表现？（　　　）

    A. 蜘蛛痣　　　　　　　　　B. 脾肿大　　　　　　　　　C. 出血倾向

    D. 男性乳房发育　　　　　　E. 黄疸

9. 下列哪一项是肝硬化晚期门静脉高压的表现？（　　　）

    A. 血清转氨酶升高　　　　　B. 侧支循环形成　　　　　　C. 肝性脑病

    D. 黄疸　　　　　　　　　　E. 激素灭活功能障碍

10. 食管癌最常见的组织学类型是（　　　）。

    A. 腺癌　　　　　　　　　　B. 小细胞癌　　　　　　　　C. 腺鳞癌

    D. 鳞状细胞癌　　　　　　　E. 未分化癌

11. 早期胃癌的概念是（　　　）。

    A. 癌组织未浸润浆膜层　　　B. 癌组织仅限于黏膜层

    C. 癌块直径在 2 cm 以内　　D. 癌组织超出黏膜下层

    E. 癌组织浸润仅限于黏膜及黏膜下层

12. 大肠癌最常发生的部位是（　　　）。

    A. 直肠　　　　　　　　　　B. 乙状结肠

    C. 盲肠及升结肠　　　　　　D. 横结肠

    E. 降结肠

13. 原发性肝癌最常见的组织学类型是（　　　）。

    A. 胆管癌　　　　　　　　　B. 肝细胞肝癌　　　　　　　C. 混合性肝癌

    D. 肝母细胞瘤　　　　　　　E. 透明细胞癌

14. 患者，男，65 岁，胃小弯有 1 个直径 3 cm×2.5 cm 的浅表溃疡，边缘隆起，呈火山口状，底部有少量出血，最可能的诊断为（　　　）。

    A. 胃溃疡　　　　　　　　　B. 慢性萎缩性胃炎　　　　　C. 溃疡型胃癌

    D. 急性应激性溃疡　　　　　E. 早期凹陷型溃疡

15. 患者，男，因肝硬化腹水、门静脉高压入院。下列哪一项护理不妥？（　　　）

    A. 观察意识及生命体征　　　B. 保持大便通畅

C. 维持水、电解质的平衡　　D. 慎用镇静药、麻醉剂

E. 给予高蛋白饮食以增强营养

16. 假性神经递质引起肝性脑病的主要机制是（　　）。

A. 干扰脑的能量代谢　　　　B. 增强氨的毒性作用

C. 干扰脑细胞膜的功能　　　D. 引起血浆氨基酸失衡

E. 竞争性地取代正常神经递质

17. 给肝性脑病患者应用肠道抗生素的目的是（　　）。

A. 预防肠道感染

B. 防止腹水感染

C. 抑制肠道细菌，减少氨的产生和吸收

D. 促使血氨向肠腔弥散

E. 预防肝胆系统感染

二、问答题

1. 简述胃、十二指肠慢性溃疡的结局和并发症。

2. 简述门静脉高压对机体的影响。

3. 简述血氨增多引起肝性脑病的主要机理。

单项选择题参考答案

1. A　2. D　3. C　4. B　5. E　6. A　7. C　8. B　9. B　10. D
11. E　12. A　13. B　14. C　15. E　16. E　17. C

（陈淑敏）

泌尿系统疾病

▶ 导 学

患者，男，30 岁。因间断性眼睑浮肿，尿化验出现蛋白 6 年，持续性血压增高 3 年入院。近 1 年来多尿、夜尿。1 周来尿量明显减少伴呕吐。8 岁时曾患过"肾炎"。

体检：血压 190/130 mmHg。血红蛋白 70 g/L，尿比重 1.008，蛋白（+++），入院后经治疗无效，第 6 天死于尿毒症。

尸检所见两肾体积明显缩小，表面呈细颗粒状；切面见肾皮质变薄。镜下观多数肾小球发生纤维化，相应肾小管萎缩，间质明显纤维组织增生及淋巴细胞浸润。心外膜粗糙，有少量纤维素渗出。

患者可能的病理诊断是什么？请你带着这些问题学习本单元的内容，并试解释其临床表现。

本单元重点介绍肾小球肾炎、肾盂肾炎、肾功能衰竭的病因、发病机制、主要的病理改变及临床病理联系。建议你学习时复习泌尿系统的解剖和生理知识。

▶ 学习目标

1．复述：肾小球肾炎，肾盂肾炎，急性肾功能衰竭、慢性肾功能衰竭，氮质血症，肾性高血压、肾性骨营养不良和肾性贫血、尿毒症的概念。

2．列举：肾小球肾炎和肾盂肾炎的类型。

3．解释：各型肾小球肾炎的临床病理联系，急性肾功能衰竭的发病机制，急性肾功能衰竭少尿期及多尿期的病理变化，慢性肾功能衰竭的机能和代谢变化。

4．知道：泌尿系统常见肿瘤的特点。

泌尿系统包括肾脏、输尿管、膀胱和尿道。其中，肾脏是泌尿系统中最重要的脏器，主要功能是排泄代谢产物、调节水、电解质和酸碱平衡。肾脏还具有内分泌功能，分泌肾素、促红细胞生成素、前列腺素等。肾脏的解剖生理单位为肾单位，由肾小球和肾小管组成。肾小球包括毛细血管丛和肾小球囊，是尿液的滤过器官。肾小球毛细血管壁为滤过膜，由毛细血管内皮细胞、基底膜和脏层上皮细胞构成。正常情况下，滤过膜只允许一定大小的物质通过，如尿素、葡萄糖可自由通过；白蛋白通过则受到一定限制；而大分子物质如纤维蛋白原和血细胞则不能通过。但在各种有害因素的作用下，滤过膜发生损伤，通透性增加，这时血液中的大分子蛋白质和血细胞就会通过滤过膜，随着尿液排出体外，从而出现蛋白尿、血尿等。肾小球的系膜是由系膜细胞和系膜基质组成，主要存在于肾小球的毛细血管之间，起支持毛细血管网的作用。系膜细胞还有一定收缩及吞噬功能，可吞噬进入肾小球的大分子物质。

M ODULE 模块 1　肾小球肾炎

肾小球肾炎（glomerulonephritis）是以肾小球损伤和改变为主的一组疾病。肾小球肾炎可分为原发性肾小球肾炎和继发性肾小球肾炎。原发性肾小球肾炎指原发于肾脏的独立性疾病，肾为唯一或主要受累的脏器。继发性肾小球肾炎是其他疾病引起的肾小球的损伤，如红斑狼疮性肾炎、过敏紫癜性肾炎、糖尿病等，都可引起继发性肾小球病变。原发性肾小球肾炎是本节主要介绍的内容。

一、病因及发病机制

肾小球肾炎是抗原抗体反应引起的免疫性疾病。

（一）引起肾小球肾炎的抗原

引起肾小球肾炎的抗原分为内源性和外源性两大类。

（1）内源性抗原包括：①肾小球本身的成分：肾小球基底膜抗原、内皮细胞和系膜细胞的细胞膜抗原等。②非肾小球抗原：核抗原、DNA、免疫球蛋白、肿瘤抗原等。

（2）外源性抗原包括：①生物性抗原：细菌、病毒、寄生虫等。②非生物性抗原：药物、异种血清等。

（二）肾小球肾炎的免疫发病机制

抗原抗体反应是肾小球损伤的主要原因。与抗体有关的肾小球损伤主要是以下两种：

1. 原位免疫复合物性肾炎　抗体直接与肾小球本身的抗原成分或植入在肾小球内的非肾小球抗原反应，在肾小球形成免疫复合物，引起肾小球损伤。

（1）抗肾小球基底膜抗体引起的肾炎：肾小球毛细血管基底膜本身作为抗原成分，机体内产生抗自身肾小球基底膜的抗体，这种抗体直接与肾小球基底膜结合形成免疫复合物，并激活补体引起肾小球的损伤。用免疫荧光法可见免疫复合物沿肾小球毛细血管基底膜沉积，呈连续的线形荧光。

（2）植入性抗原：非肾小球抗原进入肾小球内可与肾小球内的某种成分结合，形成植入性抗原而引起抗体生成。抗体与植入抗原在肾小球内原位结合形成免疫复合物引起肾小球肾炎。大多数植入抗原引起的肾小球肾炎，用免疫荧光法检查可见免疫复合物在肾小球内呈不连续的颗粒状荧光。

2. 循环免疫复合物性肾炎 非肾小球性可溶性抗原在机体内产生相应抗体，抗原抗体在血液循环中结合，形成抗原抗体复合物，随血液流经肾脏，沉积于肾小球，进而引起免疫损伤。用免疫荧光法检查可见免疫复合物在肾小球内呈颗粒状荧光。

二、肾小球肾炎主要临床表现

1. 急性肾炎综合征 急性肾炎综合征起病急，常表现为明显的血尿、轻至中度蛋白尿，常有水肿和高血压，严重者出现氮质血症。急性肾炎综合征主要见于急性弥漫性增生性肾小球肾炎。

2. 急进性肾炎综合征 急进性肾炎综合征起病急，进展快。出现水肿、血尿和蛋白尿等改变后，迅速发展为少尿或无尿，伴氮质血症，并发生急性肾衰竭。急进性肾炎综合征主要见于急进性肾小球肾炎。

3. 肾病综合征 肾病综合征的主要表现为：①大量蛋白尿；②明显水肿；③低蛋白血症；④高脂血症。多种类型的肾小球肾炎（膜性肾小球肾炎、膜性增生性肾小球肾炎及轻微病变性肾小球肾炎等）均可表现为肾病综合征。

4. 慢性肾炎综合征 慢性肾炎综合征的主要表现为多尿、夜尿、尿比重降低、高血压、贫血、氮质血症和尿毒症。慢性肾炎综合征见于各型肾炎的终末阶段，如慢性肾小球肾炎。

三、原发性肾小球肾炎的病理类型

肾小球肾炎的分类较复杂，现在国内较为普遍采用的是根据肾组织活检的病理变化进行分类。常见的原发性肾小球肾炎类型如下：

（1）急性弥漫性增生性肾小球肾炎。

（2）新月体性（快速进行性）肾小球肾炎。

（3）肾病综合征及相关的肾炎类型，包括膜性肾小球肾炎、轻微病变性肾小球肾炎、膜性增生性肾小球肾炎和系膜增生性肾小球肾炎。

（4）慢性肾小球肾炎（慢性硬化性肾小球肾炎）。

四、各型原发性肾小球肾炎的临床病理特征

（一）急性弥漫性增生性肾小球肾炎

急性弥漫性增生性肾小球肾炎（acute diffuse proliferative glomerulonephritis）的病变特点是弥漫性毛细血管内皮细胞及系膜细胞明显增生，伴中性粒细胞和单核细胞浸润。大多数病例与感染有关，称为感染后性肾炎。临床表现为急性肾炎综合征。此型肾炎以 6 ~ 10 岁学龄期儿童最为多见；成人也可发生，但病变一般比儿童严重。

1. 病因及发病机制 急性弥漫性增生性肾小球肾炎与 A 组乙型溶血性链球菌感染引起的变态反应有关，肾炎通常发生于咽部或皮肤链球菌感染 1 ~ 4 周之后。这一间隔期与抗体和免疫复合物形成所需的时间相符。此型肾炎也称为链球菌感染后性肾小球肾炎。除链球菌外，其他细菌如葡萄球菌、肺炎球菌和某些病毒及寄生虫等，也可以引起此型肾小球肾炎。发生机制是链球菌或其他病原体的抗原成分使机体产生相应的抗体，抗原抗体复合物在血液循环

中形成，并沉积在肾小球内，引起肾小球肾炎。

2. 病理变化　肉眼观肾轻度或中度肿大，被膜紧张，表面光滑、充血，有的肾脏表面出现散在粟粒大小的出血点，故称为大红肾或蚤咬肾。镜下观为双侧肾脏肾小球弥漫性受累，肾小球体积增大，细胞数目显著增多（如图 14-1 所示）；主要变化为肾小球系膜细胞和内皮细胞增生肿胀，并有少量中性粒细胞及单核细胞浸润。电镜检查显示电子密度较高的沉积物，呈驼峰状，多位于脏层上皮细胞和肾小球基底膜之间，沉积物表面的上皮细胞足突多数消失。基底膜有时出现轻度

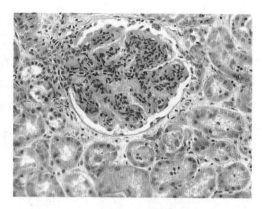

图 14-1　急性弥漫性增生性肾小球肾炎

不规则。肾小球系膜细胞和内皮细胞增生肿胀。用免疫荧光法检查可见免疫复合物在肾小球内呈颗粒状荧光。

肾小管的病变：由于肾小球的病变可引起出球小动脉血流量减少，相应的肾小管缺血，肾小管上皮细胞常出现变性。肾小管管腔内可见各种管型，如蛋白管型、细胞管型、颗粒管型。肾间质常有不同程度的充血、水肿，以及少量淋巴细胞、中性粒细胞浸润。

3. 临床病理联系　急性弥漫性增生性肾小球肾炎多见于儿童，主要临床表现为急性肾炎综合征。

（1）尿的改变：①少尿甚至无尿：内皮细胞及系膜细胞增生肿胀，压迫肾小球毛细血管，肾小球的血流量减少，滤过率降低，而肾小管的重吸收功能基本正常，因此出现少尿或无尿。②血尿、蛋白尿和管型尿：肾小球毛细血管壁损伤，通透性增强，出现血尿、蛋白尿或管型尿，血尿为常见症状。

（2）高血压：肾小球滤过率降低，水、钠潴留，引起血容量增加，引起血压升高。

（3）水肿：肾小球滤过率降低，水、钠潴留，引起水肿，在眼睑等疏松部位较为明显。

4. 结局　儿童链球菌感染后性肾小球肾炎的预后很好，95% 以上可在数周或数月内症状消失，病变逐渐消退，完全恢复。少数病人逐渐发展为慢性硬化性肾小球肾炎。极少数病人病情严重，发展较快，可发展为新月体性肾小球肾炎，常迅速出现急性肾功能衰竭，预后差。

成人患链球菌感染后性肾小球肾炎一般预后较差，发生肾功能衰竭和转变为慢性肾炎者较多。此外，由其他细菌感染引起的肾炎转变为慢性肾小球肾炎较多见，预后较差。

提　示

急性弥漫性增生性肾小球肾炎的病因大多数与溶血性链球菌感染有关，上呼吸道感染占 60% ～ 70%，皮肤感染占 10% ～ 20%。其他的细菌、病毒、霉菌、原虫感染也会引起。

（二）新月体性肾小球肾炎

新月体性肾小球肾炎（crescentic glomerulonephritis）以球囊壁层上皮增生，形成大量新

月体为主要病变特点。大多见于青年人或中年人。临床表现为急进性肾炎综合征，起病急骤，进展迅速，病人常在数周至数月内发生肾功能衰竭，死于尿毒症，故又称快速进行性肾小球肾炎。

1. 病因及发病机制　新月体性肾小球肾炎分为三个类型：①Ⅰ型为抗肾小球基底膜抗体性肾炎：免疫荧光检查显示在肾小球基底膜内出现线性荧光，主要为 IgG 和 C_3 沉积。部分患者抗基底膜抗体与肺泡基底膜发生交叉反应，临床出现肺咯血，伴有肾功能改变，称为肺出血肾炎综合征。②Ⅱ型为免疫复合物性肾炎：在我国较常见，如链球菌感染后性肾炎。免疫荧光检查显示颗粒状荧光，电镜检查显示肾小球内出现电子致密沉积物。③Ⅲ型为免疫反应缺乏型肾炎：免疫荧光和电镜检查不能显示抗基底膜抗体及免疫复合物。

2. 病理变化　肉眼观肾体积增大，颜色苍白，皮质内有时可见散在的点状出血。镜下观特征性病变是弥漫性肾小球新月体形成（如图 14-2 所示）。新月体主要由增生的壁层上皮细胞和渗出的单核细胞构成，可有淋巴细胞浸润。新月体细胞间有较多渗出纤维素，纤维素是刺激新月体形成的主要因素。早期的新月体以细胞成分为主，称其为细胞性新月体；病变发展纤维成分逐渐增多，称其为纤维-细胞性新月体；最后新月体完全纤维化，成为纤维性新月体。有时可见肾小球毛细血管发生纤维素样坏死和出血。肾小球内新月体形成后，可以压迫毛细血管丛，又与肾小球毛细血管丛粘连，使肾球囊腔闭塞，影响肾小球滤过，最后毛细血管丛萎缩，整个肾小球纤

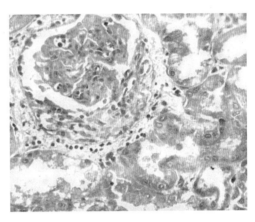

图 14-2　新月体性肾小球肾炎

维化玻璃样变，功能丧失。电镜下，几乎所有病例均可见肾小球基底膜的缺损和断裂。

新月体性肾小球肾炎的免疫荧光检查结果不一，与致病原因有关。Ⅰ型抗肾小球基底膜性肾炎，肾小球毛细血管基底膜呈现连续的线形荧光。Ⅱ型免疫复合物性肾炎，肾小球基底膜出现不规则的粗颗粒状荧光。Ⅲ型免疫反应缺乏型肾炎，免疫荧光检查呈阴性。

肾小管的病变：肾小管上皮细胞常出现变性，因吸收蛋白而出现玻璃样变；后期由于肾小球纤维化，其所属的肾小管也萎缩、纤维化，甚至消失。间质内纤维组织增生，有多数淋巴细胞、单核细胞等炎性细胞浸润。

3. 临床病理联系

（1）尿的改变：新月体性肾小球肾炎的肾小球毛细血管壁纤维素样坏死，基底膜出现缺损和裂孔，因此血尿常比较明显，伴有红细胞管型；中度蛋白尿，出现不同程度的水肿。大量新月体形成后，阻塞肾球囊腔，出现少尿甚至无尿。肺出血肾炎综合征的病人可有反复发作的咯血，严重者可导致死亡。

（2）氮质血症及肾功能衰竭：因少尿甚至无尿，代谢废物不能排出，在体内潴留引起氮质血症。随病变进展，肾单位功能逐渐丧失，最终发生肾功能衰竭。

（3）高血压：晚期大量肾单位纤维化、玻璃样变，肾组织缺血，通过肾素-血管紧张素系统的作用，出现高血压的临床表现。

4. 结局　新月体性肾小球肾炎的预后一般与病变的广泛程度和新月体的数量有关。如果

病变广泛，发展迅速，预后较差，如不及时采取措施，多数病人往往于数周至数月内死于尿毒症。

（三）肾病综合征及相关的肾炎类型

肾病综合征主要的改变是肾小球毛细血管壁的损伤，血浆蛋白滤过增加，形成大量蛋白尿。其临床表现为：①大量蛋白尿；②明显水肿；③低蛋白血症；④高脂血症。下列类型的肾小球肾炎均可表现为肾病综合征：

1. 膜性肾小球肾炎　膜性肾小球肾炎的病变特点是弥漫性肾小球毛细血管基底膜增厚，因肾小球无明显炎症性反应，故又称为膜性肾病。临床上，这是引起成人肾病综合征的常见原因。

（1）病因及发病机制：大多数病人的发病原因不明。膜性肾小球肾炎为慢性免疫复合物介导的疾病，在脏层上皮细胞与基底膜之间形成免疫复合物。大部分属于原发性，少数病人为继发性，如可继发于系统性红斑狼疮、糖尿病及慢性乙型病毒性肝炎等疾病。

（2）病理变化：肉眼观双肾肿大，颜色苍白，有"大白肾"之称。镜下观弥漫性肾小球毛细血管壁明显增厚，用六胺银染色将基底膜染成黑色，可显示增厚的基底膜及与之垂直的钉状突起，形如梳齿。发展到晚期，基底膜极度增厚，有少量系膜细胞轻度增生，使肾小球毛细血管管腔阻塞；最后肾小球可发生纤维化和玻璃样变。电镜观肾小球脏层上皮细胞与基底膜之间有大量电子致密沉积物，基底膜增生伸出许多钉状突起或梳齿，插入沉积物之间。随病变的发展，钉状突起或梳齿逐渐从细变粗，慢慢将沉积物包埋于基底膜内，使基底膜显著增厚及不规则；而后沉积物逐渐崩解和消失，使基底膜出现虫蛀状空隙；这些空隙以后又被基底膜样物质充填，使基底膜极度增厚。

由于肾小球毛细血管基底膜的损伤，使滤过膜通透性明显增加；大量的蛋白由肾小球滤过进入肾小管，一部分被肾小管上皮细胞重吸收。近曲小管上皮细胞呈玻璃样变和脂肪变性，细胞内可见大量脂肪空泡。晚期随肾小球的纤维化，肾小管也萎缩，间质纤维组织增多，炎性细胞浸润。

（3）临床病理联系：绝大多数膜性肾小球肾炎病人都有明显蛋白尿或肾病综合征。肾病综合征主要表现为：①大量蛋白尿。②明显水肿，往往为全身性水肿，以眼睑和身体下垂部分最明显，严重者可有胸水和腹水。③低蛋白血症。④高脂血症。

（4）结局：膜性肾小球肾炎常为慢性进行性疾病，对肾上腺皮质激素疗效不明显。病变轻者，症状可消退或部分缓解；多数则反复发作，发展到晚期，大量肾单位纤维化、硬化，可导致肾功能衰竭和尿毒症。

2. 轻微病变性肾小球肾炎　轻微病变性肾小球肾炎（脂性肾病）是引起儿童肾病综合征的最常见原因。

（1）病因及发病机制：轻微病变性肾小球肾炎与其他类型肾炎不同，肾小球内无免疫复合物沉积，而轻微病变性肾小球肾炎的发生与免疫功能异常有关。免疫功能异常导致细胞因子释放和脏层上皮细胞损伤，引起蛋白尿。

（2）病理变化：肉眼观肾脏肿胀，色苍白。切面肾皮质因肾小管上皮内脂质沉积而出现黄白色条纹。镜下观肾小球基本正常；因肾小球毛细血管通透性增强，大量脂蛋白通过肾小球滤出，被近曲小管重吸收，近曲小管上皮内出现大量脂滴和多数玻璃样小滴，又称为脂性肾病。

电镜观弥漫性肾小球脏层上皮细胞足突消失，细胞胞体扁平，因此又称为足突病。

（3）临床病理联系：临床上此病多发生于 2 ~ 6 岁的儿童，表现为肾病综合征，尿内蛋白主要为小分子的白蛋白，为高度选择性蛋白尿；可发生在呼吸道感染或免疫接种后。肾小球的病变轻微，故一般无血尿和高血压，肾功能也不受影响。

（4）结局：大多数病人对皮质激素治疗敏感，经皮质激素治疗后，足突细胞可恢复正常。临床上，90% 以上儿童可以完全恢复，病变在数周内消失。

3. 膜性增生性肾小球肾炎　膜性增生性肾小球肾炎的病变特点是弥漫性的系膜细胞增生、系膜基质增多及基底膜不规则增厚。此型肾炎多见于中年人和青年人。其临床特点是起病缓慢，是一种慢性进行性疾病。早期症状一般不明显。病变逐渐发展，临床出现表现不一的症状，常有血尿、蛋白尿，也有约半数病人发病早期就出现肾病综合征，易发生肾功能不全。

（1）病理变化：镜下观肾小球体积增大细胞数目增多，主要因为肾小球系膜细胞增生，同时分泌的基质增多，使系膜区增宽，进而使毛细血管丛呈分叶状。在系膜区可见数量不等的中性粒细胞浸润，增生的系膜组织逐渐向周围毛细血管伸展，应用六胺银和 PAS 染色，增厚的基底膜呈双轨状或分层状。病变继续发展，增生的系膜组织可环绕全部毛细血管壁，使管壁显著增厚，管腔明显狭小，甚至阻塞。晚期，系膜区纤维化，肾小球硬化，转变为慢性硬化性肾小球肾炎。

电镜观可见肾小球系膜增生，增生的系膜细胞的突起插入邻近的毛细血管袢并形成系膜基质，使血管壁分离。肾小球内有大量电子致密物沉积。根据沉积物的部位，可将膜性增生性肾小球肾炎分为两型：①Ⅰ型：较多见，电镜观肾小球内皮细胞下和系膜区内出现电子致密沉积物，聚积成大团块；免疫荧光显示 IgG 和 C3 沿肾小球毛细血管壁呈颗粒状荧光。②Ⅱ型：又称致密沉积物病，较少见，电镜观在基底膜致密层内出现粗大、带状的密度极高的沉积物；免疫荧光显示 C3 沉积。

（2）临床病理联系：此病多发生于儿童和青年，主要表现为肾病综合征，常伴有血尿，也可仅表现为蛋白尿。

（3）结局：膜性增生性肾小球肾炎预后较差，为一种慢性进行性疾病，对肾上腺皮质激素治疗不敏感，病人可逐渐发展为慢性肾功能衰竭。尤其是Ⅱ型膜性增生性肾小球肾炎复发率较高，预后更差。

4. 系膜增生性肾小球肾炎　系膜增生性肾小球肾炎的病变特点是弥漫性系膜细胞增生及系膜基质增多。此病在我国和亚太地区常见。

（1）病因及发病机制：系膜增生性肾小球肾炎可因循环免疫复合物沉积或原位免疫复合物形成等引起。免疫反应通过介质的作用刺激系膜细胞，导致系膜细胞增生及系膜基质增多。

（2）病理变化：镜下观弥漫性系膜区内系膜细胞增生和系膜基质增多。电镜观系膜区可见有电子致密物沉积。

（3）临床病理联系：系膜增生性肾小球肾炎多见于青少年，男性多于女性。起病前常有上呼吸道感染等前驱症状。其临床表现具有多样性，可表现为肾病综合征，也可表现为无症状蛋白尿和（或）血尿。

（4）结局：此病可用激素和细胞毒药物治疗，病变轻者疗效好；病变严重者可伴有节段性硬化，甚至出现肾功能障碍与衰竭，预后较差。

（四）慢性肾小球肾炎

慢性肾小球肾炎（慢性硬化性肾小球肾炎）是各型肾小球肾炎发展到晚期的病理类型，多见于成人，预后差。

1. 病因　慢性肾小球肾炎是其他肾小球肾炎演变而来的晚期变化。例如，新月体性肾小球肾炎（快速进行性肾小球肾炎），病人度过急性期，几乎全部发展为慢性肾小球肾炎；膜性肾小球肾炎和膜性增生性肾小球肾炎也可缓慢地演变为慢性肾小球肾炎；也有部分病人无肾炎病史。

2. 病理变化　肉眼观：两侧肾脏对称性缩小，色苍白，质地变硬。表面呈弥漫性的细颗粒状，颗粒大小比较一致，形成"颗粒性固缩肾"（如图 14-3 所示）。切面可见肾皮质因萎缩而变薄，皮髓质境界不清，有时有微小的囊肿形成。肾盂周围脂肪组织增多。小动脉壁硬化、增厚，动脉切口哆开。

镜下观慢性肾小球肾炎的病变弥漫分布于双侧肾脏。由于此病多从其他类型肾小球肾炎转变而来，在早期可见某种肾炎的残存病变。随着病变的发展，大量的肾小球发生纤维化和玻璃样变，相应肾小管逐渐萎缩消失；间质的纤维组织增生也更显著；同时，残存的相对正常的肾单位发生代偿性变化（如图 14-4 所示）。肾小球体积增大（肥大），肾小管也扩张。由于慢性肾小球肾炎时肾组织一部分被破坏，发生纤维化和收缩，而另一部分肾小球呈代偿性肥大和肾小管扩张，因而形成肉眼可见的肾表面的细颗粒状外观。

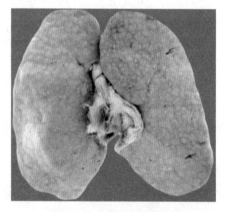

图 14-3　颗粒性固缩肾

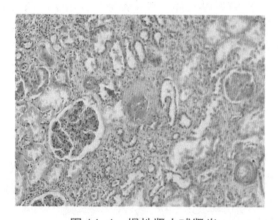

图 14-4　慢性肾小球肾炎

3. 临床病理联系　慢性肾小球肾炎常继发于其他类型肾炎，其早期临床表现一般还保留了原肾小球肾炎的特点。例如，由膜性肾小球肾炎转变而来的病例，临床上长期表现为肾病综合征。

晚期，由于大量肾单位功能丧失，血流只能通过少数残留的肾单位，因此血流通过肾小球的速度加快，但肾小管的重吸收有限，所以大量水分不能重吸收，肾的浓缩功能相对降低，从而出现多尿、夜尿、低比重尿。大量肾单位纤维化，肾组织严重缺血，肾素分泌增加，病人出现明显高血压。慢性肾炎时的高血压，一般不出现波动，并保持在较高水平。长期高血压可引起左心室肥大，甚至导致左心衰竭。当大量肾单位破坏时，残留的相对正常的肾单位逐渐减少，最后可导致氮质血症和肾功能衰竭。此外，由于肾组织大量破坏，促红细胞生成素生成减少，长期肾功能不全引起的氮质血症和自身中毒会抑制造血功能，病人常出现贫血。

4. 结局　慢性肾小球肾炎早期进行合理治疗，及时进行有效的血液透析或肾移植术，可取得较好的治疗效果。否则病变发展到晚期，大量肾单位被破坏，可因肾功能不全引起尿毒症而死亡，还可因高血压引起的脑出血和心力衰竭、机体抵抗力的降低继发感染死亡。

提　示

慢性肾小球肾炎患者的免疫功能较低，尤其伴有贫血及低蛋白血症患者，体质与抵抗力更低，可因生活与工作无规律、感染、劳累等因素而诱发病情加重，导致肾功能不全。因此，慢性肾小球肾炎患者应不断增强机体抵抗力，预防感染，避免劳累。另外，注意不能服用对肾脏有毒性的药物，以免加重肾功能的损害。

模块 2　肾盂肾炎

肾盂肾炎（pyelonephritis）是肾盂、肾间质和肾小管的炎性疾病，是肾脏最常见的疾病之一。肾盂肾炎分为急性肾盂肾炎和慢性肾盂肾炎两类。急性肾盂肾炎通常由细菌感染引起。在慢性肾盂肾炎发病中，细菌感染也起到重要作用，膀胱输尿管的反流和尿路的阻塞也和发病有关。临床上，肾盂肾炎可发生于任何年龄，多见于女性，临床上常有发热、腰部酸痛、血尿和脓尿等症状。

一、病因及发病机制

肾盂肾炎是细菌直接感染引起的，最常见为大肠杆菌，其次为变形杆菌、产气杆菌和葡萄球菌等。肾盂肾炎的感染途径有两种：

1. 上行性感染　上行性感染为较常见的感染途径，主要的致病菌是大肠杆菌。细菌从尿道或膀胱通过输尿管管腔或输尿管周围的淋巴管上行到肾盂、肾盏和肾间质，引起化脓性炎症，病变可累及一侧或双侧肾脏。

2. 血源性（下行性）感染　血源性（下行性）感染为少见的感染途径，金黄色葡萄球菌为多见，引起败血症或感染性心内膜炎时，细菌进入血流，形成细菌性栓子并栓塞于肾小球或肾小管周围的毛细血管，从而引起肾脏化脓性炎症，两侧肾脏可同时受累。细菌能否引起肾盂肾炎还取决于机体的防御能力及是否存在诱因，常见的诱因如下：

（1）尿路完全或不完全的阻塞是诱发肾盂肾炎的主要因素，如泌尿道结石、尿道炎，或尿道损伤后的疤痕收缩、前列腺肥大等均可引起尿路的阻塞，引起尿液潴留。尿液是细菌良好的培养基，细菌可生长繁殖而引起肾盂肾炎。即使是血源性感染，从血流进入肾脏的细菌能否在肾脏繁殖，也和尿路阻塞有关。

（2）导尿、膀胱镜检查和其他尿道手术有时可将细菌带入膀胱，并易损伤黏膜，导致细菌感染诱发肾盂肾炎。女性尿道短，上行性感染机会较多，故女性肾盂肾炎发病率比男性高。慢性消耗性疾病，如糖尿病和截瘫等全身抵抗力低下时，常并发肾盂肾炎。

二、急性肾盂肾炎

急性肾盂肾炎是细菌感染引起的以肾盂、肾间质和肾小管为主的急性化脓性炎症。

（一）病理变化

肉眼观肾肿大、充血，表面散在多数大小不等的脓肿，呈黄色或黄白色，周围有紫红色充血带环绕。切面髓质内可见黄色条纹向皮质伸展。肾盂黏膜充血、水肿，可有散在的小出血点，黏膜表面出现脓性渗出物覆盖，肾盂腔内可见积脓。

上行性感染引起的急性肾盂肾炎首先引起肾盂炎。镜下观肾盂黏膜充血、水肿，大量中性粒细胞渗出，形成表面化脓。以后炎症沿肾小管及其周围组织扩散，在肾间质内大量中性粒细胞浸润，并可形成大小不等的脓肿。肾小管腔内充满脓细胞和细菌，故临床上常出现脓尿和蛋白尿。尿培养可找到致病菌。早期肾小球多不受影响，病变严重时大量肾组织坏死可破坏肾小球。

血源性感染引起的急性肾盂肾炎的特点是病变首先累及肾小球或肾小管周围的间质，病变逐渐扩大，破坏邻近组织，肾组织内出现多数散在的小脓肿，并可破入肾小管，进而引起肾盂肾炎。

（二）合并症

1. 急性坏死性乳头炎　急性坏死性乳头炎主要发生于糖尿病或严重尿路阻塞的病人。病变可为单侧或双侧。肉眼观可见肾切面乳头部坏死，范围大小不等。坏死区呈灰黄色，周围有充血带，与邻近组织分界明显。镜下观坏死区为缺血性凝固性坏死，坏死区内可见肾小管轮廓，周围有充血和中性粒细胞浸润。

2. 肾盂积脓　在严重尿路阻塞特别是高位完全性尿路阻塞时，脓性渗出物不能排出，淤积充满肾盂，引起肾盂积脓。

3. 肾周围脓肿　肾组织内的化脓性炎症可穿过肾包膜扩展到肾周围的组织中，引起肾周围脓肿。

（三）临床病理联系

急性肾盂肾炎出现急性炎症的全身表现，起病急，突然出现发热、寒战，血中中性粒细胞增多等。肾肿大使肾被膜紧张，出现腰部酸痛；可出现脓尿、蛋白尿、管型尿、菌尿，有时还有血尿等。当病变累及肾脏时，白细胞管型可在肾小管内形成，对急性肾盂肾炎的诊断有意义。由于膀胱和尿道急性炎症的刺激，可出现尿频、尿急、尿痛等症状。

急性坏死性乳头炎时常有明显血尿。严重时肾小管被破坏，相应的肾小球被阻塞可引起少尿和氮质血症。乳头坏死组织脱落可阻塞肾盂，有时坏死组织碎块通过输尿管排出可引起绞痛。

（四）结局

急性肾盂肾炎如能及时彻底治疗，大多数可以治愈；如治疗不彻底或尿路阻塞未消除，则易反复发作而转为慢性肾盂肾炎。

三、慢性肾盂肾炎

慢性肾盂肾炎可由急性肾盂肾炎发展而来，引起的原因有：①尿路阻塞未解除或因急性肾盂肾炎治疗不彻底病变迁延，反复发作而转为慢性。②反流性肾病，具有先天性膀胱输尿管反流或肾内反流的儿童常反复发生感染，可引起一侧或双侧的慢性肾盂肾炎。

（一）病理变化

肉眼观其特征性病变是一侧或双侧肾脏体积缩小，出现大小不规则的凹陷性瘢痕。两侧肾脏病变不对称、大小不等。切面可见皮髓质界限模糊，肾乳头部萎缩。肾盂扩张、肾盏因瘢痕收缩而变形。肾盂黏膜增厚、粗糙（如图 14-5 所示）。

镜下观病变呈不规则片状瘢痕区，其夹杂于相对正常的肾组织之间。瘢痕区的肾组织被破坏，肾间质大量纤维组织增生，伴有大量慢性炎细胞浸润；肾小管多萎缩、坏死，由纤维组织替代。而有些肾小管腔扩张，腔内有红染的胶样管型，形似甲状腺滤泡。早期，肾小球尚完好，由于间质的慢性炎症，使肾球囊周围纤维化，球囊壁常因纤维化增厚，这是慢性肾盂肾炎时肾小球病变的一个特点（如图 14-6 所示）。后期，肾间质病变严重，肾小球可发生纤维化和玻璃样变，病灶间的肾组织部分肾小球正常，部分代偿性肥大。

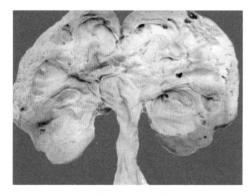

图 14-5　慢性肾盂肾炎

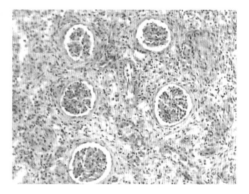

图 14-6　慢性肾盂肾炎

（二）临床病理联系

慢性肾盂肾炎时，病变首先累及肾小管，故肾小管功能障碍出现较早，也比较严重。肾小管尿浓缩功能降低，病人可有多尿和夜尿。在急性发作时，出现脓尿，并伴有急性肾盂肾炎的其他症状，如发热、腰背酸痛等。

高血压也是此病常见的并发症，这是由于在慢性肾盂肾炎晚期，肾组织广泛纤维化，肾单位损害造成肾缺血所致。严重和持久的高血压可引起心力衰竭。

晚期病例，由于肾单位大量丧失，可引起氮质血症甚至尿毒症。慢性肾盂肾炎是引起慢性肾功能衰竭的一个重要原因。

（三）结局

慢性肾盂肾炎病变迁延，常反复急性发作，如能及时彻底治疗可控制其病变的发展。如诱因未能去除，治疗较晚或不彻底，两侧肾脏受累严重时，病人可死于尿毒症，也可因顽固的高血压而死于心力衰竭。

MODULE 模块 3 泌尿系统常见肿瘤

一、肾细胞癌

肾细胞癌简称肾癌，是由肾小管上皮细胞发生的恶性肿瘤，又称肾腺癌。肾癌是肾脏常见的恶性肿瘤，占肾脏恶性肿瘤的85%，多见于50～60岁的老年人，男性发生率较高。

（一）病因及发病机制

肾细胞癌的病因及发病机制尚未明了。流行病学研究表明，吸烟者肾细胞癌发病率高于正常人群，故吸烟是肾细胞癌最重要的危险因子。其他危险因素包括肥胖、高血压、接触石棉、石油产品和重金属等。另外，遗传因素在肾癌发病中也起着重要作用。

（二）病理变化

镜下观分为三种类型：

1. **透明细胞癌** 透明细胞癌是肾细胞癌最常见的类型，约占肾细胞癌的70%～80%。其肿瘤细胞体积较大，圆形或多边形，胞质丰富，透明或颗粒状；核小、深染，位于瘤细胞的中央或边缘；间质具有丰富的毛细血管和血窦。

2. **乳头状癌** 乳头状癌占肾细胞癌的10%～15%。其肿瘤细胞立方或矮柱状，乳头状排列。乳头中轴间质内常见砂粒体和泡沫细胞，并可发生水肿。

3. **嫌色细胞癌** 嫌色细胞癌在肾细胞癌中约占5%。显微镜下其肿瘤细胞大小不一，细胞膜较明显，胞质淡染或略嗜酸性，核周常有空晕。病人预后较好。

肉眼观肾细胞癌大都发生于一侧肾脏，多发生于肾脏上下两极，尤以上极更为常见。其肿瘤一般为单个、圆形，大小差别较大。肿瘤与周围肾组织常有较明显分界，可有假包膜形成。肿瘤细胞富含脂质和糖原，并有坏死、钙化及出血等继发性变化，切面肿瘤呈灰黄色、灰白色或红棕色等多彩状。乳头状癌可为多灶和双侧性。肿瘤较大时常伴有出血和囊性变。肿瘤还可侵入肾静脉，并引起血道转移，在肾静脉内柱状的瘤栓可延伸至下腔静脉，甚至右心。

（三）临床病理联系

肾细胞癌的早期临床表现较为隐蔽，不易早期诊断，有些病人可有发热、乏力、消瘦等全身性症状；发现时肿瘤体积常已较大。肾细胞癌的三个典型症状为：①腰痛；②肾区肿块；③血尿。无痛性血尿是肾癌的早期主要症状，早期可仅表现为镜下血尿，逐渐发展为肉眼血尿，血尿常为间歇性。肿瘤可产生异位激素和激素样物质，病人可出现多种副肿瘤综合征，如红细胞增多症、高钙血症、Cushing综合征和高血压等。

（四）扩散及转移

肾细胞癌可直接侵入肾盂、肾盏及输尿管，引起尿路的阻塞，并突破肾包膜向周围邻近组织和器官蔓延扩散。也可通过血道和淋巴道转移，而以血道转移更为重要和常见；因为肾细胞癌间质血管丰富，而且半数以上病例有侵犯血管（肾静脉）倾向。最常见的血源性转移部位是肺，其次是骨、肝、肾上腺和脑。肾细胞癌转移的另一特点是有时肾脏局部无任何症状，而转移灶首先出现症状。淋巴道转移常先至肾门及主动脉旁淋巴结。

二、膀胱与尿路上皮肿瘤

尿路上皮肿瘤可发生于肾盂、输尿管、膀胱和尿道，但以膀胱最为常见。绝大多数膀胱肿瘤起源于上皮组织，少数来源于间叶组织，如肌组织肿瘤。绝大多数上皮性肿瘤成分为尿路上皮（移行上皮），称为尿路上皮肿瘤或移行上皮肿瘤。膀胱也可发生鳞状细胞癌、腺癌和间叶起源的肿瘤，但均较少见。根据世界卫生组织和国际泌尿病理学会分类，将尿路（移行）上皮肿瘤分为：①尿路上皮乳头状瘤；②低恶性潜能尿路上皮乳头状瘤；③低级别非浸润性尿路上皮乳头状癌；④高级别尿路上皮乳头状癌。

（一）病因及发病机制

膀胱癌的发生与吸烟、接触芳香胺、埃及血吸虫感染、辐射和膀胱黏膜的慢性刺激等有关。吸烟可明显增加膀胱癌发病的危险性，是最重要的影响因素；其发生也与遗传有关。

（二）病理变化

尿路上皮肿瘤好发于膀胱侧壁和膀胱三角区近输尿管开口处。肿瘤可为单个，也可为多灶性；大小不等，可呈乳头状或息肉状，也可呈扁平斑块状。肿瘤可为浸润性或非浸润性。

1. 尿路上皮乳头状瘤　尿路上皮乳头状瘤是来自移行上皮的良性肿瘤，发病率较低，多见于青年。其肿瘤呈绒毛状突起，体积较小，由于乳头纤细易折断，临床出现无痛性出血。镜下观：乳头状瘤轴心为纤维和血管，表面被覆与正常移行上皮相似的细胞，肿瘤呈乳头状生长，细胞分化好，无异型性。

2. 低恶性潜能尿路上皮乳头状瘤　低恶性潜能尿路上皮乳头状瘤的组织学特征与乳头状瘤相似，但主要区别表现在上皮增生较厚，乳头粗大，细胞核普遍增大。

3. 低级别非浸润性尿路上皮乳头状癌　低级别非浸润性尿路上皮乳头状癌的癌细胞和组织结构较规则，细胞排列紧密，维持正常极性，但有明显的小灶状核异型性改变，表现为核浓染、少量核分裂象。此病术后可复发，很少出现浸润。

4. 高级别尿路上皮乳头状癌　高级别尿路上皮乳头状癌的癌细胞核浓染，部分细胞异型性明显，核分裂象较多，可见病理性核分裂象。癌细胞排列紊乱，极性消失。多为浸润性生长，可直接浸润到邻近的器官，如前列腺、精囊和输尿管等。有的可形成膀胱 – 阴道瘘或膀胱 – 直肠瘘。浸润性肿瘤可发生局部淋巴结的转移。高度间变的肿瘤晚期可发生血道转移。

（三）临床表现

无痛性血尿是膀胱肿瘤最常见的症状，乳头的折断、肿瘤表面坏死和溃疡形成均可引起血尿；病人可出现尿频、尿急及尿痛等症状，可因肿瘤浸润膀胱壁伴有感染而引起。肾盂积水、肾盂肾炎，其病变进一步发展可引起肾盂积脓。这是由于肿瘤波及输尿管开口处，出现尿路阻塞引起的。

预后：膀胱肿瘤术后易复发。尿路上皮肿瘤患者的预后与肿瘤的分级、分化程度和浸润范围有密切关系。

（四）扩散和转移

膀胱肿瘤首先通过淋巴道转移至局部淋巴结，如髂动脉旁和主动脉旁淋巴结。血道转移一般发生在晚期，见于分化较差的肿瘤，常见于肝、肺和骨髓。病人常因广泛转移或因癌组织浸润输尿管引起阻塞和感染而导致死亡。

提 示

护理人员应认识到：血尿是膀胱肿瘤最常见和最早出现的症状，是患者就诊的主要原因。血尿的特点是间歇性无痛性的，血尿还可自行减轻或停止，给患者造成"好转"或"自愈"的错觉，因而贻误患者的治疗。出血量的多少与肿瘤的大小、数目及恶性程度不成比例，分化较好的乳头状肿瘤，因肿瘤乳头纤细，易折断，可有严重血尿；而分化不好的浸润性癌，多为向深部浸润性生长，并可浸润到邻近的器官，乳头不明显，血尿程度不严重。膀胱刺激症状：尿频、尿急、尿痛只有到晚期，肿瘤出现坏死、溃疡伴继发感染时出现。

MODULE 模块 4 肾功能衰竭

根据发病的缓急和病程的长短，肾功能衰竭可分为急性肾功能衰竭和慢性肾功能衰竭。无论是急性肾功能衰竭还是慢性肾功能衰竭，均可发展为尿毒症。

一、急性肾功能衰竭

急性肾功能衰竭（acute renal failure，ARF）是各种原因引起肾脏泌尿功能在短期内急剧降低，代谢产物在机体内迅速积聚，以致机体内环境出现严重紊乱的病理生理过程。临床上根据有无少尿可将急性肾功能衰竭分为少尿型和非少尿型两大类。患者若每天排出尿量低于 400 ml，称为少尿型急性肾功能衰竭，若每天尿量可超过 400 ml，称为非少尿型急性肾功能衰竭。无论少尿型或非少尿型，急性肾功能衰竭的肾小球滤过率（GFR）均显著降低，故 GFR 降低被认为是 ARF 发生的中心环节。与少尿型 ARF 相比，非少尿型 ARF 的发病率和死亡率均较低。

学习活动 14-1：结合下面所学的内容，试分析病例中的问题

病例：患者，男，50 岁，因呕吐、腹泻、低热，于门诊应用庆大霉素 32 万 U/ 天，共 5 天，近日来出现尿量减少，为 300 ml/ 天，伴乏力、头晕。实验室检查：尿蛋白（＋），血红蛋白 100 g/L，血清钾 6.5 mmol/L，血浆尿素氮 33.5 mmol/L，血肌酐浓度 884 μmol/L。

问题：

1．患者少尿的原因和发病机制是什么？
2．患者少尿对机体的影响是什么？

（一）原因与分类

造成急性肾功能衰竭的原因很多，根据解剖部位，将急性肾功能衰竭的原因归纳为三大类：肾前性因素、肾性因素和肾后性因素。

1. 肾前性因素　肾前性因素主要造成肾脏血液灌流量急剧减少，即引起肾缺血。常见于有效循环血量减少、心输出量下降及肾血管收缩等。例如，各类休克、创伤及大手术、严重烧伤、急性心力衰竭等，肾小球滤过率显著减少，泌尿功能急剧下降。肾前性因素导致的急性肾功能衰竭也被称为肾前性急性肾功能衰竭。肾前性急性肾功能衰竭早期尚无肾脏器质性损害，当肾脏血液灌流量恢复正常时，肾脏泌尿功能也随即恢复正常，因此，又称为功能性急性肾功能衰竭。若肾缺血持续过久就会引起肾脏器质性损害，从而导致器质性急性肾功能衰竭。

2. 肾性因素　肾性因素引起肾实质病变，包括肾血管、肾小球、肾小管和肾间质的病变，均存在肾小管坏死。持续性肾缺血和肾毒物是引起急性肾小管坏死的主要原因。

（1）肾缺血：肾血流灌注不足导致持续性肾缺血是引起急性肾小管坏死的常见原因，如不及时纠正，肾小管上皮则因缺血、缺氧而发生变性和坏死。

（2）肾毒物：重金属、抗生素（多粘菌素、庆大霉素、先锋霉素等）、磺胺类、某些有机化合物（四氯化碳、氯仿等）、杀虫药、毒蕈、某些血管和肾脏造影剂、蛇毒、肌红蛋白等经肾脏排泄时，均可直接损伤肾小管；另外在异型输血、挤压伤时，肌红蛋白和血红蛋白阻塞肾小管，直接造成肾小管损伤。

（3）肾脏疾病：发生于肾小球、肾间质、肾血管的各种疾病，如急性肾小球肾炎、狼疮性肾炎、肾盂肾炎、双侧肾动脉栓塞或血栓形成、结节性多动脉炎等，都能引起急性肾功能不全。

肾性因素引起的急性肾功能衰竭称为肾性急性肾功能衰竭，又称为器质性急性肾功能衰竭。

3. 肾后性因素　肾后性因素即从肾盂到尿道的尿路急性梗阻。常见于双侧尿路结石、盆腔肿瘤、前列腺肥大和泌尿道周围的肿物等。肾后性因素引起的急性肾功能衰竭被称为肾后性急性肾功能衰竭，又称梗阻性急性肾功能衰竭。肾后性急性肾功能衰竭的早期并无肾实质的器质性损害，及时解除梗阻可使肾脏泌尿功能迅速恢复。

> **提　示**
>
> 对于肾后性急性肾功能衰竭的病人，应及早明确诊断，及时解除梗阻是防止发展成器质性急性肾功能衰竭的关键。

（二）发病机制

急性肾功能衰竭发生机制复杂，大量的动物实验及临床观察发现，急性肾功能衰竭发病机制的关键是肾小球滤过率的降低。

1. **肾小球因素**　肾血流量减少和肾小球病变均可导致肾小球滤过率降低，引起少尿或无尿。

（1）肾血流量减少（肾缺血）：研究发现，无论何种类型急性肾功能衰竭，早期均出现肾血流量减少。因此，肾血流量减少被公认为急性肾功能衰竭初期的主要发病机制。肾血流量减少与肾灌注压降低、肾血管收缩及肾血管阻塞有关。

（2）肾小球病变：急性肾小球肾炎患者，免疫反应引起的肾小球滤过膜通透性降低，导致肾小球滤过率降低。

2. **肾小管因素**　肾小管细胞损伤在急性肾功能衰竭的发生发展中起重要作用，主要通过阻塞肾小管和造成肾小管原尿反流的方式导致少尿。

（1）肾小管阻塞：肾缺血、肾毒物引起肾小管坏死时脱落的上皮细胞碎片，异型输血、挤压综合征时肌红蛋白、血红蛋白等形成的各种管型均可阻塞肾小管腔，造成广泛的肾小管阻塞。肾小管阻塞一方面使原尿不易通过，形成少尿；另一方面由于管腔内压升高，使有效滤过压降低，导致肾小球滤过率降低。

（2）原尿回漏：肾小管上皮细胞坏死脱落后，原尿可回漏入肾间质，造成肾间质水肿，除了可直接使尿量减少之外，还可引起肾间质水肿，压迫肾小管，造成肾小球囊内压增高，GFR进一步减少，出现少尿。

（三）机能及代谢变化

急性肾功能衰竭在临床上可表现为少尿型和非少尿型。

1. **少尿型急性肾功能衰竭**　少尿型急性肾功能衰竭的发病过程一般可分为少尿期、多尿期和恢复期三个阶段。

（1）少尿期：此期为急性肾功能衰竭最初、最危险的阶段。患者尿量显著减少，出现少尿或无尿，并有体内代谢产物的蓄积，水、电解质和酸碱平衡紊乱。少尿期一般持续 8 ~ 16 天。

①尿量及尿液成分变化：少尿或无尿是少尿期的主要表现，24 h 尿量少于 400 ml 为少尿，24 h 尿量少于 100 ml 为无尿。早期，即功能性急性肾功能衰竭阶段，由于肾小管对水的重吸收增加，尿比重常大于 1.020；当发生急性肾小管坏死后，即器质性急性肾功能衰竭阶段，尿比重常固定于 1.010 ~ 1.012，这是由于肾小管对水的重吸收功能降低，原尿浓缩功能障碍所致。早期，即功能性急性肾功能衰竭阶段，尿钠含量低于 20 mmol/L；在器质性急性肾功能衰竭阶段，尿钠含量高于 40 mmol/L。同时，血尿、蛋白尿、管型尿。尿比重和尿钠含量变化等，均可反映肾小管对水、钠重吸收的功能状态。

②水中毒：急性肾功能衰竭患者调节水、钠代谢的能力减弱或丧失。少尿、分解代谢所致内生水增多、摄入或输入液体过多等因素，均可引起体内水、钠潴留，严重者可出现急性肺水肿、脑水肿和心力衰竭，常常危及生命。因此，对于急性肾功能衰竭患者，应严密控制补液速度和补液量。

③高钾血症：高钾血症是急性肾功能衰竭患者在少尿期最危险的并发症，在少尿期一周内死亡的病例大多数是高血钾所致。产生高血钾的原因主要是由于肾小球滤过率降低，肾排钾减少；组织分解代谢增强，钾释放增多；酸中毒时，钾从细胞内向细胞外转移；以及低血钠时，远曲小管 K^+-Na^+ 交换减少。高钾血症可引起恶心、呕吐和胸闷等症状，并致传导阻滞和诱发心律失常，严重时出现心室颤动或心脏骤停。

④代谢性酸中毒：由于机体分解代谢增强，酸性代谢产物生成增多，伴有 GFR 下降时又不能及时排出，加之肾小管产氨和排泌氢离子的能力降低，会出现代谢性酸中毒。酸中毒可抑制心血管系统和中枢神经系统，影响体内多种酶的活性，此外酸中毒亦能促进高钾血症发生。

⑤氮质血症：肾功能衰竭时，由于肾小球滤过率下降，尿素、肌酐和尿酸在体内蓄积，因而血中非蛋白含氮化合物的含量增加，称为**氮质血症**（azotemia）。其发生主要是由于急性肾功能衰竭时，肾小球滤过率降低而不能有效地排除非蛋白含氮化合物，致使血中非蛋白含氮物质的升高。此外，某些病因（创伤、烧伤时）也促进现组织分解，参与了血中非蛋白含氮物质的升高。氮质血症患者可出现恶心、呕吐、腹胀、头痛等表现，严重者发展为尿毒症。

提　示

正常人血中有9种非蛋白含氮化合物，即尿素、尿酸、肌酐、嘌呤、核苷酸、氨基酸、多肽、谷氨酰胺和肌酸，其中前三种化合物必须通过肾排出体外。当肾功能衰竭时，这三种化合物特别是尿素和肌酐在血中浓度升高，故临床上常用血尿素氮和血肌酐浓度作为氮质血症的指标。

（2）多尿期：一般到 21 天，当患者尿量达到 400 ml/ 天以上时，标志着少尿型急性肾功能衰竭进入多尿期。病人进入多尿期时尿量进行性增多，后期昼夜排尿量可达 3～5 L。多尿的机制可能是：①肾血流量和肾小球逐渐恢复；②肾间质水肿消退，肾小管内管型被冲走，阻塞解除；③少尿期滞留的尿素等代谢产物得以排出，增加原尿渗透压，起到渗透性利尿作用；④新生的肾小管上皮细胞排泌和重吸收功能尚未恢复，钠、水重吸收相对低下。尿量的进行性增加是肾功能逐渐恢复的信号，但是在多尿期早期，由于肾脏功能尚未完全恢复，GFR 仍低于正常，氮质血症、高钾血症和代谢性酸中毒仍将存在。一般在多尿一周后氮质血症可以逐渐改善。同时尿量增多，而肾小管浓缩功能未完全恢复，使大量水、电解质丧失，造成脱水、低钠血症、低钾血症等电解质代谢紊乱，甚至发生血压下降导致休克。若不及时纠正，病人的内环境紊乱仍将非常严重。

（3）恢复期：一般在少尿型急性肾功能衰竭发病后一个月进入恢复期，肾功能恢复正常约需要 3 个月到 1 年时间。此期患者的尿量基本恢复正常，代谢产物的潴留和水、电解质、酸碱平衡紊乱得到纠正，但肾小管浓缩功能完全恢复正常需要较长时间。

2. 非少尿型急性肾功能衰竭　非少尿型急性肾功能衰竭患者的临床症状一般较轻，病程相对较短，预后较好，肾小球滤过率下降不如少尿型患者严重，肾小管损伤也较轻。其主要表现为尿浓缩功能障碍，尿渗透压较低。

提 示

非少尿型急性肾功能衰竭可因治疗不及时或措施不当而转为少尿型急性肾功能衰竭，常提示患者病情恶化。

（四）防治和护理的病理生理基础

1. 预防急性肾功能衰竭的发生　慎用对肾脏有损害的药物，积极治疗原发病，消除导致或加重急性肾功能衰竭的因素，是防治急性肾功能衰竭的重要原则。具体的预防措施包括：①控制原发病或致病因素。对伴发功能性肾衰的休克患者，快速准确地补充血容量，维持足够的有效循环血量，尽早恢复肾血液灌注；解除肾中毒和尿路梗阻。②合理用药。避免使用对肾脏有损害作用的药物。

2. 发病学防治　①控制水、钠摄入：少尿期要严格控制水、钠的摄入量，坚持"量出而入，宁少勿多"的输液原则。②预防和处理高钾血症：静脉内滴注葡萄糖和胰岛素，促进细胞外钾进入细胞内。③其他：纠正酸中毒、控制氮质血症、防治感染、合理提供营养等。

3. 透析疗法　透析疗法为抢救急性肾小管坏死最有效的措施。有透析指征者应尽快予以早期透析治疗，这样不但可以减少 ARF 的致命并发症，如心力衰竭、消化道出血、感染等，使患者顺利度过少尿期，降低死亡率，而且有利于原发病的恢复和治疗。

二、慢性肾功能衰竭

各种慢性肾脏疾病引起肾单位发生进行性破坏，残存的肾单位不能充分排出代谢废物和维持内环境稳定，因而体内出现代谢废物的潴留和水、电解质与酸碱平衡紊乱，以及肾内分泌功能障碍，这一病理过程称之为**慢性肾功能衰竭**（chronic renal failure，CRF）。

（一）病因

凡能引起肾实质慢性破坏的疾患均能引起慢性肾功能衰竭，其原因可以分为：①肾小球病变，以慢性肾小球肾炎为最常见，占50% ~ 60%。②肾小管、肾间质疾病，如慢性肾盂肾炎、多囊肾、肾结核、放射性肾炎等。③肾血管疾病，如高血压性肾小动脉硬化症、结节性动脉周围炎等。④慢性尿路梗阻，如慢性尿路结石、肿瘤、前列腺肥大等。

（二）发病过程

由于肾脏有强大的储备代偿功能，故慢性肾功能衰竭的发展过程可以随着肾脏受损的程度逐步加重。根据肾功能水平，将慢性肾功能不全分为四个时期。一般以内生肌酐清除率和血肌酐浓度来评判肾功能水平，前者为衡量 CFR 的较好指标，后者能反映氮质血症的程度。

1. 肾脏储备功能降低期（代偿期）　此期肾实质破坏尚不严重，肾脏能维持内环境稳定，无临床症状。内生肌酐清除率在正常值的 30% 以上，血液生化指标无异常。但肾脏储备功能降低，肾功能的适应范围小，在应激刺激作用下，如钠、水负荷突然增大或发生感染时，极易出现内环境紊乱。

2. 肾脏功能不全期　此期肾实质进一步受损，肾储备功能明显降低，已不能维持机体内环境的稳定。可出现夜尿和多尿、轻度氮质血症和贫血等。内生肌酐清除率下降至正常值的 25% ~ 30%。

3. 肾功能衰竭期　此期肾脏内生肌酐清除率下降至正常值的 20% ~ 25%。临床表现明显，有较重的氮质血症、代谢性酸中毒、高磷血症、低钙血症，也可出现轻度高钾血症。肾脏浓缩及稀释功能均有障碍，易发生低钠血症和水中毒，贫血严重，有头痛、恶心、呕吐和全身乏力等症状。

4. 尿毒症期　此期为慢性肾功能衰竭的晚期。内生肌酐清除率下降至正常值的 20% 以下，患者出现严重的氮质血症，伴有明显的水、电解质和酸碱平衡紊乱，并出现一系列尿毒症中毒症状。

（三）发病机制

慢性肾功能衰竭的发病机制尚不明确，可能与下列机制有关。

1. 健存肾单位进行性减少　在慢性肾疾病时，肾单位不断遭受破坏而丧失其功能，残存的部分肾单位轻度受损或仍属正常，称之为健存肾单位。健存肾单位由于功能过度代偿，发生代偿性肥大，随着疾病的发展，当健存肾单位少到不能维持正常的泌尿功能时，慢性肾功能不全开始发生发展。

2. 矫枉失衡　矫枉失衡是指机体在对肾小球滤过率降低的适应过程中，因代偿不全而发生的新的失衡，这种失衡使机体进一步受到损害。例如，当肾单位和肾小球滤过率进行性减少，以致某一溶质（如血磷）的滤过减少时，机体可通过分泌某种体液因子（如甲状旁腺激素）以抑制健存肾单位肾小管对磷的重吸收，从而使该溶质随尿排出量相对增多，血磷趋向正常水平。但这种体液因子除影响肾小管功能外，长期高浓度也可影响机体其他系统的功能，因此溶骨活动增强，肾性骨营养不良、软组织坏死、皮肤瘙痒与神经传导障碍等相继发生。换言之，这种矫枉失衡使肾功能衰竭进一步加剧。

另外还有肾小球过度滤过学说、肾小管 – 间质损伤学说等。

（四）机能及代谢变化

1. 尿的变化

（1）尿量的变化：慢性肾功能不全的早、中期，主要表现为夜尿、多尿，晚期发展为少尿。

①多尿：成人每 24 h 尿量超过 2000 ml 称为多尿。慢性肾功能衰竭早期，尿量一般在 2000 ~ 3000 ml/24 h。产生多尿的机制为：a. 原尿流速增快：多数肾单位被破坏，流经残存肾单位的血流量增加，滤过的原尿量超过正常值，流速快，与肾小管接触的时间短，通过肾小管时未能及时重吸收，从而出现多尿。b. 渗透性利尿作用：肾单位被破坏，GFR 降低，原尿总量少于正常值，不能充分排出体内代谢产物和废物，致使血液中及原尿中的尿素等溶质的浓度增高，产生渗透性利尿作用。c. 肾浓缩功能降低：肾小管髓襻受损，尿液浓缩功能降低。

②夜尿：正常成人每日尿量约为 1500 ml，白天尿量约占总尿量的 2/3，夜间尿量只占 1/3。慢性肾功能衰竭患者，早期即有夜间排尿增多的症状，甚至超过白天尿量，这种情况称之为

夜尿。

③少尿：慢性肾功能衰竭晚期，健存肾单位极度减少，尽管残存的尚有功能的每一个肾单位生成尿液增多，但因总滤过面积太少，每日终尿量可少于 400 ml。

（2）尿渗透压的变化：正常尿比重为 1.001 ～ 1.035。早期，慢性肾功能不全患者由于肾浓缩能力减退而稀释功能正常，因而出现低渗尿（尿比重最高只能达到 1.020）。随着病情发展，肾浓缩和稀释功能均丧失，尿比重固定在 1.008 ～ 1.012，称为等渗尿。

（3）尿液成分的变化：①蛋白尿。很多肾疾患可使肾小球滤过膜通透性增强，致使肾小球滤出蛋白增多；或肾小球滤过功能正常，但因肾小管上皮细胞受损，使滤过的蛋白重吸收减少，因而出现蛋白尿。②血尿和脓尿。当肾小球基底膜严重受损时，红细胞、白细胞也可以经肾小球滤过，尿中混有红细胞时称为血尿，尿沉渣中含有大量变性白细胞时称为脓尿。

2. 水、电解质及酸碱平衡紊乱

（1）水代谢障碍：肾脏维持水平衡的功能大为降低。当摄入大量水分，此时最大尿量不会超过 2500 ml。肾脏不能及时增加排泄水量的患者可发生水潴留、水肿、水中毒，甚至充血性心力衰竭；限制入水或伴有呕吐、腹泻等体液丢失，尿量也难降至 1000 ml 以下的患者，容易发生血容量减少、脱水等。

（2）钠代谢障碍：慢性肾功能衰竭时，易发生低钠血症。其原因是：①过多地限制钠的摄入；②多尿；③肾小管对醛固酮反应性下降；④尿素、肌酐等溶质增多产生的渗透性利尿作用；⑤体内甲基胍等肾毒物亦可直接抑制肾小管对钠的重吸收。故慢性肾衰竭的肾又称为"失盐性肾"。而过多补钠又可出现钠水潴留。

（3）钾代谢障碍：慢性肾功能衰竭早期，由于远曲小管代偿性泌钾增多，只要尿量不减少，且在没有内源性或外源性钾负荷剧烈变化的情况下，血钾可长期维持正常水平。但是多尿、反复使用失钾性利尿剂、呕吐、腹泻等，可导致低钾血症。慢性肾功能衰竭晚期，由于少尿、长期使用保钾利尿剂、酸中毒、感染等，可引起高钾血症。

（4）钙、磷代谢障碍：慢性肾功能衰竭时，往往有血磷增高和血钙降低。

①血磷增高：正常情况下，60% ～ 80% 的磷由肾脏排泄，其排泄受甲状旁腺激素（PTH）调节。在慢性肾功能不全早期，由于肾小球滤过率下降，血磷升高，刺激甲状旁腺分泌 PTH，使磷排出增多。但在慢性肾功能衰竭晚期，由于肾小球滤过率极度下降，继发性 PTH 分泌增多已不能使磷充分排出，故血磷水平显著升高。

②血钙降低：a. 血磷升高：由于钙磷乘积为一常数，则血磷升高必然导致血钙降低；b. 血磷过高时，肠道分泌磷酸根增多，可在肠内与食物中的钙结合形成不易溶解的磷酸钙，妨碍钙的吸收；c. 维生素 D 代谢障碍：由于肾实质破坏，1,25-（OH）$_2$-D$_3$ 生成障碍，肠道对钙的吸收减少；d. 体内某些毒性物质的滞留可使肠黏膜受损，钙的吸收因而减少；e. 血磷升高刺激甲状旁腺细胞分泌降钙素，抑制肠道对钙的吸收。

（5）代谢性酸中毒：在慢性肾功能不全的早期，酸中毒的产生主要是由于肾小管上皮细胞氨生成障碍使 H$^+$ 分泌减少所致。由于泌 H$^+$ 减少，Na$^+$-H$^+$ 交换也减少，故 HCO$_3^-$ 重吸收也减少。当肾小球滤过率降至正常人的 20% 以下时，血浆中非挥发酸不能由尿中排出，特别是硫酸、磷酸等在体内积蓄。

3. 氮质血症 氮质血症实际上是指血中尿素氮、肌酐和尿酸的增多，而其中以尿素氮增多为主。

（1）血浆尿素氮（BUN）：与肾小球滤过率相关，但 BUN 浓度的变化并不是反映肾功能改变的敏感指标。

（2）血浆肌酐：肌酐浓度与外源性的蛋白摄入无关。与 BUN 相似，肌酐浓度的变化只是在慢性肾功能衰竭的晚期才明显升高。因此，临床上必须同时测定血浆肌酐浓度和尿肌酐排泄率，由此计算出肌酐清除率（尿中肌酐浓度 × 每分钟尿量 / 血浆肌酐浓度）以反映肾小球滤过率。

（3）血浆尿酸：虽有一定程度的升高，但较尿素、肌酐为轻。

4. 肾性高血压　因肾实质病变引起的血压升高称为**肾性高血压**。其发生机制可能与下列因素有关：①肾素 – 血管紧张素系统的活动增强：部分肾疾病患者，由于肾相对缺血，激活肾素 – 血管紧张素系统，使血管紧张素 II 增多，它可收缩小动脉，引起高血压。②钠水潴留：慢性肾功能衰竭患者因少尿或无尿，肾脏排钠功能降低而常有钠潴留，进而引发水潴留。钠水潴留可增加血容量和心输出量，则血压升高。③肾分泌的抗高血压物质减少：正常肾髓质能合成多种减压物质，如前列腺素 E_2 和 A_2、缓激肽等，当肾实质破坏时，这些物质分泌减少，促使血压升高。

5. 肾性贫血　慢性肾功能衰竭伴有的贫血称为**肾性贫血**。其发生机制是：①当肾实质破坏时，促红细胞生成素产生减少，使骨髓干细胞形成红细胞受到抑制，红细胞生成减少；②血液中毒性物质蓄积抑制了骨髓造血功能，同时使红细胞破坏增多。③慢性肾功能衰竭患者常有出血倾向，经常出血可加重贫血。

6. 肾性骨营养不良　**肾性骨营养不良**是指慢性肾功能衰竭导致的骨病，包括幼儿的肾性佝偻病、成人的骨软化、骨质疏松等病变。其发病机制与慢性肾功能衰竭时出现的高磷血症、低钙血症、甲状旁腺激素分泌增多、1,25-（OH）$_2$-D_3 形成减少、胶原蛋白代谢障碍以及酸中毒等有关。

7. 出血倾向　约 20% 的慢性肾功能衰竭患者常有出血倾向，其主要临床表现为皮下瘀斑和黏膜出血，如鼻出血和胃肠道出血等。目前认为，出血是由于毒性物质抑制了血小板的功能而非数量减少所引起。

（五）防治和护理的病理生理基础

1. 治疗原发病和去除加重因素　及时有效地治疗原发病，防止健存肾单位继续受到破坏。去除加重肾脏负担的因素，包括控制感染、降低高血压等。

2. 治疗并发症　有效控制 CRF 病人的高血压，以延缓肾功能恶化；正确使用重组人促红细胞生成素，适当补充铁剂和叶酸来纠正贫血；采用限制食物中磷的摄入，控制钙、磷代谢失调，应用维生素 D 等方法预防和治疗肾性骨营养不良等，晚期患者可给予透析治疗和肾移植术。

3. 合理营养　制定个体化营养方案，保证足够能量供给，减少蛋白质分解。限制蛋白质摄入，但要摄入足够的必需的氨基酸和维生素。

三、尿毒症

急性和慢性肾功能衰竭发展到最严重的阶段，代谢终产物和内源性毒性物质在体内潴留，水、电解质和酸碱平衡发生紊乱以及某些内分泌功能失调，从而引起一系列自体中毒症状，称为**尿毒症**（uremia）。

（一）发病机制

在肾功能衰竭时，许多蛋白质代谢产物不能由肾脏排出而蓄积在体内，可引起中毒症状，这类物质称为尿毒症毒素。目前已从尿毒症患者的血液中分离出 200 多种代谢产物或毒性物质。

尿毒症毒素分为三种：①小分子毒素：分子量小于 500，如尿素、肌酐、胍类、胺类等；②中分子毒素：分子量为 500 ~ 1000，多为机体正常代谢产物或细胞和细菌的裂解产物等；③大分子毒素：主要是机体中异常升高的某些激素，如 PTH、生长激素等。

除毒性物质作用外，尿毒症患者的症状可能还与水、电解质、酸碱平衡紊乱及某些内分泌功能障碍有关。

（二）机能和代谢变化

1. 物质代谢　慢性肾功能衰竭患者常伴有糖、蛋白质及脂肪代谢的障碍。其表现为糖耐量降低，负氮平衡，高脂血症等。

2. 神经系统　神经系统的症状是尿毒症的主要症状，称为尿毒症性脑病。由于毒性物质的蓄积，在尿毒症早期，患者常有头昏、头痛、乏力、理解力及记忆力减退等症状。随着病情的加重可出现烦躁不安、肌肉颤动、抽搐；最后可发展到表情淡漠、嗜睡和昏迷。

3. 心血管系统　约有 50% 慢性肾功能衰竭和尿毒症患者死于充血性心力衰竭和心律紊乱。高血压和容量负荷增加被认为是充血性心力衰竭的主要原因。尿毒症晚期可出现尿毒症性心包炎，多为纤维蛋白性心包炎，可能是尿毒症毒性物质直接刺激心包所致。

4. 呼吸系统　尿毒症患者可出现酸中毒特有的 Kussmaul 呼吸。肺部并发症包括有肺水肿、肺炎、胸膜炎与肺钙化。由于尿素经唾液酶分解成氨，所以患者呼出气体有氨味。

5. 消化系统　消化系统的症状是尿毒症患者最早出现和最突出的症状，表现为厌食、恶心、呕吐、口腔黏膜溃疡以及消化道出血等症状。其发生可能与消化道排出尿素增多有关，受尿素酶分解生成氨，刺激胃黏膜产生炎症以致溃疡发生。

6. 免疫系统　尿毒症患者的免疫功能低下，突出表现为细胞免疫功能降低，迟发型变态反应及淋巴细胞转化试验反应减弱，中性粒细胞吞噬和杀菌能力低下，多数病人常有严重感染。感染为尿毒症病人死亡的主要原因之一。

7. 皮肤　尿毒症病人皮肤干燥，眼皮肿胀。有时可见到"尿素霜"，是病人皮肤表面细小的白色结晶沉着。皮肤瘙痒为困扰病人的常见症状，其机制被认为与 PTH 增多使钙盐沉积在皮肤和神经末梢有关。

（三）防治和护理的病理生理基础

治疗原发病，以防止肾实质的继续破坏。任何加重肾脏负荷的因素，均可加重肾功能衰竭，因此应消除诱发肾功能恶化的有害因素，如控制感染、减轻高血压等。此外，还应即时纠正水、电解质和酸碱平衡紊乱。肾功能衰竭患者出现尿毒症时，应积极采取措施维持内环境稳定，必要时可采用腹膜透析、血液透析和肾移植。

实训与拓展

病例分析问与答

结合本文所学的内容，请你分析学习活动 14-1 病例中所给出的问题，下面的思路供你参考：

1. 根据患者的病史、临床表现和实验室检查，结合上述所学内容，判断该患者由于连续使用庆大霉素出现了急性肾功能衰竭。其发生机制为庆大霉素经肾脏代谢时，直接损害肾小管，引起肾小管上皮细胞坏死。

2. 少尿使患者体内代谢产物排出减少，可引起水中毒、高钾血症、代谢性酸中毒、氮质血症等一系列病理过程。

自测练习

（一）单项选择题

1. 下列哪一项不属于肾小球肾炎的临床表现？（　　　）
   A. 急性肾炎综合征　　　　　B. 肾病综合征　　　　　C. 急进性肾炎综合征
   D. 血尿、蛋白尿　　　　　　E. 脓尿、蛋白尿、管型尿、菌尿

2. 肾小球肾炎所累及的主要部位是（　　　）。
   A. 双侧肾脏的肾小球　　　　B. 双侧肾脏的肾小管　　　C. 双侧肾脏的集合管
   D. 双侧肾脏的间质　　　　　E. 双侧肾脏的肾单位

3. 与急性弥漫性增生性肾小球肾炎有关的病原菌主要是（　　　）。
   A. 病毒　　　　　　　　　　B. 肺炎球菌　　　　　　　C. 葡萄球菌
   D. 链球菌　　　　　　　　　E. 寄生虫

4. 急性弥漫性增生性肾小球肾炎的镜下观主要变化是（　　　）。
   A. 肾小球间质中结缔组织增生
   B. 肾小球萎缩纤维化及代偿性肥大
   C. 肾小球毛细血管壁增厚
   D. 肾小球毛细血管内皮细胞及系膜细胞增生
   E. 肾小球壁层上皮细胞增生

5. 急性弥漫性增生性肾小球肾炎高血压的发生机理主要是（　　　）。
   A. 全身小动脉痉挛
   B. 肾素-血管紧张素系统水平增高
   C. 肾小球滤过降低，血容量增加
   D. 肾小管重吸收增加
   E. 肾小管坏死

6. 慢性肾盂肾炎患者出现多尿、夜尿，常表明下列哪一项已严重受损？（　　　）
   A. 肾小球　　　　　　　　　B. 肾小管　　　　　　　　C. 基底膜

D. 肾间质　　　　　　　　E. 以上都不是

7. 脂性肾病的临床特点是（　　　）。

    A. 轻度血尿　　　　　　B. 高血压　　　　　　　C. 多尿

    D. 非选择性蛋白尿　　　E. 高度选择性蛋白尿

8. 慢性肾小球肾炎肾小球最主要的病理变化是（　　　）。

    A. 肾小球纤维化、玻璃样变

    B. 肾小球体积增大

    C. 入球小动脉玻璃样变

    D. 毛细血管内皮细胞增生

    E. 肾球囊壁层上皮细胞增生

9. 临床诊断急性肾盂肾炎的最可靠依据是（　　　）。

    A. 尿培养找到致病菌　　B. 尿频、尿急、尿痛　　C. 蛋白尿和菌尿

    D. 白细胞管型尿　　　　E. 脓尿和菌尿

10. 引起儿童肾病综合征的最常见的肾小球肾炎是（　　　）。

    A. 膜性增生性肾小球肾炎

    B. 膜性肾小球肾炎

    C. 脂性肾病

    D. 弥漫性硬化性肾小球肾炎

    E. 新月体性肾小球肾炎

11. 肾盂肾炎最主要的感染途径是（　　　）。

    A. 上行性感染　　　　　B. 血源性感染

    C. 多种途径感染　　　　D. 医源性感染

    E. 邻近器官炎症的蔓延多

12. 急性肾盂肾炎的主要病变特点是（　　　）。

    A. 单发性肾脓肿

    B. 不累及肾小球、肾小管的化脓性炎症

    C. 肾盂、肾间质和肾小管的急性化脓性炎症

    D. 以肾盂为主的急性化脓性炎症

    E. 以肾间质为主的非化脓性炎症

13. 关于慢性肾盂肾炎的叙述，下列哪一些是正确的？（　　　）

    A. 肉眼观为颗粒性固缩肾

    B. 无肾小管功能障碍

    C. 小血管常有纤维素样坏死

    D. 均由急性肾盂肾炎转变而来

    E. 肾脏凹陷性瘢痕，肾盂肾盏变形

14. 男，50岁，有数十年肾小球肾炎病史，近来症状加重，多尿、夜尿，患者出现明显贫血，此时肾小球可能出现何种病变？（　　　）

    A. 肾小球纤维化、玻璃样变

    B. 肾小球系膜区增宽

    C. 弥漫性肾小球充血

    D. 肾小球内细胞数目增多

    E. 肾小球基底膜增厚

15. 早期肾细胞癌的临床主要表现为（　　　）。

    A. 脓尿   B. 尿急、尿频、尿痛

    C. 肾病综合征   D. 无痛性血尿

    E. 多尿、夜尿、低密度尿

16. 膀胱尿路上皮癌常见的组织学类型是（　　　）。

    A. 移行细胞癌   B. 鳞状细胞癌   C. 腺癌

    D. 基底细胞癌   E. 混合型

17. 引起肾后性肾功能衰竭的病因是（　　　）。

    A. 急性肾小球肾炎   B. 汞中毒

    C. 急性间质性肾炎   D. 输尿管结石

    E. 肾结核

18. 急性肾功能衰竭少尿期，病人常见的电解质紊乱是（　　　）。

    A. 高钠血症   B. 高钾血症   C. 低钾血症

    D. 高钙血症   E. 低镁血症

19. 急性肾功能衰竭少尿期，病人最常见的酸碱平衡紊乱类型是（　　　）。

    A. 代谢性酸中毒   B. 代谢性碱中毒

    C. 呼吸性酸中毒   D. 呼吸性碱中毒

    E. 呼吸性碱中毒合并代谢性碱中毒

20. 下述哪一项在非少尿型急性肾功能衰竭时不常见？（　　　）

    A. 尿量在 400 ~ 1000 ml/24 h

    B. 低比重尿

    C. 尿钠含量减少

    D. 氮质血症

    E. 高钾血症

21. 慢性肾功能衰竭患者较早出现的症状是（　　　）。

    A. 少尿   B. 夜尿   C. 高钾血症

    D. 尿毒症   E. 肾性骨营养不良

22. 严重肾功能衰竭时，病人易出现的酸碱平衡紊乱类型是（　　　）。

    A. AG 增大性代谢性酸中毒

    B. AG 正常性代谢性酸中毒

    C. 代谢性碱中毒

    D. 呼吸性酸中毒

    E. 呼吸性碱中毒

23. 慢性肾功能衰竭患者易发生出血的主要原因是（　　　）。

    A. 毛细血管壁通透性增加   B. 血小板功能异常   C. 血小板数量减少

    D. 凝血物质消耗增多   E. 纤溶系统功能亢进

（二）问答题

1. 简述急性弥漫性增生性肾小球肾炎的临床病理联系。
2. 简述慢性肾小球肾炎的临床病理联系。
3. 简述肾盂肾炎的病因及发病机制、急性肾盂肾炎的临床病理联系。
4. 简述急性肾功能衰竭少尿期机体的机能代谢变化及机制。
5. 简述肾性贫血发生的机制。

单项选择题参考答案

1. E　2. A　3. D　4. D　5. C　6. B　7. E　8. A　9. D　10. C
11. A　12. C　13. E　14. A　15. D　16. A　17. D　18. B　19. A
20. E　21. B　22. A　23. B

（张丹丹　王晓燕）

UNIT 单元 15

女性生殖系统疾病

▶ 导 学

　　患者 1，女，52 岁。阴道不规则出血 3 个月，阴道镜检查见子宫颈有菜花样肿物，表面出血坏死。

　　患者 2，青年女性。闭经 3 个月，阴道不规律出血，血块中夹有水泡。检查发现子宫体积大，阴道壁有暗紫色结节、出血、坏死。

　　患者 3，中年女性。1 年前有流产史，现阴道流血不止，贫血外观，子宫体积增大，近来咳嗽、咯血。

　　患者 4，成年女性。半年前发现左乳外上象限有一无痛性肿块，近期生长快，直径约 5 cm。术后病理检查：肿物色灰白，质脆，界限不清。镜下观瘤细胞排列成实性团块状，瘤细胞量与间质量大致相等，瘤细胞异型性明显，呈浸润性生长。

　　以上 4 位患者分别发生了什么问题？为什么会出现这些问题？请大家带着这四个病例在学习目标的指导下来学习本单元的内容。

　　女性生殖系统疾病，病种繁多、类型复杂，严重时可危及患者的生命。因此，掌握女性生殖系统疾病的基本病理知识，对治疗疾病和护理患者十分重要。本单元重点介绍子宫颈疾病、子宫体疾病、滋养层细胞肿瘤及乳腺疾病的病因、病理变化、临床病理联系等。

▶ 学习目标

　　1．复述：子宫颈上皮内瘤变、乳腺癌、子宫内膜异位症的概念。

　　2．描述：子宫颈癌、子宫体癌及乳腺癌的病理分型及病变特点，临床病理联系及转移扩散途径；葡萄胎、侵蚀性葡萄胎、绒毛膜癌的病变特点及临床病理联系。

　　3．知道：慢性子宫颈炎、子宫内膜异位症、子宫平滑肌瘤、乳腺纤维腺瘤、乳腺增生性疾病的病变特点。

MODULE 模块 1 子宫颈疾病

一、慢性子宫颈炎

慢性子宫颈炎是育龄妇女常见的妇科疾病。常见病菌有链球菌、葡萄球菌和肠球菌；也可由特殊的病原微生物引起，包括沙眼衣原体、淋球菌、单纯疱疹病毒和人乳头状瘤病毒等。此外，分娩时宫颈撕裂、雌激素致宫颈分泌物增加或月经过多，均是促其发病的诱因。其临床症状主要为白带增多，偶为血性分泌物。镜下观子宫颈黏膜充血水肿，间质内淋巴细胞、浆细胞和单核细胞浸润。慢性炎时还可以出现以下类型的病变。

1. 子宫颈糜烂　慢性宫颈炎时，子宫颈阴道部鳞状上皮因炎症而坏死脱落，形成表浅缺损，称为真性糜烂，临床较少见。常见的子宫颈糜烂实际上是假性糜烂，表现为子宫颈管黏膜柱状上皮下移，取代了子宫颈阴道部损伤的鳞状上皮。由于柱状上皮较薄，上皮下血管容易显露而呈红色。临床妇科检查可见子宫颈外口周围呈境界清楚的红色糜烂区。

2. 子宫颈息肉　慢性宫颈炎时，宫颈黏膜上皮、腺体及间质结缔组织呈局限性增生，形成突出黏膜表面带蒂的息肉。

3. 子宫颈腺囊肿　在子宫颈慢性炎症进展过程中，因结缔组织和鳞状上皮的增生而压迫或阻塞腺管，致使腺体分泌物潴留，腺腔逐渐扩张成囊状，称子宫颈腺体囊肿，又称纳博特囊肿。

二、子宫颈上皮内瘤变

1. 子宫颈上皮非典型性增生　**子宫颈上皮非典型性增生**（cervical epithelial dysplasia）是指子宫颈上皮层内出现异型细胞，属癌前病变。表现为细胞大小、形态不一，核大深染，核浆比例增大，可见核分裂象，细胞排列紊乱，异型细胞的增生从基底层逐渐向表层发展。根据非典型增生的程度和范围分为三级：Ⅰ级，异型细胞局限于上皮层的下 1/3；Ⅱ级，异型细胞累及上皮层的下 1/3 ~ 2/3；Ⅲ级，异型细胞超过全层的 2/3，但还未累及上皮全层。

2. 子宫颈原位癌　**子宫颈原位癌**是指异型增生的细胞累及子宫颈黏膜上皮全层，但病变局限于上皮层内，未突破基底膜。原位癌中，癌细胞可沿基底膜延伸入腺体内，使整个腺体或某一部分为癌细胞所取代，但腺体轮廓尚存，腺体基底膜完整，称原位癌累及腺体。

近年来，将子宫颈上皮非典型性增生和原位癌这一系列病变的连续过程统称为**子宫颈上皮内瘤变**（cervical intraepithelial neoplasia，CIN）。CIN Ⅰ级相当于Ⅰ级非典型增生，CIN Ⅱ级相当于Ⅱ级非典型增生，CIN Ⅲ级包括Ⅲ级非典型增生和原位癌。这种分类现已逐渐被临床和病理接受。

三、子宫颈癌

子宫颈癌是女性生殖系统中最常见的恶性肿瘤之一，以 40 ~ 60 岁妇女最多见。由于子宫颈脱落细胞学检查的推广和普及，使子宫颈癌得以早期发现、早期诊断、早期治疗，明显降低了发病率和死亡率，5 年生存率显著提高。

（一）病因

子宫颈癌的真正原因至今尚未完全了解，一般认为与早婚、早育、多产、分娩过程中宫颈裂伤、局部卫生不良、包皮垢刺激等多种因素有关。流行病学调查表明，性生活过早和性生活紊乱是子宫颈癌发病的最主要原因，经性传播人乳头瘤病毒（human papilloma virus，HPV）感染可能是子宫颈癌致病的主要因素之一，尤其是 HPV-16、HPV-18、HPV-31、HPV-33 等与子宫颈癌发生密切相关。

（二）类型及病理变化

1. 肉眼观类型　①糜烂型：似宫颈糜烂，局部黏膜潮红、呈颗粒状，质脆，触之易出血。②外生菜花型：癌组织在宫颈口外形成乳头状或菜花状肿物。③内生浸润型：癌组织向子宫颈深部浸润生长，使宫颈前唇或后唇增大变硬。表面较光滑，临床上易漏诊。④溃疡型：癌组织坏死脱落，形成溃疡，似火山口状（如图 15–1 所示）。

2. 组织学类型　①鳞状细胞癌：占 90% 以上。按癌细胞分化程度分为角化型鳞癌和非角化型鳞癌。角化型鳞癌，癌细胞分化程度高，癌巢中央可见角化珠（癌珠），细胞间桥发育良好（如图 15–2 所示）。非角化型鳞癌，癌细胞多为梭形，无明显癌珠形成。②腺癌：较少见，依据腺癌组织结构和细胞分化程度亦可分为高分化、中分化和低分化三型。

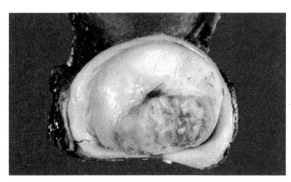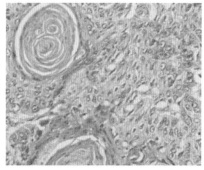

图 15–1　溃疡型子宫颈癌　　　　图 15–2　子宫颈高分化鳞状细胞癌

（三）扩散和转移

1. 直接蔓延　直接蔓延是指子宫颈癌的癌组织浸润型生长而直接侵犯邻近组织和器官，如膀胱、直肠等。

2. 淋巴道转移　淋巴道转移是子宫颈癌最常见和最重要的转移途径，而且发生较早。首先转移到子宫颈旁淋巴结，然后依次至闭孔淋巴结、髂内淋巴结、髂外淋巴结、髂总淋巴结、腹股沟淋巴结及骶前淋巴结，晚期可转移至锁骨上淋巴结。

3. 血道转移　子宫颈癌的血道转移很少见，晚期经血道转移至肝、肺及骨等处。

（四）临床病理联系

子宫颈癌早期常无明显症状，随着病变进展，临床上可出现一系列症状。

1. 阴道不规则出血　子宫颈癌的早期患者出现接触性出血和少量血性白带，晚期若侵蚀大血管，可引起致命的阴道大出血。

2. 出现腥臭味　因子宫颈癌的癌组织坏死继发感染，宫颈腺体分泌亢进，使白带增多，出现特殊腥臭味。

3. 腹部及腰骶部疼痛　子宫颈癌晚期因癌组织浸润盆腔神经而引起腹部及腰骶部疼痛。

> ## 提　示
>
> 　　目前，出现了一种新的细胞学检测系统——液基细胞学，此方法提高了涂片的质量及阅片效率，有效降低了假阴性率。存在宫颈癌发生危险因素的患者，应定期做妇科体检，做子宫颈细胞学检查。另外，老年患者绝经后又出现不规则阴道出血，应及时到医院就医，排除宫颈癌的可能性。

模块 2　子宫体疾病

一、子宫内膜异位症

　　子宫内膜异位症是指子宫内膜腺体和间质出现于子宫内膜以外的部位，最易发生于卵巢，也可以发生于子宫阔韧带、直肠阴道陷窝、盆腔腹膜等部位。

　　病理变化：受卵巢分泌激素影响，异位子宫内膜产生周期性反复性出血；肉眼观异位的部位出现紫红或棕黄色的结节，质软。例如，发生在卵巢，反复出血可致卵巢体积增大，形成囊腔，内含较稠的咖啡色液体，称巧克力囊肿。发生在子宫壁的子宫内膜异位，在子宫肌壁深肌层内出现子宫内膜腺体和间质，其可以是局灶的，也可以是弥漫的；当弥漫的子宫内膜异位伴有平滑肌增生时，称子宫壁腺肌症。

　　子宫内膜异位症的临床症状和体征因子宫内膜异位的位置不同而表现不一，如子宫壁的子宫内膜异位常表现为子宫增大、痛经、月经增多等。

二、子宫肿瘤

（一）子宫平滑肌瘤

　　子宫平滑肌瘤是女性生殖系统最常见的肿瘤，是由子宫平滑肌细胞发生的良性肿瘤。发病有一定遗传倾向，雌激素与其发生和生长有关。临床上很多患者无明显症状，但压迫膀胱可引起尿频，黏膜下肌瘤易引起阴道出血。平滑肌瘤很少恶变。

　　病理变化：肉眼观肿瘤可发生于子宫的肌壁间、黏膜下或浆膜下，呈结节状，单发或多发，大小不等，界限清楚，多无包膜，质硬韧，切面呈灰白或灰红色，具有编织状或旋涡状纹理（如图 15-3 所示）。镜下观肿瘤细胞与正常子宫平滑肌细胞相似；细胞排列成不规则的束状或编织状，细胞大小比较一致，核呈长杆状，两端钝圆，瘤细胞之间可见多少不等的纤维结缔组织（如图 15-4 所示）。

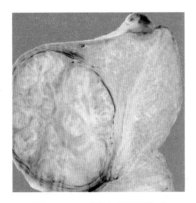

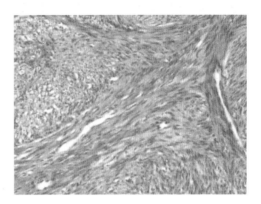

图 15-3　子宫平滑肌瘤　　　　　　　　　图 15-4　子宫平滑肌瘤

平滑肌瘤极少恶变。子宫平滑肌瘤多数开始即为恶性，肿瘤组织常出现坏死，边界不清，细胞异型性明显，核分裂象多见。

（二）子宫内膜癌

子宫内膜癌又称子宫体癌，由子宫内膜腺上皮发生的恶性肿瘤所致，多见于 50 岁以上的妇女，主要症状是白带增多和不规则阴道出血。此癌的发生与过量的雌激素长期刺激有关。

类型及病理变化：肉眼观子宫内膜癌分弥漫型和局限型两种。弥漫型可见子宫内膜弥漫性增厚，灰白色，质脆，常有出血坏死和溃疡形成（如图 15-5 所示）。局限型可呈息肉状或乳头状突入宫腔。镜下观以高分化腺癌多见，腺管排列拥挤紊乱，细胞有轻度异型性，结构貌似增生的内膜腺体（如图 15-6 所示）；少数为中分化腺癌和低分化腺癌。

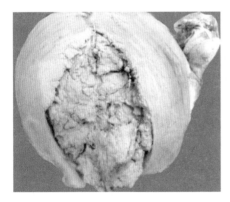

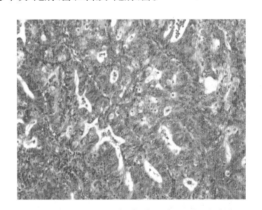

图 15-5　子宫内膜癌（弥漫型）　　　　　图 15-6　子宫内膜癌（高分化腺癌）

扩散和转移：子宫内膜癌生长缓慢，较长时间局限在子宫腔内，主要是以直接蔓延为主，晚期为淋巴道转移；也可经血行转移到肺、肝和骨。

MODULE 模块 3 滋养层细胞肿瘤

> **学习活动 15-1：结合下面所学内容，试分析病例中的问题**
>
> 病例：患者，女，29 岁。反复咯血两周，咯血量不多，痰为鲜红色，逐渐消瘦伴乏力入院。既往患者足月顺产一胎，人工流产一次，在 3 个月前，曾自然流产，阴道出血不止，淋漓不断。妇科检查：子宫如孕两个月大小，阴道后壁见一个紫蓝色结节。X 片显示两肺多个球样结节，边界清楚。住院后病人明显头痛、呕吐。CT 检查发现大脑出现占位性病变，病情逐渐加重，经治疗无效死亡。尸体解剖所见：子宫体积增大，宫腔内可见暗红色球形结节，肌层内也可见大小不一的出血性结节。在肝、脑、肾和肺出现绒癌出血性转移灶。镜下观异型的细胞滋养层细胞及合体滋养层细胞，呈巢状排列，无绒毛形成，无间质及血管，广泛出血及坏死。
>
> **问题：**
>
> 给出该患者可能的病理诊断并分析其诊断依据。

一、葡萄胎

葡萄胎又称水泡状胎块，在我国较常见，与妊娠有关，多发生于 20 岁以下和 40 岁以上。这可能与卵巢功能不足或衰退有关，可分为完全性葡萄胎和部分性葡萄胎。

（一）病理变化

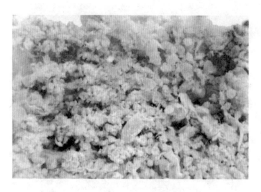

图 15-7 葡萄胎

完全性葡萄胎几乎所有的胎盘绒毛都发生水肿，呈半透明的水泡状，状似葡萄（如图 15-7 所示）。部分性葡萄胎则有部分正常胎盘组织，部分绒毛呈水泡状，常伴有胎儿。镜下有三种主要病变：①绒毛间质高度水肿；②绒毛间质血管减少直至完全消失；③滋养层细胞呈不同程度的增生，增生的细胞为合体滋养层细胞和细胞滋养层细胞，有一定的异型性。

（二）临床病理联系

胎盘绒毛高度水肿，子宫体增大程度远超过同月份正常妊娠子宫的大小；葡萄胎滋养层上皮细胞侵袭破坏血管能力很强，常出现子宫不规则出血；胎死宫内，听不到胎心音；滋养层细胞产生多量绒毛膜促性腺激素（HCG），故患者血和尿中 HCG 水平明显增高，是协助诊断的重要指标。

提　示

　　葡萄胎经彻底刮宫后，绝大多数能完全治愈；少数患者转为侵蚀性葡萄胎和绒毛膜癌。对葡萄胎清宫术后患者，特别强调定期随访，定期随访对葡萄胎患者具有重要意义。通过随访可了解葡萄胎是否彻底清除干净。另外，因葡萄胎刮宫后少数患者可转为侵蚀性葡萄胎和绒毛膜癌，通过随访可及时发现，及时诊断，及早治疗。

二、侵蚀性葡萄胎

　　侵蚀性葡萄胎为界于葡萄胎和绒毛膜癌之间的交界性肿瘤。侵蚀性葡萄胎和良性葡萄胎的主要区别是水泡状绒毛侵入子宫肌层，引起子宫肌层出血坏死。镜下观水泡状绒毛结构浸润并破坏子宫肌壁，出现出血坏死，增生的滋养层细胞异型性较葡萄胎明显。侵蚀性葡萄胎对化疗敏感，预后较好。

三、绒毛膜癌

　　绒毛膜癌简称绒癌，是来源于绒毛滋养层细胞的高度恶性肿瘤，绝大多数发生与妊娠有关，约 50% 继发于葡萄胎后，25% 继发于自然流产后，20% 继发于正常分娩后，5% 发生于早产和宫外孕后。

（一）病理变化

　　肉眼观绒毛膜癌的肿块多呈结节状，出血坏死明显，质地较脆，色暗红，颇似血肿；多发生于子宫体的顶部，常向子宫腔内突出；癌组织常浸透子宫壁达浆膜层（如图 15–8 所示）。镜下观癌组织由两种细胞成分组成，一种似细胞滋养层细胞，其特点是细胞界限清楚，胞浆透明，核圆淡染，异型性明显，核分裂象多见。另一种似合体滋养层细胞，细胞体积大，胞浆红染呈合体性，似多核巨细胞，异型性明显。两种细胞混杂在一起排列成片块状或条索状，没有绒毛结构，没有血管和间质，依靠侵袭宿主血管获取营养，所以癌组织和周围正常组织出现明显的出血坏死（如图 15–9 所示）。

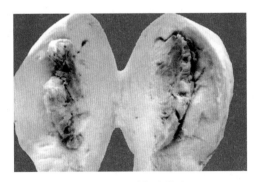

图 15–8　绒毛膜癌

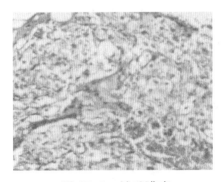

图 15–9　绒毛膜癌

（二）扩散和转移

绒毛膜癌侵袭破坏血管能力很强，除可引起局部的破坏和蔓延外，极易通过血道转移，首先转移到肺，其次为脑、胃肠道、肝和阴道壁。

（三）病理临床联系

癌组织侵袭血管，引起子宫不规则出血；子宫增大，尿或血 HCG 显著升高；肺转移出现咯血、胸痛；脑转移出现头痛、呕吐、昏迷、偏瘫等；肾转移出现血尿等症状。

绒癌对化疗敏感，效果较好，死亡率明显下降。

M ODULE 模块4　乳腺疾病

一、乳腺增生性病变

（一）乳腺纤维囊性变

乳腺纤维囊性变又称纤维囊性乳腺病，多见于中年妇女。此病与体内雌激素水平过高有关，以末梢导管和腺泡扩张、间质纤维组织和上皮不同程度的增生为特点。病理特点是在乳房内出现无明显界限的硬韧包块，由增生的导管、腺泡和间质组成。镜下观导管上皮增生，管腔扩张呈囊状；增生的上皮可出现乳头状结构，伴有纤维组织增生。囊肿伴有上皮增生，尤其是有上皮异型增生时，有演化为乳腺癌的可能，应视为癌前病变。

（二）硬化性腺病

在乳腺增生性病变中，间质纤维增生显著，同时有小叶内管泡数目增多，没有囊肿结构，称为硬化性腺病。肉眼观质硬、灰白色，与周围乳腺界限不清。镜下观每一终末导管的细胞数目增加，小叶体积增大，轮廓尚存。病灶中央部位纤维组织呈程度不等的增生，腺泡受压而扭曲，病灶周围的腺泡扩张，腺泡外层的肌上皮细胞明显可见。

二、乳腺纤维腺瘤

乳腺纤维腺瘤（fibroadenoma）是乳腺最常见的良性肿瘤，可发生于青春期后的任何年龄，多在20～35岁，通常单个发生。肉眼观圆形或卵圆形结节状，与周围组织界限清楚；切面灰白色、质韧，略呈分叶状，可见裂隙状区域。镜下观肿瘤主要由增生的纤维间质和腺体组成；部分腺体周围被纤维结缔组织围绕，挤压呈裂隙状。

三、乳腺癌

乳腺癌是乳腺导管上皮及腺泡上皮发生的恶性肿瘤。常发生于40岁以上妇女，男性乳腺癌少见。其发病率呈缓慢上升趋势，在我国已跃居女性恶性肿瘤的第一位。乳腺癌的病因学与发病学尚未完全明了，其发生可能与雌激素长期作用、家族遗传倾向、环境因素和长时间大剂量接触放射线等有关。乳腺癌最常发生在乳腺的外上象限，单侧多见，常为单发。根据组织发生及形态结构，乳腺癌可分为导管癌及小叶癌两型；根据是否浸润，又分为非浸润性癌（原位癌）及浸润性癌等。

（一）非浸润性癌（原位癌）

非浸润性癌（原位癌）分为导管内原位癌及小叶原位癌。它们均来自终末导管 – 小叶单元上皮细胞。

1. 导管内原位癌　导管内原位癌的乳腺导管明显扩张，癌细胞局限于扩张的导管内，导管基膜完整。根据组织学的改变，导管内原位癌分为：①粉刺癌。肉眼观肿块呈条索状或小结节状，切面可见扩张的导管内含坏死物质，挤压时可挤出粉刺样物，故称粉刺癌。镜下观扩张的导管腔内癌细胞排列紧密，体积较大，胞浆嗜酸，分化程度不等。癌细胞团中央发生坏死是其特征性改变（如图 15–10 所示）。②非粉刺型导管内癌。导管腔内增生的癌细胞体积较小，形态比较规则，无明显的坏死。

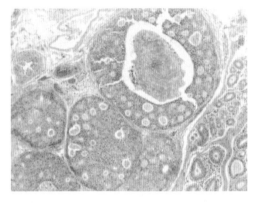

图 15–10　乳腺导管内原位癌（粉刺癌）

2. 小叶原位癌　小叶原位癌发生时，镜下观扩张的小叶终末导管及腺泡内充满呈实体排列的癌细胞。癌细胞体积较小，形态大小较一致，核呈圆形或卵圆形，核分裂象罕见，基底膜完整。

（二）浸润性癌

乳腺浸润性癌是指癌细胞穿破导管或腺泡的基底膜向间质浸润。

1. 浸润性导管癌　浸润性导管癌是乳腺癌最常见的类型，由导管内原位癌发展而来。肉眼观肿瘤呈灰白色、质硬，与周围组织无明显界限，活动度差。由于真皮淋巴管被瘤栓阻塞而发生水肿，毛囊、汗腺处的皮肤因受皮肤附件牵引而相对下陷，使乳房表面皮肤呈橘皮样。当癌组织侵犯乳头又伴有大量纤维组织增生时，纤维组织收缩可使乳头下陷。镜下观癌细胞排列多呈实体团块或不规则的条索，癌细胞大小形态各异，核分裂象多见。局部癌细胞常发生坏死，周围间质纤维结缔组织增生。根据纤维组织和癌实质的多少，浸润性导管癌分为单纯癌、硬癌和不典型髓样癌。纤维组织和癌实质大致相等，为单纯癌；纤维组织多而癌实质少，为硬癌（如图 15–11 所示）；纤维组织少而癌实质丰富，为不典型髓样癌。

2. 浸润性小叶癌　小叶原位癌可穿破基底膜向间质浸润性生长，即为浸润性小叶癌。肉眼观切面呈橡皮样，灰白色、柔韧，与周围组织界

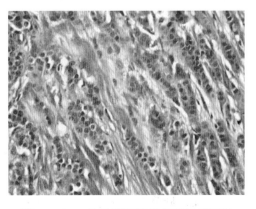

图 15–11　乳腺浸润性导管癌（硬癌）

限不清。镜下观癌细胞形态与小叶原位癌相同，癌细胞大小一致，核分裂象少，癌细胞呈单行串珠样或条索状浸润于间质中。浸润性小叶癌有特殊的转移和扩散途径，常转移至脑脊液、浆膜表面、卵巢、子宫和骨髓。

（三）特殊类型癌

特殊类型的乳腺癌主要包括典型髓样癌、黏液癌、神经内分泌肿瘤及乳头佩吉特病等。

（四）扩散和转移

乳腺癌直接蔓延到乳腺实质、乳头、皮肤、筋膜、脂肪、胸肌等处。淋巴道转移是乳腺癌最常见的转移途径，发生也较早，常见同侧腋窝淋巴结转移，晚期可发生锁骨上、下淋巴结、乳内淋巴结及纵隔淋巴结转移。晚期乳腺癌可发生血道转移，转移到肺、骨、肝、脑等处。

实训与拓展

病例分析问与答

根据本单元所学内容，请你分析学习活动 15-1 病例中所提的问题，下面的思路供你参考：

1. 患者应诊断为"绒毛膜癌伴广泛血道转移"。患者在 3 个月前，曾自然流产，阴道出血不止，淋漓不断，为自然流产后引起的绒癌。反复咯血两周，咯血量不多，痰为鲜红色，X 线显示两肺多个球样结节，边界清楚；住院后病人明显头痛、呕吐，CT 检查发现大脑出现占位性病变，分别为绒癌肺转移和脑转移的表现。尸体解剖可见肝、脑、肾和肺出现绒癌出血性转移灶。

2. 为什么绒癌易出现广泛的血道转移？因绒毛膜癌侵袭破坏血管能力很强，除可引起局部的破坏和蔓延外，极易通过血道转移。值得注意的是妊娠后出现阴道出血有几种可能，可能是流产，也可能是滋养层细胞肿瘤（葡萄胎、侵蚀性葡萄胎、绒毛膜癌等），所以妊娠后出现阴道出血应及时到医院检查，明确原因。

自测练习

（一）单项选择题

1. 与卵巢巧克力囊肿有关的疾病是（　　　）。
   - A. 子宫内膜异位症
   - B. 腺肌病
   - C. 急性输卵管炎
   - D. 畸胎瘤
   - E. 卵巢浆液性囊腺瘤

2. 关于子宫平滑肌瘤的叙述，错误的是（　　　）。
   - A. 女性生殖系统中最常见的肿瘤
   - B. 肿瘤境界清楚，但常无包膜
   - C. 可单发也可多发

D. 瘤组织呈编织状排列

E. 常发生恶变

3. 子宫颈上皮内瘤变是指（　　）。

A. 鳞状上皮化生　　　　　　　　B. 鳞状上皮不典型增生和原位癌

C. 浸润癌　　　　　　　　　　　　D. 腺上皮增生

E. 鳞状上皮增生

4. 绒毛膜癌常继发于（　　）。

A. 正常妊娠　　　　　　　B. 早产　　　　　　　C. 异位妊娠

D. 葡萄胎　　　　　　　　E. 自然流产

5. 乳腺癌最常见的类型是（　　）。

A. 小叶原位癌　　　　　　B. 浸润性导管癌　　　C. 导管内癌

D. 典型髓样癌　　　　　　E. 浸润性小叶癌

6. 子宫颈癌常见的组织学类型是（　　）。

A. 原位癌　　　　　　　　B. 鳞状细胞癌　　　　C. 早期浸润癌

D. 高分化腺癌　　　　　　E. 透明细胞癌

7. 绒毛膜癌血道转移首先到（　　）。

A. 骨　　　　　　　　　　B. 肺　　　　　　　　C. 肝

D. 肠　　　　　　　　　　E. 脑

8. 乳腺癌最常发生在乳腺的（　　）。

A. 外上象限　　　　　　　B. 外下象限　　　　　C. 内上象限

D. 内下象限　　　　　　　E. 中央部

9. 乳腺最常见的良性瘤是（　　）。

A. 脂肪瘤　　　　　　　　B. 腺瘤　　　　　　　C. 纤维腺瘤

D. 纤维瘤　　　　　　　　E. 导管内乳头状瘤

10. 恶性葡萄胎与良性葡萄胎的相同点在于（　　）。

A. 可见胎盘绒毛组织　　　B. 明显的出血坏死　　C. 侵犯肌层

D. 发生阴道结节　　　　　E. 可有远隔脏器转移

（二）问答题

1. 简述子宫颈癌的病理类型、病变特征及其扩散途径。

2. 简述乳腺癌的病例特点、临床病理联系及其扩散途径。

3. 滋养层细胞增生性疾病常见的有哪三种？试比较其异同。

单项选择题参考答案

1. A　2. E　3. B　4. D　5. B　6. B　7. B　8. A　9. C　10. A

（刘立新）

UNIT 单元 16

传染病

▶ 导 学

患者，女，35 岁。近一段时间低热、胸痛、疲乏、盗汗。

结核菌素试验呈强阳性。X 线检查显示胸腔有大量积液。

临床诊断：结核性胸膜炎。

患者为什么会发生胸腔积液、低热、胸痛等临床表现？请你带着这些问题学习本单元。

本单元重点介绍临床上常见的传染病，如结核病、细菌性痢疾、伤寒、流行性脑脊髓膜炎、流行性乙型脑炎、艾滋病的概念、病因、发病机制、病理变化及临床病理联系。

▶ 学习目标

1．复述：结核病、细菌性痢疾、伤寒、流行性脑脊髓膜炎、流行性乙型脑炎、艾滋病的概念。

2．说明：结核病、细菌性痢疾、伤寒、流行性脑脊髓膜炎、流行性乙型脑炎、艾滋病、性病的传播途径。

3．解释：结核病、细菌性痢疾、伤寒、流行性脑脊髓膜炎、流行性乙型脑炎的病理变化及病理临床联系。

4．知道：手足口病、狂犬病的概念和传播途径。

传染病是由病原微生物通过一定的传播途径侵入易感人群个体所引起的一类疾病，并能在人群中引起流行。传染病的流行应具备的三个基本环节是：传染源、传播途径和易感人群。

M^{ODULE} 模块 1　结核病

　　结核病（tuberculosis）是由结核杆菌引起的慢性肉芽肿病。病变特征是形成结核结节。全身各器官都可受累，但以肺结核最常见。20 世纪 80 年代以来，由于耐药菌株的出现和艾滋病的流行，结核病发病率又有上升趋势。如果不控制，今后 10 年还将有更多的人发病，WHO 和我国均将结核病作为重点控制的传染病之一。

一、病因及发病机制

　　结核病是由结核杆菌引起的，主要分为人型、牛型。结核病主要经呼吸道传播，也可能经消化道传播，少数经皮肤伤口感染。呼吸道传播是最常见和最重要的途径。

　　结核病的发生、发展取决于感染细菌的数量、毒力和机体的反应性。结核病既引起细胞免疫，又发生变态反应（Ⅳ型）。变态反应的出现提示机体已获得免疫力，对病原菌有抵抗力，但反应同时伴随干酪样坏死。

二、基本病理变化

（一）以渗出为主的病变

　　感染的细菌量多、毒力强，变态反应较强时或结核病早期，病变主要表现为浆液性或浆液纤维素性炎。病变好发于肺、浆膜、滑膜、脑膜等处。早期局部有中性粒细胞浸润，以后由巨噬细胞取代。渗出物可完全吸收，也可转变成以增生为主的病变或以坏死为主的病变。

（二）以增生为主的病变

　　当感染细菌量少、毒力较低或免疫反应较强时，出现以增生为主的病变，形成结核性肉芽肿，又称结核结节，是结核病的特征性病变，具有诊断意义。相邻的几个结节融合时，可见粟粒大小、灰白色的结节。镜下观结核结节中央可见干酪样坏死、上皮样细胞、朗罕斯（Langhans）巨细胞、外周聚集数量不等的淋巴细胞和增生的成纤维细胞（如图 16–1 所示）。

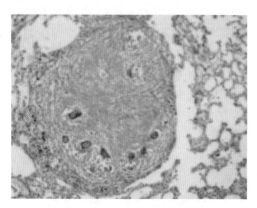

图 16–1　结核性肉芽肿

（三）以坏死为主的病变

　　感染的细菌量多、毒力强、机体免疫力低或变态反应强烈时，以增生为主的病变和以渗出为主的病变均可发生干酪样坏死。

　　变质、渗出和增生三种病变往往同时存在，不同时期则以某一种病变为主，并且可以互相转化。

三、基本病理变化的转化规律

结核病的病理变化发展取决于机体的抵抗力和结核杆菌的致病力。当机体的抵抗力强时，结核杆菌被消灭，病理变化转向愈合；反之，则转向恶化。

（一）转向愈合

1. 吸收、消散　吸收、消散为渗出性病变的主要愈合方式。渗出物经淋巴道吸收而使病灶缩小或消散，很小的干酪样坏死灶及增生性病灶经积极治疗也有吸收的可能。

2. 纤维化、包裹及钙化　增生性病变和小的干酪样坏死灶可逐渐被纤维组织取代，发生纤维化，较大的干酪样坏死灶难以完全纤维化，则在病灶周围有纤维组织增生将坏死物包裹，继而发生钙化。包裹、钙化的干酪样坏死灶仍有少量结核杆菌存活，当机体免疫力下降时，结核病变即可复发。

（二）转向恶化

1. 浸润进展　病变恶化时，病灶周围出现渗出性病变，范围不断扩大，并继发干酪样坏死。X线检查：病灶周围出现絮状阴影，边缘模糊，临床称为浸润进展期。

2. 溶解播散　病情恶化时，干酪样坏死可发生液化，半流体的坏死物质可通过自然管道（支气管、输尿管）排出，局部形成空洞。排出物含有大量结核杆菌，可沿自然管道播散，形成新的结核病灶。此外，结核杆菌还可以通过淋巴道播散至淋巴结，经血道播散至全身，在各器官内形成结核病灶（如图16-2所示）。

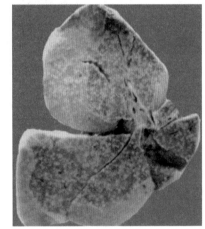

图 16-2　肺粟粒性结核病灶

四、肺结核病

结核病中最常见的是肺结核病。由于机体对初次感染和再次感染结核杆菌的反应性不同，且引起肺部病变各有不同的特点，则肺结核病可分为原发性肺结核病和继发性肺结核病两大类（见表16-1）。

表 16-1　原发性肺结核病与继发性肺结核病的比较

比较项目	原发性肺结核病	继发性肺结核病
好发年龄	儿童	成人
好发部位	右肺上叶下部或下叶上部近胸膜处	肺尖部
病变特点	形成原发综合征	病变复杂，临床分型较多，如空洞等
病　程	病程短，多数能自愈	病程长，需治疗
主要播散途径	淋巴道或血道	支气管

（一）原发性肺结核病

原发性肺结核病（primary pulmonary tuberculosis）是机体初次感染结核杆菌所引起的肺结核病。多见于儿童，故又称为儿童型肺结核。也可见于未感染过结核杆菌的成人。

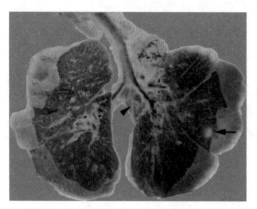

图16-3 原发性肺结核病原发综合征

1. 病理变化 最初在肺上叶下部或下叶上部靠近胸膜处形成原发灶，直径在1～1.5 cm，病灶中央有干酪样坏死。当机体抵抗力低下时，结核杆菌很快侵入淋巴管，循环的淋巴液引流到肺门淋巴结，引起结核性淋巴管炎和肺门淋巴结结核，使肺门淋巴结肿大，出现干酪样坏死。肺的原发病灶、结核性淋巴管炎和肺门淋巴结结核三者合称原发综合征，为原发性肺结核病的特征性病变（如图16-3所示）。X线检查呈哑铃状阴影。临床表现多不明显。

2. 转归 绝大多数原发性肺结核病，因机体对结核杆菌的特异性免疫逐渐增强而自然痊愈，病灶可完全吸收或纤维化，较大的坏死灶可发生纤维性包裹或钙化。有时，肺门淋巴结病变继续发展，形成支气管淋巴结结核。少数患儿由于营养不良或同时患有其他传染病，而使病情恶化。

（二）继发性肺结核病

当人体再次感染结核杆菌而发生的肺结核病。多见于成年人，故又称成人型肺结核病。继发性肺结核病根据其病理变化特点及临床经过，分为下面几种类型：

1. 局灶型肺结核 局灶型肺结核为继发性肺结核病的早期病变。病灶多位于右肺尖部下2～4 cm，直径为0.5～1 cm，病变以增生为主，中央有干酪样坏死，境界清楚，有纤维包裹。病人多无自觉症状，往往在体检时经X线检查发现，少数病人免疫力下降时可发展为浸润型肺结核。

2. 浸润型肺结核 浸润型肺结核是临床上最常见的活动型肺结核。多由局灶型肺结核发展而来。病变多在肺尖或锁骨下区，X线检查可见边缘模糊的絮状阴影。病变最初以渗出为主，病灶中央有不同程度的干酪样坏死。患者常有低热、疲乏、盗汗、咳嗽等症状。如及时发现，合理治疗，渗出性病变可吸收，增生、坏死性病变可通过纤维化、钙化而愈合。若病变继续发展，干酪样坏死扩大。坏死物液化后通过支气管排出，在该处形成急性空洞（不规则、洞壁薄）。急性空洞一般较易愈合；若经久不愈，则发展为慢性纤维空洞型肺结核。

3. 慢性纤维空洞型肺结核 慢性纤维空洞型肺结核的病变特点为：肺内有一个或多个厚壁空洞，位于肺上叶，大小不一、不规则，壁厚可达1 cm。镜下观洞壁分三层：内层为干酪样坏死物，其中有大量结核杆菌；中层为结核性肉芽组织；外层为纤维结缔组织（如图16-4所示）。较小的厚壁空洞经适当治疗后可通过纤维组织增生、瘢痕形成而愈合。严重的慢性空洞型肺结核由于肺组织大量破坏，纤维组织增生，可致结核性肺硬化，导致肺源性心脏病。若空洞壁的干酪样坏死侵蚀较大血管，可引起大咯血，导致患者死亡。

4. 干酪性肺炎　干酪性肺炎可由浸润型肺结核恶化进展而来，也可由急、慢性空洞干酪样坏死物液化通过支气管播散而致。病灶范围的大小可分为小叶性干酪性肺炎和大叶性干酪性肺炎，肺叶肿大变实，切面呈黄色干酪样（如图 16-5 所示）。镜下观肺泡腔内有大量浆液纤维素渗出和干酪样坏死。

5. 结核球　直径在 2 ~ 5 cm，有纤维包裹的孤立的境界分明的干酪样坏死灶，称为结核球，又称结核瘤（如图 16-6 所示）。结核球多位于肺的上叶，一般为单个。X 线片上应与周围型肺癌相鉴别。此病的干酪样坏死由于周围有纤维组织包绕，药物难以进入，故采用手术切除，防止病变恶化发展。

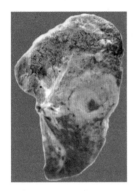
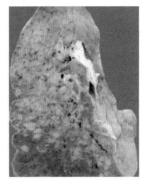
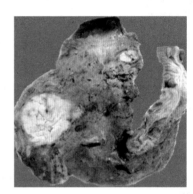

图 16-4　慢性纤维空洞型肺结核　　图 16-5　干酪性肺炎　　图 16-6　结核球

6. 结核性胸膜炎　根据病变性质，结核性胸膜炎分为渗出性结核性胸膜炎和增殖性结核性胸膜炎：①渗出性结核性胸膜炎：多见于青年人，渗出物主要为浆液纤维素，导致胸腔积液。经有效治疗后，渗出液一般可吸收；若纤维素渗出过多，未被溶解吸收的可被机化，造成胸膜粘连。②增殖性结核性胸膜炎：较少见，病变以增生为主，常造成局部胸膜增厚、粘连。

五、肺外器官结核病

肺外器官的结核病多为原发性肺结核病经血道和淋巴道播散到肺外器官，以肠道、淋巴结、骨、关节等器官常见。

（一）肠结核病

肠结核病可分为原发性和继发性两型。原发性者很少见，常发生于小儿，一般由饮用带有结核杆菌的牛奶或乳制品而感染。可形成与肺原发综合征相似的肠原发综合征。

大多数肠结核病发生在回盲部，根据病变特点分溃疡型和增生型：①溃疡型，结核杆菌侵入肠壁淋巴组织形成结核结节，以后发生干酪样坏死并融合、破溃形成溃疡。溃疡长径多与肠纵轴垂直。溃疡常有多个，一般较浅，边缘很不整齐，溃疡底部为干酪样坏死及肉芽组织。临床上交替出现腹痛、腹泻、结核病中毒等症状。②增生型，以肠壁大量结核性肉芽组织增生为主要病变，并引起肠壁高度肥厚、肠腔狭窄。

（二）结核性腹膜炎

结核性腹膜炎通常由肠结核、肠系膜淋巴结结核、输卵管结核直接蔓延而来，可分为干、湿两型，但通常所见多为混合型。干性结核性腹膜炎的特点为腹膜上除结核结节外，尚有大量纤维素渗出物，机化后引起腹腔脏器粘连。湿性结核性腹膜炎则以大量渗出液为特征。

（三）结核性脑膜炎

结核性脑膜炎多见于儿童，成人较少见。主要由结核杆菌经血道播散而致。儿童常由肺原发综合征血道播散所致。成人除肺结核外，也见于肺外结核病（泌尿生殖道、骨关节结核病）的血道播散至脑膜而发病。

结核性脑膜炎的病变以脑底部（脑桥、脚间池、视神经交叉等处）最明显。可见蛛网膜混浊、增厚，偶见细小的灰白色结核结节，蛛网膜下腔积聚大量炎性渗出物，呈灰黄色，混浊而黏稠。镜下观渗出物主要有纤维素、巨噬细胞、淋巴细胞。脑脊液化验有助于诊断。

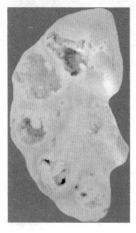

图 16-7　肾结核病

（四）肾结核病

泌尿系统结核多由肾结核开始，常为单侧，结核杆菌主要由肺结核病血道播散引起。肾结核病的病变大多起始于皮质和髓质交界处或肾乳头内，最初为局灶型结核病变，继而病灶扩大且发展为干酪样坏死，一方面向皮质扩展，另一方面坏死物破入肾盂，形成空洞，若病变继续扩大则形成多个空洞（如图 16-7 所示），最后可使肾仅剩一空壳，肾功能丧失。

（五）生殖系统结核病

男性生殖系统结核病多由泌尿系统结核直接蔓延而来，血源感染偶见。结核杆菌可使前列腺、精囊感染，也可蔓延至输精管、附睾等处。病变处有结核结节和干酪样坏死的形成。

女性生殖系统结核病主要发生在输卵管，多由血道或淋巴道播散而来，少数也可由邻近器官的结核病蔓延而来，是女性不孕症的常见原因之一。

（六）骨与关节结核病

骨与关节结核病多由血道播散所致，多见于儿童和青少年。以脊椎骨、长骨的骨骺端最多见。病变常始于松质骨内的小结核病灶，以后发展为干酪样坏死型或增生型。干酪样坏死液化后可在骨旁出现结核性脓肿，由于没有红、痛、热，故称为"冷脓肿"。增生型较少见，主要形成结核性肉芽组织。

脊椎结核是骨结核中最常见的，多见于第 10 胸椎至第 2 腰椎。病变起自椎体，常发生干酪样坏死，以后破坏椎间盘和邻近椎体。由于病变椎体不能负重而发生塌陷，引起脊椎后突畸形。

关节结核以踝、膝、髋、肘等关节多见，病变通常开始于骨骺或干骺端，发生干酪样坏死。

（七）淋巴结结核病

淋巴结结核病多见于儿童和青年，以颈部淋巴结结核（俗称瘰病）最为多见。病变淋巴结出现明显干酪样坏死（如图 16-8 所示），也可见结核结节形成。坏死物液化后可穿破皮肤，造成经久不愈的窦道。

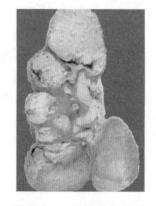

图 16-8　淋巴结结核病

M^{ODULE} 模块 2　细菌性痢疾

细菌性痢疾（bacillary dysentery）是由痢疾杆菌引起的肠道传染病。病变多发生于结肠，以大量纤维素渗出形成假膜为特征。临床表现有发热、腹痛、腹泻、里急后重、黏液脓血便等。此病多发在夏、秋两季。好发于儿童，老年患者较少。

> **学习活动 16-1：结合下面的内容，分析病例中的问题**
>
> 病例：患者，男，10 岁。腹痛、腹泻，发热 2 天来医院就诊。家长叙述：最初为稀便，以后为黏液脓血便，偶见片状灰白色膜状物排出。临床初步诊断：急性细菌性痢疾。
>
> **问题：**
>
> 患者为什么会出现上述临床表现？肠道有何病理变化？

一、病因及发病机制

痢疾杆菌是革兰阴性短杆菌。患者和带菌者是细菌性痢疾的传染源。痢疾杆菌从粪便中排出后，污染水和食物（苍蝇为媒介）并经消化道传播。痢疾杆菌经口入胃后，大部分被胃酸杀灭，仅少部分进入肠道。细菌在结肠内繁殖，直接侵入肠黏膜，在黏膜固有层内增殖。细菌释放毒素引起肠黏膜炎症。

二、病理变化及临床病理联系

细菌性痢疾的病理变化主要发生在大肠，以乙状结肠和直肠较重。根据肠道病变特征、全身变化及临床经过的不同，分三种类型：

（一）急性细菌性痢疾

急性细菌性痢疾初期为急性卡他性炎，黏膜充血、水肿，中性粒细胞和巨噬细胞浸润，可见点状出血。病变进一步发展，黏膜浅表坏死，渗出物中大量纤维素与坏死组织、炎症细胞、红细胞及细菌一起形成特征性的假膜（如图 16-9 所示），随着病变扩大可融合成片。1 周左右，假膜开始脱落，形成浅表性、大小不等的"地图状"溃疡（如图 16-10 所示）。

急性细菌性痢疾患者表现为阵发性腹痛、腹泻等症状。炎症刺激直肠壁内的神经末梢及肛门括约肌，导致病人里急后重和排便次数增多。与肠道的病变相对应，最初为稀便混有黏液，后转为黏液脓血便。病程一般 1 ~ 2 周，经适当治疗大多痊愈。很少发生肠出血、肠穿孔等并发症。

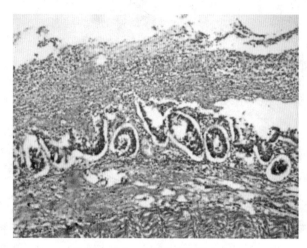

图 16-9　急性细菌性痢疾

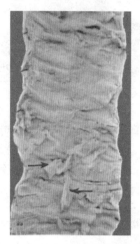

图 16-10　急性细菌性痢疾（假膜）

（二）慢性细菌性痢疾

病程超过 2 个月以上的细菌性痢疾，称为慢性细菌性痢疾。由于组织的损伤与修复反复进行，使肠壁不规则增厚、变硬，严重病例可致肠腔狭窄。临床表现有腹痛、腹胀、腹泻等肠道症状。

（三）中毒性细菌性痢疾

中毒性细菌性痢疾起病急骤，多见于 2 ~ 7 岁儿童。病原菌常为致病力较低的福氏、宋内氏痢疾杆菌。肠道病变和症状轻微，无明显腹痛、腹泻。发病几小时即可出现中毒性休克或呼吸功能不全而死亡。

MODULE 模块 3　伤　寒

伤寒（typhoid fever）是由伤寒杆菌引起的急性传染病。病变特征是全身单核吞噬细胞系统增生。以回肠末端淋巴组织的病变最为突出。临床表现为持续高热、相对缓脉、脾大、皮肤玫瑰疹、中性粒细胞和嗜酸性粒细胞减少等。多见于儿童和青壮年，多发生在夏、秋季节。

一、病因及发病机制

伤寒杆菌属沙门菌属中 D 族，革兰阴性。其菌体 O 及 H 抗原性较强，故可用血清凝集试验（肥达反应）来测定血清中抗体的增高，作为临床诊断伤寒的依据。

伤寒患者或健康带菌者为其传染源。细菌随粪尿排出，污染食品和水等，或以苍蝇为媒介，经口进入消化道而感染。未被胃酸杀灭的细菌进入小肠并侵入肠壁淋巴组织，尤其是回肠末端的集合淋巴小结或孤立淋巴小结，后经胸导管进入血液，引起菌血症。患者一般没有临床症状，这段时间称为潜伏期，约 10 天。此后，随细菌繁殖和内毒素释放入血，病人出现败血症和毒血症症状。

二、病理变化及临床病理联系

伤寒以巨噬细胞增生为特征。将吞噬伤寒杆菌、红细胞和细胞碎片的巨噬细胞称为伤寒细胞。伤寒细胞常聚集成团，形成小结节，称为伤寒肉芽肿（如图 16-11 所示），是伤寒的特征性病变，具有病理诊断意义。

1. 肠道病变　以回肠下段集合和孤立淋巴小结的病变最为常见。按病变发展过程分为四期：

（1）髓样肿胀期：发病第一周。回肠下段淋巴组织肿胀，隆起于黏膜表面，色灰红，质软，似大脑的沟回（如图 16-12 所示）。

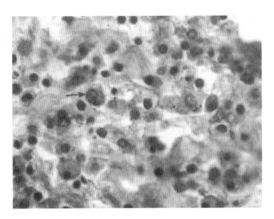

图 16-11　伤寒肉芽肿

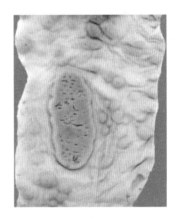

图 16-12　肠伤寒：髓样肿胀期

（2）坏死期：发病第二周。隆起表面的肠黏膜坏死。

（3）溃疡期：发病第三周。坏死肠黏膜脱落后形成溃疡。溃疡边缘隆起，底部不平。在集合淋巴小结发生的溃疡，其长轴与肠的长轴平行。孤立淋巴小结处的溃疡小，呈圆形。溃疡一般深达黏膜下层，严重者可深达肌层及浆膜层，故此期易发生肠出血、肠穿孔等并发症。

（4）愈合期：发病第四周。肉芽组织增生将溃疡填平，溃疡边缘上皮再生覆盖而愈合。

2. 其他病变　肠系膜淋巴结、肝、脾及骨髓由于巨噬细胞增生而发生肿大，镜下观伤寒肉芽肿和灶状坏死。

三、结局及并发症

伤寒患者经治疗可痊愈；少数患者可有肠出血、肠穿孔、支气管肺炎等并发症。伤寒杆菌若在胆汁中大量繁殖，即使病人临床痊愈后，细菌仍可在胆汁中生存，随胆汁由肠道排出，一定时期内仍是带菌者，个别患者可成为慢性带菌者或终身带菌者。

MODULE 模块 4　流行性脑脊髓膜炎

流行性脑脊髓膜炎（epidemic cerebrospinal meningitis）简称流脑，是由脑膜炎双球菌感染引起的脑脊髓膜的急性化脓性炎症。多为散发，冬春季节可引起流行。患者多为儿童和青少年。

一、病因及发病机制

由脑膜炎双球菌引起，细菌可通过患者咳嗽、喷嚏等散发的飞沫，经呼吸道侵入人体，但大多数不发病。当机体免疫力低下或菌量过多、毒性过大、在体内大量繁殖时，引起短期菌血症或败血症，再侵入脑脊髓膜形成化脓性脑脊髓膜炎。

二、病理变化

1. 上呼吸道感染期　细菌在鼻咽部黏膜繁殖，出现上呼吸道感染症状。病理改变为黏膜充血、水肿，少量中性粒细胞浸润和分泌物增多。1 ~ 2 天后患者进入败血症期。

2. 败血症期　出现败血症症状。黏膜出现瘀点（斑），此期血细菌培养呈阳性。

3. 脑膜炎期　肉眼观脑脊膜血管扩张充血，蛛网膜下腔充满灰黄色脓性渗出物，覆盖于脑沟脑回表面，导致结构模糊不清；边缘病变较轻的区域，脓性渗出物沿血管分布。由于渗出物阻塞，脑脊液循环障碍引起脑室扩张。镜下观蛛网膜血管高度扩张充血，蛛网膜下腔增宽，并可见大量中性粒细胞、浆液及纤维素和少量淋巴细胞、单核细胞渗出（如图 16-13 所示）。

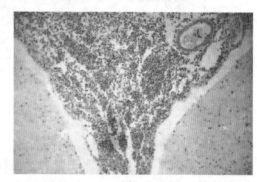

图 16-13　流行性脑脊髓膜炎：脑膜炎期

三、临床病理联系

1. 脑膜刺激征　脑膜刺激征表现为颈项强直，即保护性痉挛反应。由于腰背部肌肉发生保护性痉挛，可引起角弓反张，多见于婴幼儿。当屈髋伸膝时，坐骨神经受到牵拉出现屈髋伸膝征阳性，亦称克尼格氏征（Kernig sign）阳性。

2. 颅内压升高症状　颅内压升高症状表现为剧烈头痛、喷射性呕吐、视神经乳头水肿、小儿前囟饱满等症状。这是由于脑膜血管充血，蛛网膜下腔渗出物堆积，蛛网膜颗粒因脓性渗出物阻塞而影响脑脊液的吸收所致。

3. 脑脊液的改变　脑脊液压力升高、混浊不清，含大量脓细胞，蛋白增多，糖减少。经涂片和培养检查可找到病原体。

四、结局和并发症

大多数流行性脑脊髓膜炎的患者均能治愈。如治疗不当，可并发脑积水、颅神经受损麻痹、脑底血管炎致管腔阻塞，引起脑出血而发生梗死。

MODULE 模块 5　常见性传播性疾病

性传播性疾病（sexually transmitted diseases，STD）是指以性接触为主要传播途径的一类疾病。其病种已多达 20 余种。本模块重点介绍梅毒、淋病、尖锐湿疣和艾滋病。

一、梅　毒

梅毒（syphilis）是由梅毒螺旋体引起的传染病。新中国成立后，我国基本消灭了此病，但近年来又有新病例发生，尤其在沿海城市有流行趋势。

（一）病因及发病机制

梅毒的病原体是梅毒螺旋体。梅毒病人是唯一的传染源，主要是通过性接触传染，少数可因输血、接吻、医务人员不慎受染等直接接触传播；也可经胎盘感染胎儿。

（二）基本病理变化

1. 闭塞性动脉内膜炎和小血管周围炎　小动脉内皮细胞及纤维细胞增生，使血管壁增厚、管腔狭窄闭塞。小动脉周围单核细胞、淋巴细胞和浆细胞浸润。浆细胞恒定出现是此病的病变特点之一。

2. 树胶样肿　病灶灰白色，大小不一，质韧有弹性，似树胶，故称为树胶样肿。镜下观中央为凝固性坏死，周围有大量淋巴细胞和浆细胞浸润，而上皮样细胞和 Langhans 巨细胞较少，后期被吸收、纤维化，使器官变形。

血管炎病变可见于各期梅毒，而树胶样肿则见于第三期梅毒。

（三）类型及病变特点

后天性梅毒分三期：第一期和第二期梅毒称早期梅毒，有传染性；第三期梅毒又称晚期梅毒，破坏组织器官。

1. 第一期梅毒　此期形成硬下疳。下疳常为单个，直径约 1 cm，表面可发生糜烂或溃疡，溃疡底部及边缘质硬，故称硬下疳。病变多见于外生殖器官，病变组织内可见闭塞性小动脉内膜炎和动脉周围炎。

下疳发生 1 周后，局部淋巴结肿大，呈非化脓性增生性反应。下疳经 1 个月左右多自然消退，仅留浅表瘢痕，局部肿大的淋巴结也消退。临床上处于静止状态，但体内螺旋体仍继续繁殖。

2. 第二期梅毒　下疳发生后 7 ~ 8 周，体内螺旋体又大量繁殖，由于免疫复合物的沉积而引起全身皮肤、黏膜广泛的梅毒疹和全身性非特异性淋巴结肿大。镜下观呈典型的血管周围炎改变，病灶内可找到螺旋体，故此期梅毒传染性大。梅毒疹可自行消退。

3. 第三期梅毒　此期常发生于感染梅毒后 4 ~ 5 年，病变累及内脏，特别是心血管和中枢神经系统。特征性的树胶样肿形成。树胶样肿纤维化，瘢痕收缩引起严重的组织破坏、变形和功能障碍。

先天性梅毒根据被感染胎儿发病的早晚有早发性和晚发性之分。早发性先天性梅毒系指胎儿期或婴幼儿期发病的先天性梅毒。晚发性先天性梅毒的患儿发育不良、智力低下，间质性角膜炎、神经性耳聋及楔形门齿构成晚发性先天性梅毒的三大特征，具有诊断意义。

二、淋　病

淋病（gonorrhea）是由淋球菌引起的泌尿生殖系统的化脓性炎症，是最常见的 STD。淋球菌主要侵犯泌尿生殖系统，成人几乎全部通过性交而传染，儿童可通过接触患者用过的衣物等传染。男性病变由尿道开始，随后蔓延到后尿道，再波及前列腺、精囊和附睾。女性病变累及外阴及阴道腺体、子宫颈内膜、输卵管及尿道。肉眼观，充血、水肿，并有脓性渗出物流出。镜下观黏膜充血、水肿，伴溃疡形成，黏膜下有大量中性粒细胞浸润。临床表现为急性尿道炎的症状。

三、尖锐湿疣

尖锐湿疣（condyloma acuminatum）是由人乳头状瘤病毒（主要 HPV-6 型和 HPV-11 型）引起的 STD。好发于中青年人，最常发生于 20 ~ 40 岁年龄段。主要通过性传播，也可通过非性接触的间接感染而致病。尖锐湿疣的潜伏期通常为 3 个月。好发于潮湿温暖的黏膜和皮肤交界的部位。男性常见于阴茎冠状沟、龟头、系带、尿道口或肛门附近。女性多见于阴蒂、阴唇、会阴部及肛门周围。肉眼观淡红或暗红色，呈疣状颗粒，可互相融合形成菜花状团块。镜下观上皮

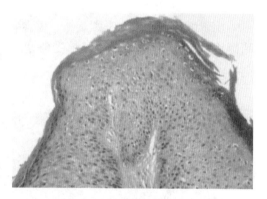

图 16-14　尖锐湿疣：凹空细胞

角化不完全。棘细胞明显增生，伴上皮钉突增厚延长。表皮浅层凹空细胞的出现有助于诊断（如图 16-14 所示）。真皮浅层水肿，毛细血管扩张，慢性炎细胞浸润。

四、艾滋病

艾滋病是获得性免疫缺陷综合征（acquired immuno deficiency syndrome，AIDS）的简称，是由人类免疫缺陷病毒（human immunodeficiency virus，HIV）感染引起的以严重免疫缺陷为主要特征的致命性传染病。现已遍布全球。病原体 HIV 分为两个病毒类型（HIV-1 和 HIV-2）及其 8 种亚型。实际感染人群逐年增加。AIDS 的潜伏期为 2 ~ 10 年。总死亡率几乎为 100%，90% 在诊断后 2 年内死亡。

（一）传播途径

患者和无症状病毒携带者是此病的传染源，主要传播途径有：①性接触传播，由性行为感染。②血液传播，输入了被 HIV 污染的血液或血液制品；通过注射针头或医用器械等传播，尤其是静脉注射吸毒者，注射器未消毒即轮流使用，极易相互感染。③母婴垂直传播，母体的病毒经胎盘感染胎儿。

（二）病理变化及临床病理联系

AIDS 的主要病变可归纳为全身淋巴组织的变化、机会性感染和恶性肿瘤三方面。

1. 淋巴组织的变化　淋巴结肿大，淋巴滤泡明显增生，生发中心活跃，有"满天星"现象。随着病变的进展，滤泡网状带开始破坏，有血管增生，皮质区及副皮质区淋巴细胞减少，浆细胞浸润。以后网状带消失，滤泡界限不清。晚期淋巴细胞几乎消失殆尽，呈现一片荒芜景象。在淋巴细胞消失区常由巨噬细胞替代。最后淋巴结结构完全消失，主要为巨噬细胞和浆细胞。有些区域纤维组织增生，甚至发生玻璃样变。胸腺、消化道和脾脏淋巴组织萎缩。

2. 机会性感染　多发机会性感染是艾滋病的另一特点，感染范围广泛，可累及各器官，其中以肺、中枢神经系统最为常见，常有卡氏肺囊虫、刚地弓形虫、白色念珠菌等感染。

3. 恶性肿瘤　约 1/3 的艾滋病患者可发生 Kaposi 肉瘤，其他常见的肿瘤为恶性淋巴瘤。

MODULE 模块 6　其他病毒性传染病

一、流行性乙型脑炎

流行性乙型脑炎（epidemic encephalitis）简称乙脑，是由乙型脑炎病毒引起的急性传染病。多见于夏秋季流行。儿童易感。临床发病急，病情重，患者有高热、抽搐、嗜睡、昏迷等症状，死亡率高。

（一）病因及发病机制

乙型脑炎病毒是嗜神经型 RNA 病毒。传染源为病人和中间宿主（家畜、家禽等）。库蚊、伊蚊和按蚊是主要传播媒介。感染乙脑病毒的蚊虫叮咬人体后，病毒在血管内皮细胞和全身单核吞噬细胞系统中繁殖，随后入血形成病毒血症。如果机体免疫力强、血-脑屏障功能正常，则引起隐性感染；反之，病毒进入中枢神经系统，激活免疫系统，引起机体免疫反应，导致组织损伤。

（二）病理变化

流行性乙型脑炎的病变以大脑皮质、基底核、视丘最明显，小脑皮质、脑桥及丘脑次之。肉眼观软脑膜充血、水肿明显，脑回变宽、脑沟变浅。切面脑组织充血水肿，严重时可出现点状出血，可见散在粟粒或针尖大的软化灶。镜下观脑血管高度扩张充血，以淋巴细胞为主的炎细胞常围绕血管呈套袖状浸润（如图 16-15 所示）；在变性、坏死的神经细胞周围，常有增生的少突胶质细胞围绕，称为神经细胞卫星现象。变性坏死的神经元被增生的小胶质细胞或巨噬细胞吞噬的过程，称为噬神经细胞现象。病变严重者，神经组织出现局灶性坏死和液化，溶解后形成大小不等的筛网状软化灶。软化灶形成对此病的诊断具有一定的特征意义。此外，小胶质细胞呈弥漫性或局灶性增生，形成小胶质细胞结节（如图 16-16 所示）。

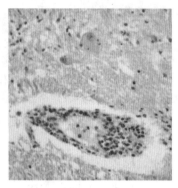 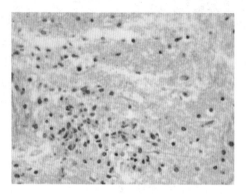

图 16-15　流行性乙型脑炎套袖状浸润　图 16-16　流行性乙型脑炎小胶质细胞结节

（三）临床病理联系

流行性乙型脑炎患者，早期出现嗜睡、昏迷症状，由于脑充血、水肿，患者有颅内压升高，出现头痛、呕吐。严重者可出现脑疝，其中小脑扁桃体疝可以致死。同时，因脑膜有不同程度的炎症反应，可出现脑膜刺激症状。

（四）结局和后遗症

流行性乙型脑炎经及时治疗，患者多数在急性期后痊愈。重症病人，有的患者出现痴呆、语言障碍、肢体瘫痪等后遗症。病变严重者，因小叶性肺炎或呼吸衰竭而死亡。

二、狂犬病

狂犬病是由狂犬病病毒所致的人兽共患病，人类发病多数是因被带病毒的动物咬伤所致。潜伏期可为数周至数年。

病理变化表现为急性弥漫性脑脊髓炎，最具有诊断意义的是神经细胞胞质内的嗜酸性包涵体，即内基（Negri）小体，尤以浦肯野细胞内多见，呈红色，圆形或椭圆形，大小为 3～10 μm，周围有空晕，甲苯胺蓝染色呈淡蓝色。

临床病理联系：狂犬病感染者开始出现全身不适、发烧、疲倦、不安、被咬部位疼痛、感觉异常等症状。70%～80% 的患者接着会出现狂躁型表现，如失眠、烦躁不安、出现侵袭行为（如咬人），此外还出现流涎、瞳孔扩大、吞咽或饮水时可出现喉头肌肉痉挛，甚至听到水声或其他轻微刺激诱发喉痉挛（恐水病）。有一部分患者会出现一侧肢体麻痹或类似 Guillain-Barre 综合征的上行性麻痹的表现，如对称性手套、袜套型感觉障碍、蚁走感及肢体麻痹等。患者症状加重则出现昏迷，甚至死亡。

三、手足口病

手足口病是由肠道病毒引起的传染病。多发生于儿童，可引起手、足、口腔等部位的疱疹，少数患儿可引起心肌炎、肺水肿、无菌性脑膜脑炎等并发症，最终导致死亡。

引发手足口病的肠道病毒有 20 多种，以柯萨奇病毒 A16 型（Cox A16）和肠道病毒 71 型（EV 71）最为常见。该病的潜伏期为 2～7 天，传染源包括患者和隐性感染者。患者在发病急性期可自咽部排出病毒，疱疹液中含大量病毒，破溃时病毒溢出；病后数周，患者仍可从粪便中排出病毒。该病传播方式多样，以通过人群密切接触传播为主。延髓和脑干呼吸中枢的损害与肺部本身的严重病变协同作用引起的呼吸衰竭，是病人死亡的主要原因。

实训与拓展

病例分析问与答

结合所学内容，分析学习活动 16-1 病例中的问题，下面的思路供你参考：

细菌性痢疾的初期为急性卡他性炎，肠道黏膜充血、水肿，中性粒细胞和巨噬细胞浸润，可见点状出血。病变进一步发展，黏膜浅表坏死，渗出物中大量纤维素与坏死组织、炎症细胞、红细胞及细菌一起形成特征性的假膜，假膜脱落肠壁可形成浅表溃疡。

炎症刺激直肠壁内的神经末梢及肛门括约肌，患者表现为阵发性腹痛、腹泻、里急后重和排便次数增多。与肠道的病变相对应，最初为稀便混有黏液，后转为黏液脓血便。

自测练习

（一）单项选择题

1. 具有重要传染性的肺结核病是（   ）。
   A. 浸润型肺结核　　　　B. 慢性纤维空洞性肺结核　C. 结核球
   D. 结核性胸膜炎　　　　E. 局灶型肺结核

2. 原发性肺结核的发展与结局是（   ）。
   A. 大多数自然痊愈　　　B. 大多数通过血道播散
   C. 大多数通过支气管播散　D. 多数合并肺粟粒性结核
   E. 多数合并肺外器官结核

3. 流行性乙型脑炎的传播途径是（   ）。
   A. 生活密切接触　　　　B. 蚊虫叮咬　　　　　　C. 经呼吸道
   D. 经输血血制品　　　　E. 经消化道

4. 细菌性痢疾的炎症性质是（   ）。
   A. 浆液性炎　　　　　　B. 化脓性炎　　　　　　C. 卡他性炎
   D. 纤维素性炎　　　　　E. 增生性炎

5. 细菌性痢疾的传播途径为（　　　）。

    A. 消化道传播   B. 血道传播   C. 密切接触传播

    D. 呼吸道传播   E. 垂直传播

6. 伤寒主要累及的系统是（　　　）。

    A. 呼吸系统   B. 泌尿系统   C. 神经系统

    D. 骨骼系统   E. 全身单核吞噬细胞系统

7. 性传播疾病不包括（　　　）。

    A. 淋病   B. 梅毒   C. 艾滋病

    D. 麻风   E. 尖锐湿疣

8. 患者，男，35岁。持续高热，相对缓脉。查体发现脾肿大、白细胞减少、皮肤出现玫瑰疹。该患者可能患有（　　　）。

    A. 流行性出血热   B. 肝硬化   C. 伤寒

    D. 梅毒   E. 脑膜炎

9. AIDS最常见的传染途径是（　　　）。

    A. 应用污染的针头作静脉注射

    B. 性交接触传染

    C. 输血和血制品的应用

    D. 母体病毒经胎盘感染胎儿

    E. 哺乳、黏膜接触等方式感染婴儿

10. 流行性脑脊髓膜炎的病因为（　　　）。

    A. 脑膜炎双球菌   B. 脑膜炎杆菌   C. 新型隐球菌

    D. 乙型脑炎病毒   E. 森林脑炎病毒

（二）问答题

1. 比较原发性肺结核病与继发性肺结核病的区别。

2. 细菌性痢疾病人为什么会出现水样便、黏液样便和黏液脓血便？

3. 比较流行性脑脊髓膜炎与乙型脑炎的病理变化的区别。

单项选择题参考答案

1. B 2. A 3. B 4. D 5. A 6. E 7. D 8. C 9. B 10. A

（徐　虹）

参考文献

［1］郭晓霞．病理学与病理生理学．北京：中央广播电视大学出版社，2013．

［2］吴立玲，郭晓霞．病理生理学．北京：中央广播电视大学出版社，北京大学医学出版社，2010．

［3］王建枝，殷莲华．病理生理学．8版．北京：人民卫生出版社，2013．

［4］步宏．病理学与病理生理学．2版．北京：人民卫生出版社，2002．

［5］高子芬，李良，宋印利．病理学．3版．北京：北京大学医学出版社，2008．

［6］宫恩聪，吴立玲．病理学．北京：北京大学医学出版社，2002．

［7］李玉林．病理学．8版．北京：人民卫生出版社，2013．

［8］丁运良，李芹，张薇，等．病理学与病理生理学．上海：第二军医大学出版社，2012．

［9］王斌，陈命家．病理学与病理生理学．6版．北京：人民卫生出版社，2013．

附录 重点名词检索